Dr H. GRILLOT

DE L'UNIVERSITÉ DE PARIS

LUTTE CONTRE LA TUBERCULOSE

Le Sanatorium Français

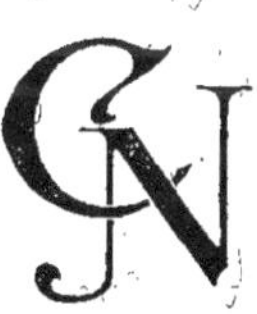

Sa Possibilité — Son Organisation

PARIS

ANC^{ne} LIBRAIRIE G. CARRÉ ET C. NAUD

C. NAUD, ÉDITEUR

3, RUE RACINE, 3

1901

LE
SANATORIUM FRANÇAIS

SA POSSIBILITÉ — SON ORGANISATION

PAR

Le Dr Henri GRILLOT

DE L'UNIVERSITÉ DE PARIS

> « Notre corps est une machine à vivre. Il est organisé pour cela, c'est sa nature ; laissez-y la vie à son aise, qu'elle s'y défende elle-même : elle fera plus que si vous la paralysez en l'encombrant de remèdes. »
>
> Paroles de Napoléon Ier avant la bataille de Borodino (1812).
>
> (Extrait de Tolstoï : *La guerre et la paix*.)

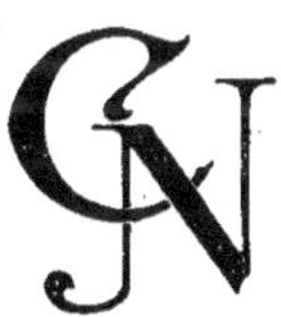

PARIS

ANC^{ne} LIBRAIRIE G. CARRÉ ET C. NAUD

C. NAUD, ÉDITEUR

3, RUE RACINE, 3

1901

A LA MÉMOIRE

DE MON ARRIÈRE-GRAND-PÈRE

SIMON PIGNOT

1776-1824

Docteur de la Faculté de Paris en 1803.
Membre correspondant de l'Académie de Médecine.

DE MON GRAND-PÈRE

NICOLAS-JULES GRILLOT

1803-1889

Docteur en médecine de la Faculté de Paris en 1828.
Chirurgien en chef de l'hôpital d'Autun (1832-1884)

DE MON GRAND-ONCLE

ÉDOUARD GRILLOT

Docteur en médecine de la Faculté de Paris en 1832.

A MON PÈRE

MARIE-LOUIS-JOSEPH GRILLOT

Docteur en médecine de la Faculté de Paris en 1868.
Chirurgien en chef de l'hôpital d'Autun (1884-1894).

A MES MAITRES DANS LES HOPITAUX

Je remercie M. le Pr Budin de m'avoir, plusieurs mois durant à la clinique Tarnier, admis à son enseignement si pratique et si complet ; de m'avoir appris cet art de l'accoucheur qui ne se borne pas à sauver la mère ; de m'avoir enfin, lors de ces consultations de nourrisons si prospères à la rue d'Assas, enseigné le rôle spécial du *puériculteur* qui donne à la société des enfants sains et vigoureux par une alimentation appropriée.

Je suis profondément reconnaissant à M. le Dr Tuffier de m'avoir accepté comme externe dans son service de la Pitié ; de m'y avoir initié, avec une bienveillance particulière, à toutes les découvertes de la chirurgie moderne qui nécessite chez l'opérateur le sang-froid et l'habileté dont il a donné tant d'exemples.

Ces enseignements, je les devais encore à M. le Dr Pierre Delbet au cours de l'année si agréable que j'ai passée dans le service de M. le Pr Nicaise à l'hôpital Laënnec. Je l'en remercie.

Externe de M. le Pr Raymond, j'ai pu étudier avec profit et méthode les maladies nerveuses à la Salpêtrière ; je garde le meilleur souvenir de son bienveillant accueil, de ses leçons documentées.

Et je me rappelle les mois d'externat chez le Dr Béclère à l'hôpital Tenon ; les conférences utiles et familières de médecine opératoire de M. le Dr Auvray, chirurgien des hôpitaux ; les conseils répétés de mes amis les Drs Gandy, chef de la clinique médicale de l'Hôtel-Dieu, et Victor Veau, prosecteur de la Faculté.

J'adresse mes remerciements à mes anciens maîtres de l'École de médecine à Dijon, en particulier à son directeur, M. le Dr Deroyé, et à M. le Dr Collette, professeur à cette école.

INTRODUCTION

S'il est une question capable de passionner l'opinion publique à notre époque, c'est bien la question de la tuberculose et des moyens de la combattre. Question vitale s'il en fut, puisque cette maladie nons enlève chaque année 150 000 Français ; ce qui suppose que plus de 500 000 sont atteints de ce mal plus redoutable que la peste d'antan. Terrible problème social, car notre pays y perd ses meilleurs éléments de force et de reproduction : enfants, adolescents, jeunes gens en pleine maturité, jeunes femmes, sont la première proie de ce mal devant lequel toute inégalité sociale disparaît.

Depuis quelques années heureusement, l'avenir s'est fait moins sombre. Grâce aux recherches expérimentales, dont Villemin fut le promoteur, la tuberculose a été reconnue contagieuse et transmissible. Depuis, Koch en a pu isoler l'agent contagieux, le microbe, le bacille de Koch, du nom du maître qui l'a le premier isolé et décrit. Il a été possible alors d'étudier les ravages causés dans l'organisme humain par ce bacille, de constater qu'il agit, soit sur place par une reproduction incessante et rapide, soit à distance par la toxine qu'il sécrète. Les travaux des anatomo-pathologistes nous ont montré les caractères anatomiques des lésions tuberculeuses, le nodule primitif, sa constitution (cellules géantes où le bacille règne en maître), le mode de propagation des lésions. Mais l'anatomo-pathologie nous a surtout révélé avec Brouardel, Cornil, Letulle, la cicatrisation possible des cavernes tuberculeuses, la calcification du nodule primitif. La tuberculose était curable. Les résultats des examens cliniques ont confirmé depuis la réalité consolante de ce fait : la *tuberculose est une maladie contagieuse, transmissible mais* CURABLE.

Tuberculose, affection curable : il n'est pas de médicament qui n'ait cherché à s'en approprier le pouvoir. Beaucoup étaient inoffensifs, quelques-uns dangereux. De toute cette pharmacopée industrielle il est peu resté. Certains représentent d'excellents reconstituants, tels l'huile de foie de morue, l'arsenic, le cacodylate de soude, le suc musculaire de MM. Richet et Héricourt. Aucun ne mérite le titre de médicament spécifique. Le spécifique idéal, le *sérum,* n'est pas encore dans le domaine public et cependant nombreux ont été les essais depuis les célèbres tuberculines de Koch jusqu'au sérum de Marigliano. A notre époque, où un grand avenir est ouvert à la sérothérapie en général, on peut douter de la découverte prochaine du sérum antituberculeux. Cela tient à la nature même de la maladie tuberculeuse. Pour devenir tuberculeux, le bacille ne suffit pas : il faut que le terrain soit préparé, il faut une prédisposition, soit héréditaire (hérédité de terrain et non de germe), soit acquise (suite de surmenage physique ou intellectuel, débilitation quelle qu'en soit la nature).

En *phtisiothérapie, l'état local est secondaire, l'état général est tout.* Si l'état général est mauvais, la généralisation des lésions est rapide : c'est la phtisie aiguë ou même suraiguë. Si l'état général est bon, l'organisme peut réagir, circonscrire les lésions, s'opposer à l'action secondaire des microbes de la suppuration : la cicatrisation et la guérison seront prochaines. *Ce qu'il faut éviter avant tout à un tuberculeux, c'est de devenir phtisique ;* phtisie devenant ainsi synonyme de consomption.

C'est imbu de la vérité de ces principes que deux grands phtisiothérapeutes allemands, les Drs Brehmer et Detweiler, ont préconisé et vulgarisé le traitement de la tuberculose par la *cure hygiéno-diététique.* Traiter l'état général des malades par une méthode hygiénique bien comprise, tel est en réalité le principe fondamental, la raison d'être de ces établissements spéciaux, les *sanatoriums*.

Nous n'avons pas la prétention d'étudier dans ce travail le traitement de la tuberculose par le sanatorium. Cette question a été déjà l'objet de nombreux ouvrages. Ayant eu l'occasion d'étudier en détail un certain nombre de sanatoriums à l'étranger, les plus modernes et les plus renommés, nous avons cru que nous pouvions essayer de contribuer à la vulgarisation des sanatoriums : question d'une grande actualité à notre époque où le sanatorium, en voie de généralisation, suscite de nombreux contradicteurs. Les opinions que nous émettrons sont le simple résultat de nos observations personnelles. Nous croyons qu'en matière de sanatorium rien ne vaut l'examen sur lieu de ces établissements. Il faut voir par soi-même, se rendre compte des exigences et des besoins des malades. Alors seulement un travail peut prétendre avoir quelque valeur et une certaine utilité dans la lutte contre la tuberculose par le sanatorium.

Nous nous sommes proposé un triple but :

1° *Établir que notre climat de France se prête, aussi bien que celui d'Allemagne ou de la Suisse, à la création de sanatoriums.* Nos conclusions sont basées sur des données météorologiques, dont il est impossible de nier l'exactitude et la valeur ;

2° *La possibilité du sanatorium en France étant démontrée, indiquer comment nous comprenons l'organisation matérielle d'abord, puis administrative de ces établissements;*

3° *Exposer enfin quel doit être suivant nous le rôle social du sanatorium en France, comment et jusqu'où il peut s'exercer.*

Tel a été notre but. Qu'il me soit permis de remercier ici tous ceux qui ont bien voulu par leurs conseils contribuer à le réaliser : MM. les Drs Turban, Danneyguer, C.-H. Meyer, Exchaquet, des sanatoriums suisses de Davos-Platz, Davos-Dorf et de Leysin ; MM. les P^{rs} Spillmann, de Nancy, et Ausset, de Lille ; MM. les Drs Pilate, Frottier, Halipré, A. Simon, des Ligues contre la tuberculose du Loiret, du Havre, de Rouen, de Semur-en-Auxois ; MM. les Drs Dumarest, Guelpa, Crouzet, L. Bar, Leriche, Hervé, Malibran, Saunal, des sanatoriums d'Hauteville, Buzenval près Paris, Trespoye (Pau), Cimiez (Nice), Meung-sur-Loire, Lamotte-Beuvron (Loir-et-Cher), Gorbio (Alpes-Maritimes), Aubrac (Aveyron) ; mes amis les Drs VAUDREMER, de la colonie agricole du Cannet (Cannes) ; SERSIRON, secrétaire de l'Œuvre des sanatoriums populaires de Paris; Victor GILLOT, d'Autun.

Nos recherches climatologiques nous ont été facilitées par la bienveillance de M. MASCART, directeur du bureau météorologique de Paris, et par les conseils de M. A. ANGOT, professeur à l'Institut national agronomique.

Les plans que nous donnons comme plans-type de sanatorium ont été dessinés d'après un projet de mon frère A. GRILLOT, qui m'a accompagné dans la plupart de mes enquêtes aux sanatoriums étrangers. En revoyant ce projet et en confiant son exécution au talent de M. D'HUBERT, M. BELOUET, l'éminent architecte de l'Assistance publique de Paris, a donné à notre travail une valeur que nous n'osions espérer. Je suis persuadé que son puissant concours hâtera la réalisation de nos vœux.

Paris, le 1er mai 1901.

LES FACTEURS CLIMATOLOGIQUES

CHAPITRE I

ÉTUDE CLIMATOLOGIQUE ET COMPARATIVE DE LA FRANCE, ALGER, ET LA SUISSE

DE LA PRESSION BAROMÉTRIQUE

Considérer l'influence de la pression barométrique sur l'organisme tuberculeux revient à poser le problème de l'action de l'altitude, la pression barométrique d'une localité ou d'une région quelconque variant en raison directe de l'altitude.

Dans cette étude nous résumerons rapidement l'action physiologique du séjour dans les hautes altitudes, dans les altitudes moyennes en particulier. Nous chercherons à apprécier l'influence des variations barométriques sur la santé du tuberculeux. Nous nous proposerons enfin de tirer des conclusions d'après nos tableaux-types des diverses régions de France.

L'action physiologique du séjour dans les hautes altitudes a fait l'objet de nombreuses recherches. Elle a été étudiée spécialement par P. Bert, Weber, Jourdanet, Jaccoud, Lagrange, Regnard, etc.

La pression barométrique diminue avec l'altitude. Les effets de cette diminution de pression sur le tuberculeux sont étudiés en détail dans de nombreux ouvrages. Nous nous bornerons donc à rappeler brièvement ses avantages sur les divers appareils de l'organisme du poitrinaire.

1° *Circulation.*

L'accélération du pouls, les premiers jours de l'arrivée à la montagne, est un fait d'observation banale. Le premier effet de l'altitude et de la basse pression, c'est l'*activité de la circulation périphérique.* Une pigmentation plus forte de la peau, quelques semaines après, est une conséquence habituelle de la suractivité périphérique de la circulation. Elle se manifeste encore par de légères épistaxis. Elle ne provoque pas d'hémoptysie ; la circulation pulmonaire n'est pas augmentée. C'est, en effet, un deuxième résultat de l'influence de l'altitude élevée, de la basse pression par là même, de *maintenir les viscères dans un état d'anémie relative;* par suite de l'appel incessant du sang à la périphérie.

Qu'en résulte-t-il pour le tuberculeux ? D'après Jaccoud : « Les fonctions cérébro-spinales sont plus actives et plus « faciles, la tête est libre et légère, la puissance locomotrice est « accrue, la respiration est remarquablement aisée, encore « que le mode en soit grandement changé. Ces *effets ont pour* « *résultat final l'augmentation des forces nutritives et la res-* « *tauration de l'organisme.* »

2° *Respiration.*

Les modifications observées dans le rythme respiratoire sont la conséquence naturelle de la *raréfaction de l'air* des hautes altitudes. L'air peu dense contient une quantité relativement faible d'oxygène. La respiration devient plus *fréquente* et plus *profonde.*

« La raison, dit M. Jaccoud, c'est que dans ce milieu raréfié « il faut une capacité, une absorption respiratoire plus grande « pour maintenir dans l'appareil pulmonaire la quantité d'air « nécessaire à l'accomplissement régulier des opérations de « l'hématose et de la nutrition en état de suractivité. »

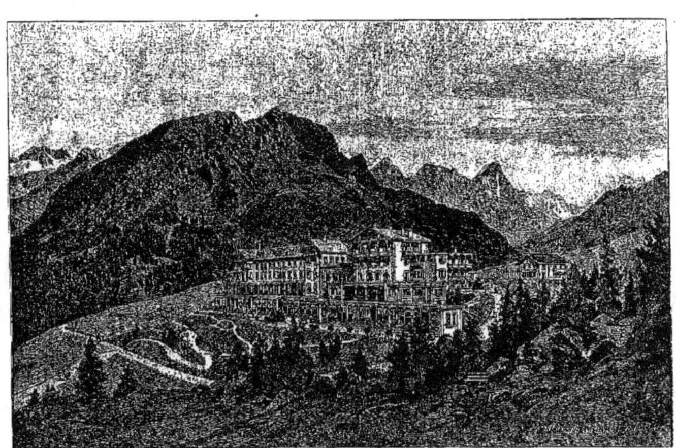

Fig. 1. — Sanatorium d'Arosa (Suisse).

Pour augmenter sa capacité pulmonaire, le montagnard est obligé de dilater son thorax. A l'exemple du nouveau-né qui déplisse son poumon pour vivre de la vie extérieure, le montagnard déplisse certaines parties du poumon jusque-là inactives : sommets et bases du poumon, lieux de prédilection pour la localisation du bacille de Koch, l'évolution du nodule tuberculeux ; lieux de moindre résistance, la circulation sanguine y étant à l'état normal nulle ou peu active.

Cette exagération des fonctions respiratoires est intimement liée au développement consécutif des muscles thoraciques. Capacité pulmonaire augmentée, muscles thoraciques plus développés, accroissement du tour de poitrine : telles sont les conséquences respiratoires de la diminution de la pression barométrique. « C'est, écrit M. Lagrange, identiquement le même « résultat qu'on recherche dans la médication par l'exercice, « soit à l'aide des mouvements méthodiques de la gymnastique « suédoise, soit à l'aide d'exercices généraux, tels que la marche « ascensionnelle et la cure de terrain. Mais ce résultat on l'ob- « tient en montagne, il est très important de le remarquer, « sans aucun déplacement du corps, le malade pouvant même « rester couché... ». Gymnastique salutaire que celle-là chez le tuberculeux, gymnastique sans mouvements violents, intempestifs et souvent dangereux.

3° *Augmentation du nombre des globules rouges du sang.*

C'est l'un des effets les plus remarquables du séjour dans les altitudes. Il a été prouvé en 1883 par les expériences de A. Müntz au Pic-du-Midi ; en 1889 par le Dr Viault qui fit des études sur les hauts plateaux des Cordillières. Viault nota que sur lui-même le nombre des globules rouges, en trois semaines de temps, s'était élevé de cinq à huit millions par millimètre cube de sang. Le Dr Egger à Arosa (1 800 mètres) constata qu'en moyenne, après quatre jours et demi environ, le chiffre des corpuscules sanguins avait augmenté de 890 000 par millimètre cube, donc 16 pour 100. Et fait curieux et important : *chez les personnes saines l'augmentation fut de 702 000, chez les tuberculeux de 982 000.* Ces résultats permettent déjà d'en tirer cette conclusion, sans en faire toutefois une règle absolue : le *séjour à la montagne est très indiqué aux anémiques, aux scrofuleux ; il semble contre-indiqué aux phtisiques nerveux ou hystériques, aux tuberculeux éréthiques ou congestifs.*

La raison de cette *hyperglobulie*, les expériences de Paul Bert nous la donnent. Sous faible pression les gaz sont moins solubles dans le sang, l'hémoglobine fixe une moins grande quantité d'oyygène : désoxygénation du sang ou *anoxyhémie.* Pour compenser cette anoxyhémie intervient l'hyperglobulie. D'éminents physiologistes, Müntz, Viault, Regnard, Egger, etc., ont confirmé ces expériences. D'après une autre hypothèse, dans l'air raréfié la surface respiratoire étant plus étendue, les échanges gazeux seraient plus intenses : suractivité de l'hématopoïèse, d'où hyperglobulie.

4° Effets physiologiques secondaires de l'altitude et de la diminution de pression.

Si l'on en croit certains auteurs, le séjour dans les altitudes amènerait presque toujours une *chute de la température* du corps chez les tuberculeux fébricitants. Il nous semble difficile de déterminer la part qui revient dans ce cas au repos ou à l'altitude.

Le *système nerveux* peut être surexcité au début, pendant une période d'acclimatement assez courte. Rapidement l'insomnie cesse, le sommeil devient meilleur et plus complet. L'organisme moins surexcité devient plus apte à ressentir les bons effets de la cure du sanatorium.

L'*appétit augmente* au début du séjour dans les hauteurs chez les personnes saines comme chez les tuberculeux. Il est peu de personnes qui n'aient eu l'occasion de le constater. Là digestion est facilitée, régularisée ; des constipations jusque-la rebelles peuvent disparaître. Conséquences du changement de vie, du repos moral et physique, mais aussi et surtout de la vie au grand air et à l'air pur.

En résumé, *l'altitude a une double action* sur l'organisme du tuberculeux. *Action locale par l'accroissement de l'acte respiratoire,* sans entraîner toutefois des congestions ou hémoptysies dangereuses. *Action générale par la régularisation de toutes les fonctions de l'organisme,* en particulier l'*activité plus grande des fonctions d'assimilation,* aboutissant à une restauration constitutionnelle de l'individu.

Ayant indiqué les avantages de l'altitude et de la diminution de pression chez les tuberculeux, nous sommes amenés naturellement à étudier si ces avantages sont le monopole des montagnes. *Établir des sanatoriums en plaine, serait-ce donc priver les tuberculeux de conditions indispensables pour leur cure ?* De plus, à *quelle altitude faut-il recourir* pour obtenir ces précieux changements dans l'organisme ? Question capitale, car il y va de l'avenir des sanatoriums français.

Et d'abord *qu'entend-t-on par altitude ?* « Le terme d'altitude, nous dit le Dr Lauth, doit être réservé aux régions situées dans l'Europe centrale entre 1 300 et 1 800 mètres. » Le Dr Lauth insiste sur la nécessité de séparer les deux termes : *montagne* et *altitude.* « Il existe, dit-il, une grande différence entre les sta-
« tions de montagnes situées au-dessous de 1 300 mètres qui
« participent du climat indifférent des plaines et des vallées, et
« les régions qui s'élèvent environ jusqu'à 1 800 *mètres. C'est*
« *à ces dernières qu'il faut dans nos pays réserver le terme spé-*
« *cial d'altitude* ». D'après *Jaccoud,* le terme altitude « s'appli-
« que directement aux altitudes alpestres suisses comprises
« *entre 1 500 et 1 900 mètres ;* mais il est également vrai pour
« les hauteurs qui avoisinent ces deux chiffres, soit au delà,
« soit en deçà (*1 900 à 2 000, 12 à 1 500*). »

Qu'est-il résulté de ces conceptions de l'altitude élevée ? Une propension excessive à construire les sanatoriums dans les endroits les plus élevés. De là, la grande vogue des stations élevées de la Suisse. On en arrivait à conclure que, pour guérir la tuberculose, il fallait s'élever au moins à 1 500 mètres. On invoquait comme raison l'absence de phtisie sur les hauts plateaux de l'Engadine, du Thibet, de l'Himalaya.

Outre les difficultés de construction et de vie économique à ces hauteurs, il est reconnu actuellement que la fréquence de la phtisie est en proportion de la densité de la population et de la pureté de l'air. Construisez sur les hauteurs de l'Himalaya une ville comme Paris, n'oubliez pas les logements insalubres et de nombreuses usines, établissez-y des bars à débit d'absinthe : la mortalité tuberculeuse sera la même. C'est donc une nécessité d'établir les sanatoriums assez loin des centres.

Les stations d'altitude, si elles doivent avoir un effet spécifique, ne peuvent l'avoir que dans des conditions bien déterminées. Ce caractère de spécificité, l'ont-elles ? Parmi les effets physiologiques que nous avons indiqués, les plus importants sont, c'est l'opinion générale : la suractivité circulatoire, la fréquence et l'amplitude plus marquée de la respiration, l'hyperglobulie.

Or ces phénomènes sont bien caractéristiques de l'altitude, toutes les expériences des physiologistes l'ont établi. Les divergences n'existent en général que sur la limite minima de l'altitude. Avec certains auteurs, nous croyons que *l'altitude commence quand la raréfaction atmosphérique et la diminution de pression sont assez marquées pour donner lieu à ces phénomènes physiologiques. Nous croyons que dès 700 à 800 mètres ces phénomènes sont sensibles.* Ayant vécu de longues années dans une région du centre de la France où l'altitude varie de 300 à 900 mètres, nous avons maintes fois observé cette *suractivité circulatoire,* une facilité plus grande de la respiration en même temps que plus profonde. D'après nos expériences personnelles, nous avons constaté que nous ne ressentions pas les effets de ces avantages à moins d'une altitude de 700 mètres.

Quant à l'*hyperglobulie,* ou augmentation des globules rouges dans le sang, elle est incontestablement plus accentuée dans les hautes stations de l'Engadine ou du Tyrol. Mais que se passe-t-il chez un individu de la plaine, habitant par exemple Turin (altitude 230 mètres) et qui va se soigner à Davos (1 600 mètres d'altitude). N'étant pas habitué à la raréfaction atmosphérique très marquée à Davos (elle s'y marque en moyenne par 631^{mm},5), son organisme subit rapidement un coup de fouet très marqué.

C'est du reste ce que prouvent les conclusions de P. Regnard :

« 1° Le séjour sous diminution de pression a pour résultat « de provoquer une compensation hématopoïétique qui se tra-« duit par une véritable *explosion* de microcytes ;

« 2° Les microcytes se transforment en hématies qui fixent « de l'hémoglobine et la compensation respiratoire est obtenue ;

« 3° Le *retour à la plaine amène une* RÉSORPTION LENTE *des* « *hématies en excès.* »

Nous avons connu pendant notre séjour à Davos des malades poitrinaires originaires de l'Italie, vivant en général à une altitude de 300-400 mètres et venant passer trois mois par an à Davos. Chez tous, trois semaines au plus après leur retour à domicile, les globules revenaient au chiffre primitif. La résorption des hématies était d'autant plus forte que l'augmentation avait été plus marquée.

Nous croyons qu'en matière de tuberculose l'homme est fait pour se soigner dans le pays où il est acclimaté. Vivant à 300 mètres d'altitude, s'il est transporté en quelques heures à 1 500 ou 1 800 mètres il est obligé de s'acclimater, pendant un temps plus ou moins long, aux conditions atmosphériques de ce nouveau milieu. Autant de jours précieux perdus sans résultat immédiat. Chez quelques-uns cette période d'acclimatement mal supportée devient dangereuse. Redescendant de 1 500 à 300 mètres il perd rapidement une grande partie du bénéfice péniblement acquis.

Le tuberculeux doit se soigner dans le pays ou près du pays où il a l'habitude de vivre. Les modifications observées dans son organisme sont moins marquées, mais elles sont plus durables. Le résultat final est plus réel.

Que le Suisse se soigne dans l'Engadine, puisqu'il est habitué aux conditions climatériques de cette région et aux altitudes

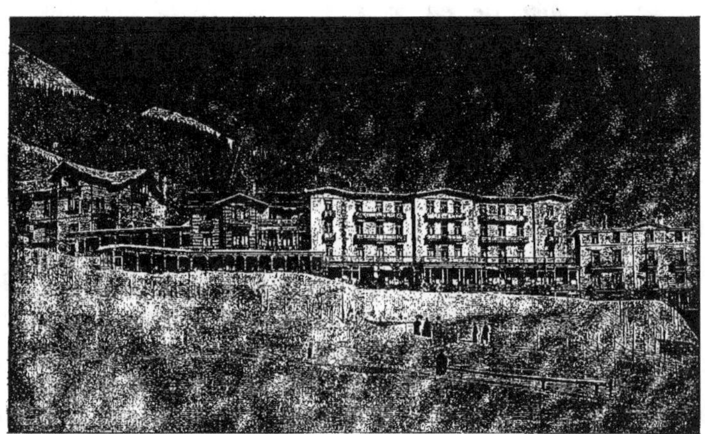

Fig. 2. — Sanatorium du D' Turban à Davos (Suisse).

élevées. Que le Français tuberculeux recherche pour sa cure les sanatoriums français. Il arrivera au sanatorium préparé à en ressentir aussitôt les bons effets. *Les bénéfices de l'altitude, ou pour mieux dire de la montagne, il les ressentira en France, pays d'altitude moyenne par excellence.*

L'amélioration acquise lentement demeurera; la guérison sera plus rapide en réalité.

Le changement brusque de milieu et ses inconvénients n'a pas échappé aux phtisio-thérapeutes étrangers. Aussi conseille-t-on au tuberculeux de séjourner dans des stations intermédiaires avant d'arriver aux altitudes élevées. La station intermédiaire nécessaire avant la cure au sanatorium d'altitude l'est-elle moins après? Nous ne le croyons pas. Le meilleur moyen de l'éviter, n'est-ce pas la cure dans la région où l'on vit d'habitude?

Dans l'étude de la pression barométrique, concernant son mode d'action sur l'organisme tuberculeux, deux remarques s'imposent:

1° *La diminution de pression est favorable à certains tuberculeux*;

2° *La pression doit être constante.*

Rien n'est nuisible au poitrinaire comme les variations de pression. Elles sont d'autant plus dangereuses qu'elles sont plus marquées et se font dans un laps de temps plus court. Comme accidents : congestions des poumons et hémoptysies.

Ayant pris comme types des différentes régions de la France seize localités et Alger pour l'Algérie, nous étudierons d'abord dans quelles régions ces brusques variations de pression sont le plus marquées; nous verrons enfin par là comparaison de ces stations avec les stations-types de Suisse si la cure de la tuberculose y est possible d'après l'étude de ce facteur : la pression barométrique.

Les diverses stations-types que nous avons étudiées peuvent à ce point de vue se décomposer ainsi : 1° *stations maritimes*; 2° *stations de plaine ou d'altitude moyenne*; 3° *stations de grande altitude.*

1° *Stations maritimes.*

Les stations maritimes que nous avons étudiées sont du Nord au Midi, *Dunkerque, Brest, Nantes, Perpignan, Marseille* et *Alger*.

1° *Dans ces six villes les résultats annuels* de la pression barométrique, pendant une période de cinq années, oscillent entre 753,51 (en 1895, à Marseille, altitude 75 mètres) et 761,67 (en 1896, à Dunkerque, altitude $6^m,9$).

La différence d'ensemble pour ces stations maritimes n'est donc que de $8^{mm},16$.

2° Dans l'espace de cinq ans *quel écart existe-t-il dans chaque station* considérée à part? Au lieu d'envisager la moyenne d'ensemble, quelle est-elle pour chaque ville?

A Dunkerque, pendant quatre années (nous n'avons pu avoir les résultats de l'année 1898), la moyenne annuelle minima est 759,33 (1895) et maxima 761,67 (1896). Comme moyenne totale : 760,65.

A Brest, pendant quatre années, la moyenne annuelle minima est 753,97 (1895) et maxima 757,52 (1896). Moyenne totale : 755,77.

A Nantes, durant cinq ans, la moyenne de l'année minima est 757,66 (1895) et maxima 760,53 (1896). Moyenne totale : 759,51.

A Perpignan, en cinq ans, la moyenne annuelle minima est 758,22 (1895) et maxima 760,40 (1896). Moyenne totale : 759,93.

A Marseille, moyenne de l'année, minima 753,51 (1895); maxima 755,52 (1897). Total : 754,84.

A Alger, moyenne de l'année, minima 758,21 (1895); et maxima 759,70 (1896), Moyenne totale : 759,20.

De l'étude de la moyenne d'ensemble des stations, de l'étude isolée de chaque station, on peut conclure que la pression barométrique en général y est très constante.

Il est intéressant de noter que la plupart des minima ont eu lieu en 1895, les maxima en 1896.

· 3° *Existe-t-il des variations brusques dans le cours d'une année?*

A Dunkerque le plus grand écart de 1896 est en décembre : 729,8 à 771,4.

A Brest également dans le même mois : 718,1 à 769,1.

Idem à Nantes : 721,6 à 772,7, en décembre.

Et ainsi dans les trois autres stations.

Il est facile de conclure qu'il *existe dans les stations maritimes des écarts ; dans la pression au cours d'une année les variations ne sont pas brusques,* elles se répartissent sur tout un mois. L'écart est en général 30 millimètres, il est surtout manifeste pendant les mois d'octobre, novembre èt décembre.

2° *Stations de plaine.*

Nos stations de plaine sont : *Sainte-Honorine-du-Fay* (Calvados), *Paris (Parc Saint-Maur), Besançon, Puy-de-Dôme (station de la plaine), Lyon, Toulouse.*

1° *Dans ces six stations la pression barométrique pendant cinq années* oscille entre 726,85 (en 1895, au Puy-de-Dôme, station de la Plaine, altitude 388^m) et 758,67 (en 1896 au Parc-Saint-Maur, altitude 49^m,3). La différence d'ensemble est donc de 31^{mm},82.

2° *Écart* pendant cinq ans *dans chaque station* considérée isolément.

A Sainte-Honorine-du-Fay pendant cinq ans, la moyenne annuelle minima est 750,48 (1895) et maxima 753,04 (1896). Moyenne totale 751,91.

Au Parc Saint-Maur, moyenne annuelle minima 756,67 (1895), maxima 759,06 (1896). Moyenne absolue : 758,21.

A Besançon, moyenne annuelle minima 733,41 (1895), maxima 735,48 (1896). Moyenne absolue : 734,95.

Au Puy-de-Dôme (Station plaine) moyenne annuelle minima 726,85 (1895) et maxima 729,08 (1896). Moyenne absolue : 728,09.

A Lyon, moyenne annuelle minima 734,79 (1895), maxima 736,81 (1896). Moyenne absolue : 736,37.

A Toulouse, moyenne annuelle minima 743,28 (1895), maxima 746,42 (1898). Moyenne absolue : 745,45.

Comme les stations maritimes, les stations de plaine sont remarquables pour leur pression barométrique très constante : 3 millimètres environ d'écart au maximum dans une année.

3° *Étude des variations durant une année donnée,* 1896.

A Sainte-Honorine-du-Fay le plus grand écart est de 716,5 à 763,8 en décembre.

A Besançon 710,0 à 747,7 en décembre.

A Lyon 708,2 à 749,4 en décembre.

Donc, comme pour les stations maritimes, *écarts peu marqués de 30 millimètres au maximum,* répartis sur l'ensemble d'un mois ; ils expliquent la constance totale de l'année. Les écarts sont surtout marqués l'hiver, ou au mois de juin, et dus alors à de nombreux orages. Les *orages* ont une influence marquée sur l'abaissement brusque de la pression barométrique. Nos tableaux permettent de déterminer les régions où les orages prédominent ; il est utile de les connaître avant de déterminer l'emplacement d'un sanatorium.

Quels *résultats* obtenons-nous *dans une station suisse telle que Bâle, comparable par son altitude à nos stations françaises précédentes* ?

1° Pendant cinq ans la pression barométrique y oscille entre 736,5 (1895) et 738,9 (1894). Ecart : $2^m,4$.

2° Quelles variations observe-t-on dans la pression dans le cours d'une année ? La plus grande différence est en décembre (1896) : 712,0 à 750,3. En moyenne les écarts observés sont de 20 à 30 millimètres. Ce ne sont pas du reste des sauts brusques dans la pression, mais une baisse plus ou moins progressive.

L'étude de la pression barométrique à *Davos* est *comparable à celle des stations de plaine* ; Davos, malgré son altitude élevée est dans une vallée profonde, très encaissée. Par suite de sa situation, cette ville jouit du climat continental.

La pression barométrique moyenne est, à Davos, de 631,8 millimètres, la moyenne annuelle minima étant 630,9 (en 1895) et maxima 632,8 (en 1898).

Les écarts mensuels sont en 1896 : en janvier 619,3 à 646,0, septembre 616,9 à 640,5, décembre 611,7 à 639,0. Différence de 20 à 25 millimètres environ.

3° *Stations de haute altitude.*

Nous avons étudié en France trois de ces stations : le Mont-Ventoux (altitude 1900^m), le Puy-de-Dôme, station du sommet (altitude 1467^m), le Pic-du-Midi (altitude, 2859^m).

Notre but n'est pas de conseiller aux malades poitrinaires d'aller faire une cure sur le sommet de ces pics. Nous voulons simplement *comparer ces stations de grande altitude avec celles de Suisse, telles que Arosa, Leysin, Davos, et examiner les différences de pression barométrique* dans ces diverses régions.

Si le lecteur veut bien jeter un coup d'œil sur nos tableaux, il verra tout d'abord que la pression barométrique diminue avec l'altitude. Ainsi en janvier 1896 la pression est de 641,8 au Puy-de-Dôme (1467^m) et au Pic-du-Midi (2859^m) de 540,2, à Arosa (Suisse) (1835^m) de 600 environ. Ce rapport, d'observation courante, n'a pas besoin de commentaires.

1° Dans les trois stations françaises, quel écart observe-t-on dans chacune considérée à part pendant cinq ans ?

Au Pic-du-Midi, la moyenne annuelle minima est 537,39 en 1895 ; moyenne maxima, 541,10 en 1898. Donc moyenne absolue, 539,24.

Au Puy-de-Dôme, moyenne annuelle minima, 637,34 (1895) ; moyenne annuelle maxima, 639,38 (1898). Moyenne absolue, 638,34.

Au Mont-Ventoux, moyenne annuelle minima, 603,53 (1895) ; moyenne maxima, 605,71 (1897). Moyenne absolue, 604,62.

A Arosa, comme terme de comparaison (sur une durée de trois ans seulement), la moyenne minima annuelle est 607,1 en 1896 ; moyenne maxima, 611,3 en 1898. Moyenne absolue, 609,2.

Conclusion. — *Les différences des moyennes annuelles et absolues de ces stations françaises et suisses sont sensiblement les mêmes.* La pression barométrique n'établit pas de différence appréciable en faveur de la Suisse.

2° Écarts mensuels et diurnes dans chaque station.

Au Pic-du-Midi le plus grand écart mensuel est en décembre (1896), 518,0 à 546,6.

Au Puy-de-Dôme en décembre (1896), 610,4 à 646,6 ; en janvier, 625,0 à 652,0.

A Arosa (Suisse), en décembre 1896, écart mensuel de 590,2 à 616,5.

Donc, *dans ces stations de haute altitude suisse et française, pas de différences notables dans les écarts mensuels.*

Le Mont-Ventoux doit être étudié à part dans cette étude sur les écarts mensuels. La pression barométrique y subit des oscillations énormes qui seraient préjudiciables aux malades. Ainsi, sur 12 mois de l'année 1896, il y a pendant dix mois des oscillations variant de 600,0 à 699,7. Écart énorme et d'autant plus dangereux que cette différence ne se répartit pas comme dans les autres régions sur l'étendue d'un mois. C'est un *saut brusque* de la pression, le *plus souvent diurne.*

4° Stations d'altitude moyenne.

En France, deux stations peuvent se ranger dans ce groupe. L'étude de leur pression barométrique sert d'intermédiaire entre les stations de haute altitude et les localités de plaine. Ces deux localités d'altitude moyenne sont Bagnères-de-Bigorre (547 mètres), Langres (466 mètres).

Peu de différences notables dans l'ensemble des moyennes annuelles. Par contre on remarque des sauts brusques de la pression dans la durée d'un mois. Ainsi à Langres en 1896, en janvier, écart de 707,7 à 740,1 ; en décembre, de 700,4 à 798,2. A Bagnères-de-Bigorre en 1896, en janvier, écart de 712,0 à 730,7 : en décembre, 700,9 à 796,8.

Cette baisse brusque de la température est surtout accusée en décembre.

TEMPÉRATURE

« *Il n'existe pas de climats spécifiques, de climats curateurs de la phtisie* » (Daremberg). Après avoir essayé d'attribuer à l'air marin un caractère de spécificité, on ne parla plus que de hautes altitudes. On est arrivé à une conception plus juste. Ce qu'il faut éviter pour la guérison de la tuberculose, c'est la proximité de grands centres et les régions humides ou balayées par des vents froids.

Le froid et la grande chaleur sont très nuisibles au phtisique.

Le *froid* abaisse la température du sang qui circule sous la peau, resserre les vaisseaux superficiels et refoule le sang refroidi vers les organes profonds ; alors les parties centrales du corps se refroidissent comme les parties périphériques. Il ne faut donc pas installer un sanatorium dans un pays où la température est trop basse et cela durant de longues semaines. Nous verrons quelle heureuse influence peut avoir la neige pour donner aux stations d'altitude une température douce et diminuer l'action du froid. Nous indiquerons aussi combien le vent peut exagérer l'intensité du froid.

La *grande chaleur* est tout aussi préjudiciable au tuberculeux que le grand froid. « Elle déprime les forces, provoque l'insomnie, enlève l'appétit, favorise les congestions et condamne le phtisique au repos le plus absolu » (Daremberg). Ces inconvénients, je les ai constatés souvent dans nos stations du Midi. Le séjour en est contre-indiqué au tuberculeux dès les premiers jours de juin ; sinon il s'expose à de graves accidents de congestion et aux hémoptysies. La grande chaleur de l'été empêche aussi le sanatorium de rester ouvert toute l'année dans les régions du Midi de la France.

De ces considérations il résulte que *les sanatoriums se multiplieront surtout dans un pays où le climat est tempéré ;* or, la France nous semble le pays idéal pour une telle vulgarisation. La température moyenne de l'année y est de 11° centigrades.

Ce qui détermine le climat de la France et en général le climat d'une région quelconque, ce sont deux facteurs fort importants : 1° la latitude ; 2° la configuration du terrain, considérée sous le double aspect de la proximité de la mer et de l'altitude du sol.

C'est la *latitude* qui établit les différences entre le climat tropical et le climat glacial. Ce facteur climatérique permet de comprendre facilement pourquoi à Alger (latitude 36°37′) la moyenne annuelle de la température est de 18°,11 en 1896, alors qu'elle est à Dunkerque (latitude 51°2′) de 10°,08. Mais la latitude a encore une action plus complexe, soit sur la variation annuelle, soit sur la variation diurne de la température.

Dans une station donnée, pour une période de cinq ans par exemple, la moyenne annuelle varie peu d'une année à l'autre et il ne peut en être autrement. Ainsi à Paris la moyenne la plus basse est 9°,85 en 1896 et la température maxima 10°,66 en 1898. Ce qui donne comme moyenne absolue 10°,25. A Bâle, moyenne minima de l'année 8°,8 en 1896, moyenne maxima 10°,0 en 1898. Donc, moyenne absolue 9°,4. Il en est de même pour toutes les stations.

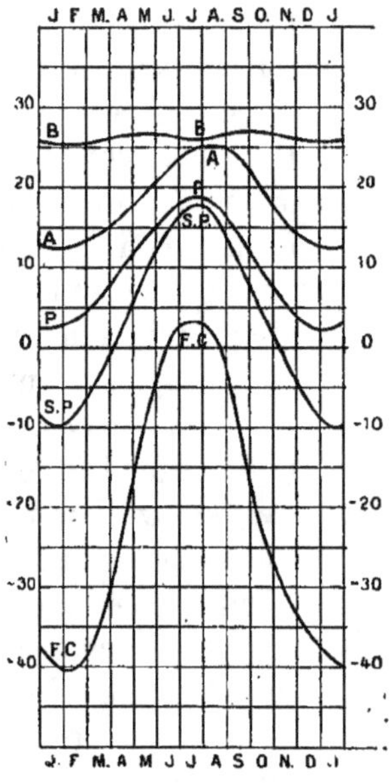

Fig. 3. — Le tableau ci-contre emprunte au traité de météorologie de M. Angot montre l'influence de la latitude sur la variation annuelle de la température. Les stations qui ont servi à construire ces cinq courbes sont : Batavia (6°8′ N.), Alger (lat. 36°7′ N.), Paris 48°50′ N.), Saint-Pétersbourg (lat. 59°56′ N.), Fort Conger (lat. 81°44′ N.).

Mais si l'on compare deux stations de latitude différente, on constate que « *l'amplitude de la variation annuelle augmente avec la latitude* et cette augmentatian provient beaucoup plus d'un abaissement progressif de la température en hiver que d'une variation de la température en été » (Angot).

La *variation diurne* de la température d'une localité, elle aussi, est soumise à l'influence de la latitude. A l'équateur, le soleil envoie à peu près la même quantité de chaleur quelle que soit la saison. Dans les latitudes moyennes, comme à Paris, l'amplitude varie avec la saison.

En hiver l'écart est faible : le soleil envoie peu de chaleur durant le jour ; pendant la nuit le rayonnement est peu intense parce que la température est basse. En été, au contraire, réchauffement diurne très grand et, comme la température est élevée, refroidissement rapide la nuit. Ainsi à Paris dans l'année 1896, l'écart de la température est de 6°,2 plus grand en juillet qu'en janvier.

Outre la latitude, la température de la France est modifiée par la *configuration du terrain*. En reportant les données fournies par nos tableaux sur une carte du relief du sol, on peut constater que *la répartition de cette température moyenne, 11°, est invariable. Elle est limitée aux vallées.* Partie du Cotentin, elle contourne le massif des collines de Normandie, s'avance vers la partie centrale de la vallée de la Loire et même jusqu'au Morvan. De là elle se replie, enveloppe le massif central sans gagner ses hauts plateaux. Elle remonte la vallée du Rhône et de la Saône, faisant une pointe vers le Nord jusqu'à Vesoul. Dans cette région elle borde d'un côté la ligne des Cévennes, de l'autre les pentes du Jura et les Alpes. Au Sud, elle gagne une grande partie de la Provence. Mais partout elle se limite aux vallées.

Au Nord de cette ligne de température qui varie de 11 à 12° on ne trouve une température supérieure à la moyenne que dans la plaine de la Limagne très abritée et dans la vallée étroite de la Seine jusqu'au confluent de l'Oise. Partout ailleurs au Nord de cette ligne la température varie de 8 à 11°.

Au Sud de la ligne, à part une température inférieure à la moyenne dans les monts de Bretagne et dans les Pyrénées, la chaleur va en augmentant de 11 à 15° et d'autant plus que l'on se rapproche du Sud. Le maximum est marqué sur les bords de la Méditerranée en particulier vers Nice et Menton. Les hauteurs en amphithéâtre protègent ces villes contre le froid et la température moyenne y atteint plus de 14°.

Ainsi *la température d'une station est en raison inverse de son altitude.* « Quand on s'élève dans l'atmosphère, soit sur les flancs d'une montagne, soit dans la nacelle d'un aérostat, on constate d'ordinaire que la température décroît assez rapidement. C'est aussi par suite de cette décroissance que l'on voit, même dans les régions tropicales, les sommets des hautes montagnes couverts de neiges perpétuelles » (Angot). L'altitude a une action plus rapide et provoque de plus grands écarts de température que la latitude.

Il faut tenir grand compte également de la *constitution du sol et de la végétation.* La surface du sol échauffe les couches inférieures de l'air à la fois par rayonnement et par contact. Il en résulte qu'un sol perméable qui emmagasine une grande quantité de chaleur sera préférable à un sol imperméable ou très froid. C'est dire que la constitution du sol, suivant qu'il s'échauffe avec plus ou moins de facilité, rend les données de l'altitude très différentes d'une station à l'autre. Comme conséquence, les déserts de l'Afrique sont fort nuisibles au tuberculeux. Le sable a un grand pouvoir absorbant (et par la même émissif), il s'échauffe beaucoup pendant le jour et se refroidit rapidement la nuit. Si l'on y ajoute la sécheresse de l'air dans ce pays on comprend que certaines stations, telles que Biskra, puissent être contraires au malade exposé à un écart de 10 à 14° parfois de la température pendant la nuit.

Outre la nature du sol intervient la richesse de la végétation. Si la végétation est abondante, les plantes absorbent une grande partie de la chaleur solaire et maintiennent une certaine fraîcheur durant le jour : la température s'élève peu.

La latitude géographique n'est pas seule en cause ; sinon l'amplitude de la variation annuelle augmenterait progressivement de l'équateur aux pôles. Les *conditions topographiques* ont une grande influence.

Les *stations côtières*, Marseille, Alger, etc... offrent un climat très constant, favorable aux malades. Ce fait est dû à la *pré-*

sence de la mer qui ne s'échauffe et ne se refroidit que très lentement. Et à cet égard, si l'on pouvait vivre à la surface de la Méditerranée, on jouirait au maximum des avantages de cette constance climatérique. Il existe de plus des courants maritimes qui interviennent pour égaliser la température.

Le climat marin est donc un climat des plus *réguliers* : l'écart des températures moyennes des mois le plus froid et le plus chaud ne dépasse guère 10°.

Dans l'intérieur des continents l'écart annuel est beaucoup plus marqué, surtout dans les déserts de l'Afrique où l'air est sec, où la végétation ne gêne pas l'absorption ni le rayonnement de la chaleur du sol. Aussi le climat continental ou *excessif,* dans lequel la différence des plus grands minima et maxima dépasse 20°, est des moins favorables à l'organisme tuberculeux. Désavantage augmentant encore, nous l'avons vu, si l'on se rapproche de plus en plus des pôles.

ETAT HYGROMÉTRIQUE DE L'AIR. — HUMIDITÉ RELATIVE

La vapeur d'eau est un principe constitutif important de l'atmosphère. Elle est produite en général par l'évaporation et répandue dans l'air soit par diffusion, soit par l'action des vents. On définit *hygrométrie* l'ensemble des procédés employés pour évaluer la quantité variable de vapeur d'eau contenue dans l'air. Les *hygromètres* sont les instruments usités pour cette mesure.

La vapeur d'eau est une substance gazeuse. Comme telle, elle possède une certaine *force élastique* ou *tension* et produit également une *pression* qui vient ajouter son action à celle de la pression atmosphérique. L'*humidité* ou l'*hygrométrie absolue* est la force élastique de la vapeur d'eau contenue dans l'atmosphère ou représente encore la pression exercée par cette vapeur. « Les données sur l'humidité absolue de l'air ou tension hygrométrique n'ont aucun intérêt pour nous. Il suffit de se rappeler que la tension hygrométrique de l'atmosphère diminue avec

l'altitude et cela en proportion beaucoup plus rapide que la pression atmosphérique. Ainsi pour une altitude de 2 000 mètres,
la pression atmosphérique est encore de 0,78, tandis que la tension hygrométrique n'est plus que de 0,49, l'unité étant calcu-
lée au niveau de la mer » (Mœller).

Beaucoup plus importantes sont les données concernant l'*humidité relative*. On définit ainsi, ou encore sous le nom d'*hygrométrie relative,* le rapport du poids de vapeur d'eau contenu
dans un certain volume d'air au poids maximum que cet air
pourrait en contenir à la même température. En météorologie
l'humidité relative est toujours exprimée par un nombre en-
tier compris entre 0 et 100, qui représente, en centièmes, la
fraction de saturation. « Le plus faible degré d'hygrométrie
observé par Humboldt a été de 23 pour 100 de la saturation.
On peut considérer comme un air très sec celui qui renferme
55 pour 100 ; comme modérément sec celui qui en contient de
55 à 75 pour 100 ; comme modérément humide celui qui en a
de 75 à 90 pour 100 ; comme très humide celui qui en renferme de 91 à 100 pour 100 » (Mœller).

L'étude des variations (diurne et annuelle), dans les différentes stations que nous avons étudiées, présente un grand intérêt.

D'une façon générale, *la variation diurne de l'humidité relative est en raison inverse de la variation diurne de la température.*
Dans toutes les localités, la température atteint son maximum
entre midi et deux heures ; or ce sont les heures où l'état hygrométrique est le plus faible. Presque partout l'humidité relative est
maximum le matin, un peu avant le lever du soleil ; puis elle va en
diminuant assez rapidement jusqu'à 2 heures de l'après-midi ;
et augmente d'abord assez vite, puis plus lentement, pendant la
nuit. Ainsi, la courbe de l'état hygrométrique offre dans un
jour donné deux maximums (le matin et le soir) et un minimum (l'après-midi). Le rapport étroit et inverse entre les deux
facteurs humidité et température est établi par les tableaux
suivants :

TOULOUSE (Altitude 194^m).

	TEMPÉRATURE			HUMIDITÉ RELATIVE		
	6 h.	12 h.	21 h.	6 h.	12 h.	21 h.
Janvier . .	2,07	5,48	4,13	95,5	88,0	93,6
Juillet. . .	16,98	24,23	20,37	88,7	63,9	77,2

BALE (Altitude 278^m).

	6 h.	12 h.	21 h.	6 h.	12 h.	21 h.
Janvier. .	— 1,5	1,0	— 0,8	95	88	84
Juillet. . .	17,1	22,7	18,1	82	61	82

On voit que les amplitudes de la variation diurne de l'humidité varient dans le cours d'un mois (et par suite dans le jour) exactement dans le même sens que celles de la température, et cela quel que soit le mois considéré. Il est bon d'ajouter que dans toutes les stations le maximum du matin, soit 6 heures, est plus fort que le maximum du soir, soit 9 heures.

L'influence de la température est aussi évidente si l'on considère l'intensité de l'amplitude l'été et l'hiver. Pour la température, la différence entre le maximum et le minimum diurne est plus marquée l'été. Il en est de même pour l'humidité relative. Ainsi à Toulouse en janvier 1896 l'écart pour la température est de 3°,41 et pour l'état hygrométrique de 7,5. Dans cette même ville, en juillet 1896, amplitude de la température 7°,25 et de l'humité relative 24,8.

Pour un pays donné, la *variation annuelle* de ce facteur est faible pendant une période de cinq ans. Au Pic-du-Midi moyenne annuelle minima 67,0 en 1898, moyenne annuelle maxima 74,2. L'amplitude pour cinq ans est donc de 7,3. A Davos, moyenne annuelle minima 78, moyenne maxima 84, écart 6 ; et ainsi pour les autres stations.

Dans toutes les stations, *l'humidité relative varie suivant les saisons*. Elle présente son maximum en hiver et son minimum en été, et cela pour une grande partie de l'Europe centrale. « Au contraire dans certaines régions où il fait très froid et très beau en hiver et où la saison des pluies est l'été, l'humidité relative est maximum en été et minimum en hiver, » (Angot). Il en est ainsi dans quelques hautes stations d'altitude en France et en Suisse, par exemple. Au Pic-du-Midi (2 859 mètres) l'humidité relative est aux trois heures considérées 54,5 — 41,1 — 45,5 en janvier 1896 ; et en août 71,6 — 70,8 — 81,0. De même à Arosa (1 835 mètres) en Suisse, en janvier 1896 60 — 48 — 57 et en août 80 — 70 — 87. En étudiant la nébulosité, nous avons fait observer que dans les hautes altitudes il en était de même : minimum en hiver, maximum en été.

Reste à déterminer quelle est la *répartition géographique de l'humidité relative*. On doit pour cette étude distinguer des stations maritimes, de plaine et d'altitude. Il est intéressant pour chaque division de comparer avec certaines stations de Suisse réputées favorables au tuberculeux.

1° *Stations maritimes*.

On remarque immédiatement, d'après nos tableaux, que ces stations doivent se diviser en stations du nord et stations du midi. Dans les premières (Dunkerque, Brest, Nantes) la moyenne annuelle minima est 77,2 à Nantes (1895), moyenne annuelle maxima 88,4 à Dunkerque (1894), moyenne absolue 82,8. Dans ces villes l'humidité relative augmente du Nord au Midi, plus élevée à Dunkerque, plus faible à Nantes.

Dans les trois villes du Midi (Perpignan, Marseille, Alger) la moyenne annuelle minima est 63,2 à Alger (1894), moyenne annuelle maxima 69,8 à Marseille (1898), moyenne absolue = 66,5.

Donc humidité relative moins élevée au Midi qu'au Nord. La différence est due à la température plus chaude dans le Midi de la France. « D'une manière générale, la tension de la vapeur d'eau est la plus grande dans les régions équatoriales et diminue de part et d'autre, à mesure qu'on s'élève en latitude » (Angot). Il en est de même pour l'humidité relative.

2° *Stations de plaine.*

Dans les six localitées considérées, la moyenne annuelle minima est 69,3 à Lyon (1894) ; moyenne annuelle maxima, 83,7 à Sainte-Honorine-du-Fay en 1897. Moyenne absolue, 76,5. Donc humidité relative moins prononcée que dans les stations maritimes où elle est de 28,8 ; mais même progression ascendante de l'humidité du Midi au Nord de la France.

A Sainte-Honorine-du-Fay, moyenne annuelle minima, 80,8 en 1894 ; moyenne annuelle maxima, 83,7 en 1897. Moyenne absolue, 82,2.

A Lyon, moyenne annuelle minima, 69,3 ; moyenne annuelle maxima, 75,3. Moyenne absolue, 72,3.

Au Puy-de-Dôme, moyenne annuelle minima, 70,7 (1895) ; moyenne annuelle maxima, 75,8 (1897). Moyenne absolue, 73,2.

A Toulouse, moyenne annuelle minima, 80,0 en 1894 ; moyenne annuelle maxima, 82,8 (1895). Moyenne absolue, 81,4.

Les deux villes Bagnères-de-Bigorre et Langres sont comparables par leur état hygrométrique aux stations *dites de plaine.*

A Bagnères-de-Bigorre, la moyenne annuelle minima est 68,2 (1895) ; moyenne annuelle maxima, 76,0 (1898). Moyenne absolue, 72,1.

A Langres, la moyenne annuelle minima est 74,8 (1895) ; moyenne annuelle maxima, 79,8 (1894). Moyenne absolue, 77,3.

Que résulte-t-il d'une étude comparative de ces stations françaises avec des villes comme Bâle ou Davos ?

A Bâle, pendant un laps de cinq années, la moyenne annuelle minima est 80 (1898) ; moyenne annuelle maxima 83 (1895-

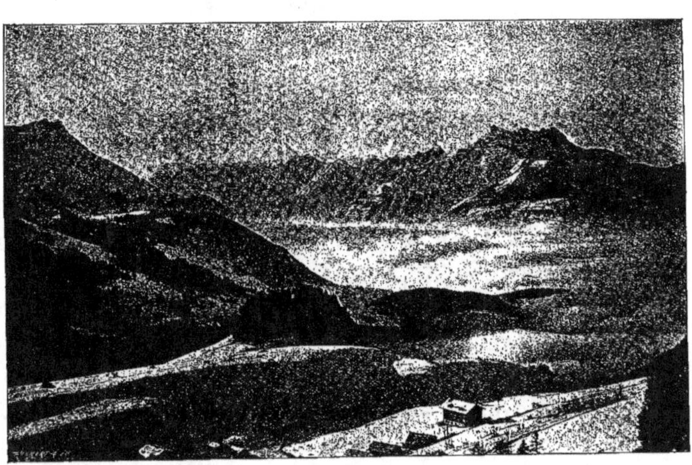

Fig. 4. — Les brouillards à Leysin (Suisse).
La vallée du Rhône et la Dent du Midi (cliché de M. Louis Guillermin).

1896-1897). Moyenne absolue, 81,5. Cette moyenne d'ensemble de *l'humidité relative à Bâle est supérieure à celle des villes de plaine et villes méditerranéennes de France*. Elle est presque égale à celle des villes du Nord, 82,8.

Quel est l'état hygrométrique à *Davos*? En cinq ans, la moyenne annuelle minima est 78 en 1894 ; moyenne annuelle maxima, 84. Moyenne absolue, 81.

Nos villes de plaine et du midi ont donc un état hygrométrique moins accusé qu'à Davos. Et cependant on prétend que cette ville est très favorable aux tuberculeux par la sécheresse de son atmosphère. Les stations françaises étudiées dans nos tableaux sont-elles moins favorables aux malades ? « L'hygrométrie relative est assez élevée dans la vallée de Davos. La moyenne annuelle est d'environ 80 pour 100 ; le matin et le soir elle atteint souvent 90 pour 100 ; elle va rarement jusqu'au point de saturation » (A. Moeller).

3° Stations de haute altitude.

Au Pic-du-Midi, Puy-de-Dôme, Mont-Ventoux, la moyenne annuelle minima est 67,0 au Pic-du-Midi (1894) ; moyenne annuelle maxima, 89,6 au Puy-de-Dôme (1897). Moyenne absolue, 78,3. Ces tableaux montrent que l'état hygrométrique est d'autant plus faible que l'altitude est plus élevée. Ainsi, 88,2 au Puy-de-Dôme (1 467 mètres) et 70,6 au Pic-du-Midi (2 859 mètres).

Cependant cette remarque précédente ne peut être érigée en principe. Tout dépend de la fréquence et de la hauteur des nuages dans telle ou telle région. « Dans les nuages et aux environs, l'humidité relative est égale à 100 ou très voisine de cette valeur ; elle peut être beaucoup plus faible à une petite distance en dessus comme en dessous, s'il existe des couches d'air de direction et de température différentes » (Angot).

Comparons ces résultats avec Leysin et Arosa. A *Arosa* la

moyenne annuelle minima est 64, la moyenne annuelle maxima, 67. Moyenne absolue, 65,5.

Nous n'avons pu avoir les résultats annuels de l'état hygrométrique à *Leysin* depuis l'année 1894 à l'année 1898. Mais nous pouvons nous servir des données suivantes empruntées à la brochure du Dr Sécretan de Lausanne intitulée *Climatologie hivernale de Leysin* (1891). Les années comparées ne seront pas les mêmes. Il faudra en tenir compte dans les conclusions que l'on pourrait en déduire.

En hiver 1887 (janvier, février, mars), l'état hygrométrique étudié à 7 heures du matin et à 1 heure de l'après-midi donne comme résultat annuel, 63,5. Dans l'hiver 1887-1888 pendant cinq moins d'hiver, novembre à mars, la moyenne absolue est égale à 76,6. Pendant l'hiver 1888-1889, moyenne absolue, 56. Dans l'hiver 1889-1890, 54,5. Ainsi à Leysin, pendant ces quatre hivers, la moyenne absolue de l'état hygrométrique a été 62,6.

Les stations de haute altitude de la Suisse ont donc un état hygrométrique moins élevé que les hautes stations de France. Cependant la différence n'est pas très grande. *L'écart est de 12,8 à 15,7 sur l'ensemble des altitudes françaises.*

Quelles conclusions peut-on tirer de cette étude pour l'emplacement d'un sanatorium et les heures de cure les plus favorables au malade ?

Il est certain que les stations méditerranéennes seront plus favorables au tuberculeux que celles du Nord où l'état hygrométrique de l'air est plus élevé. Mais nos stations de plaine ou d'altitude sont tout aussi propices pour la guérison des malades que Davos, Arosa et même Leysin.

Dans la répartition des heures de cure il est préférable de ne pas commencer la cure trop tôt puisque l'humidité relative est surtout accusée le matin. On peut la continuer sans inconvénient jusqu'à neuf ou dix heures du soir, l'humidité relative étant à son maximum vers le milieu de la nuit et le matin avant le lever du soleil.

Les sanatoriums situés à de hautes altitudes sont plus favorables à la cure l'hiver que l'été, l'humidité hivernale y est moins accusée.

Cette étude de l'humidité relative, suivant les localités et dans ses variations diurnes ou annuelles, a une grande importance en phtisio-thérapie. *L'organisme tuberculeux redoute l'humidité et les courants d'air*. « Dans le Midi méditerranéen, écrit à ce sujet Daremberg, je recommande aux malades de fermer les fenêtres ou de rentrer au moment du coucher du soleil. Je ne fais pas cette prescription parce que la température baisse brusquement, car au contraire le thermomètre baisse très lentement. Mais à ce moment l'atmosphère devient très humide, si bien que souvent les marches des perrons ou les trottoirs sont mouillés. Cette *saturation rapide de l'air* par la vapeur d'eau peut provoquer de graves accidents pulmonaires chez les malades qui ne sont pas encore endurcis aux intempéries. » Ces accidents ne sont pas seulement la conséquence d'un refroidissement. Ils sont dus à ce que l'air extérieur étant brusquement saturé par la vapeur d'eau, le poumon n'excrète plus l'eau qui normalement lui servait à éliminer une partie des poisons de l'organisme d'où rétention de ces toxines dans le sang, infection de l'organisme et diminution de sa résistance aux agents extérieurs, tel le froid. Berthelot a démontré que la saturation brusque de la vapeur d'eau élève pendant un certain temps le sang du poumon, et provoque ainsi des phénomènes de congestion. Aussi croyons-nous que dans certaines localités, surtout maritimes, « il ne faut pas respirer l'air extérieur au moment du coucher du soleil. » C'est l'opinion de Daremberg, résultat de son expérience personnelle.

L'état hygrométrique de l'air est plus élevé sur les océans que dans l'intérieur des continents. Les voyages en mer prolongés sont donc contraires au tuberculeux. « Les minima de l'humidité relative se trouvent, au milieu des grands continents, sur les déserts. Les maxima se présentent sur les océans, où l'humidité relative atteint et dépasse souvent 80. » (Angot.)

PLUIE. — NEIGE

En météorologie, on entend par quantité de pluie « la hauteur que l'eau tombée occuperait sur le sol si elle y séjournait sans s'infiltrer ni s'évaporer ». Pour évaluer cette hauteur, on prend le millimètre comme unité. Les *pluviomètres* employés sont formés d'un récipient, surmonté d'un entonnoir terminé par une bague circulaire de diamètre constant pour chaque modèle.

La neige et la grêle sont mesurées comme la pluie par la hauteur de la couche d'eau liquide due à leur fusion.

Dans une étude sur la pluie, il y a deux éléments très divers à considérer : 1° la *fréquence de la pluie,* c'est-à-dire le nombre de jours durant lesquels la pluie est tombée ; pour chacune de nos stations, les moyennes mensuelles et annuelles en rendent compte ; 2° l'*intensité de la pluie,* sa hauteur ; elle est *évaluée en millimètres.* On conçoit facilement que ces deux éléments, fréquence et intensité, sont fort variables entre·eux suivant les localités. Nous envisagerons tout d'abord les variations diurnes ou annuelles de la pluie dans un pays donné ; puis nous verrons comment se fait la répartition géographique et, dans ce cas, quels facteurs climatériques entrent en jeu.

La *variation diurne* de la *fréquence* de la pluie est à peu près la *même pour toute l'Europe.* Ainsi, « à Paris, elle présente en moyenne deux maxima et deux minima, du reste assez peu tranchés. La pluie est le plus fréquente vers 6 heures du matin et entre 4 heures et 6 heures du soir ; à ces deux époques, la probabilité de la pluie est un peu plus grande que 1/10, c'est-à-dire qu'on a un peu plus de dix chances sur cent qu'il tombe de la pluie. Les deux minima de fréquence sont l'un entre 11 heures du soir et 1 heure du matin, l'autre vers midi ; à ces moments les chances de pluie sont seulement de sept à huit pour cent. » (Angot.)

La variation diurne de l'*intensité* de la pluie présente à Paris deux types très distincts : celui d'hiver et celui d'été.

α. « En hiver, la plus grande quantité de pluie tombe le matin, de 3 heures à 9 heures, et la moindre dans l'après-midi, de midi à 6 heures du soir. Dans l'hiver, la pluie tombe donc surtout à l'heure où la température est la plus basse et l'humidité relative la plus grande, ce qui paraît très naturel. »

β. Dans la saison chaude « la pluie tombe en beaucoup plus grande quantité au milieu du jour, au moment où l'humidité relative est la moindre et la température la plus élevée. La quantité de pluie recueillie entre 3 heures et 6 heures du soir est plus que triple de celle qui tombe entre 6 heures et 9 heures du matin. La cause de cette distribution de la pluie est évidente : en été, les pluies, surtout les plus intenses, sont amenées par les orages, qui éclatent précisément de préférence aux heures les plus chaudes de la journée. » (Angot.)

Mais la situation, maritime ou continentale, de la station n'est pas sans influer beaucoup sur la variation diurne de la pluie. Ainsi sur les côtes du golfe de Gascogne, l'été, on ne retrouve plus le maximum de l'après-midi constaté à Paris ; là le maximum se présente toute l'année le matin.

Nous n'insisterons pas sur la répartition horaire de la pluie. Elle peut avoir cependant une certaine importance pour fixer les heures de la cure d'air au sanatorium. Mais nous en avons déjà parlé en étudiant la température et surtout l'humidité relative.

La connaissance de la *moyenne annuelle* de la pluie a un intérêt beaucoup plus grand pour le phtisio-thérapeute. Dans une station quelconque, la hauteur et le nombre de jours de pluie est variable avec les années. Il y a des années sèches et d'autres pluvieuses. C'est un fait d'observation banale. Plus intéressante est la manière dont la quantité totale de pluie se répartit suivant les saisons, répartition inégale suivant les régions, donnant à chacune un caractère spécial, défini sous le nom de *régime pluviométrique*.

Trois facteurs climatériques entrent en jeu pour modifier le régime pluviométrique : la pression, la température, les vents. On peut distinguer en *Europe trois régimes* : 1° *continental* ;

2° *marin*; 3° *de transition*. Dans certaines contrées de l'Afrique, on note un quatrième *régime,* dit *tropical.*

Le *type marin* présente une saison pluvieuse en hiver et une saison sèche en été. Il en est ainsi dans presque toute la *région méditerranéenne.* Dans nos tableaux de Marseille et d'Alger, on constate facilement la plus grande fréquence et la plus grande hauteur de pluie en octobre, novembre et décembre. On peut aussi noter pour Marseille un maximum en juillet et en août ; pour Alger, un maximum en mai. On peut en chercher la cause dans la fréquence des orages à cette époque de l'année. Sur les côtes françaises de l'*Océan Atlantique* même maximum de pluviosité en hiver. Ainsi à Nantes, en 1896, la pluie a été surtout abondante et fréquente en septembre, octobre, novembre, décembre.

Le *régime continental* est caractérisé par une saison sèche en hiver et une saison pluvieuse en été, et cela quelle que soit l'altitude de la station considérée. Il en est ainsi dans presque toute l'Asie et une grande partie de l'Europe continentale. A Davos-Platz, par exemple, ville jouissant du climat continental, la pluie présente deux maximum, en mars et avril d'une part, et d'autre part de juin à septembre inclus. Pendant les mois d'hiver proprement dits, il pleut fort peu.

Mais le type continental pur n'est pas celui de la France, de l'Allemagne ou de la Suisse. C'est un *régime de transition,* intermédiaire entre le type purement continental et le type marin. Ainsi à Paris, on observe un maximum de pluie en juin avec un minimum en janvier et février (régime continental) ; mais on note un second maximum en septembre et octobre (régime marin). De même, dans la plupart des autres stations, avec maximum au printemps et en automne. Et également en Suisse : à Bâle ou à Arosa.

Nous avons donné un aperçu très rapide de la répartition de la hauteur de pluie suivant les saisons. Le nombre de jours pluvieux est-il en rapport immédiat avec l'intensité ? Nullement. La réponse à cette question en soulève une autre plus importante : la *distribution des pluies à la surface de l'Europe.*

« D'une manière générale la pluie est plus intense en été ou dans les pays chauds qu'en hiver ou dans les pays froids ; une même quantité de pluie se répartit donc sur un nombre de jours moindre dans le premier cas que dans le second. » (Angot.)

A Paris (1896), la hauteur de pluie tombée en janvier pendant huit jours est 19^{mm},5 ; en juin de 93^{mm},8 tombés pendant treize jours. Donc, pour cinq jours de différence, il y a eu 74^{mm},3 de pluie en plus dans le mois de juin.

De même à Marseille, en juillet (1896) 105^{mm},5 pour sept jours, et en octobre 125^{mm},1 pour vingt-trois jours. Ces exemples prouvent bien l'inégalité entre la hauteur de pluie et le nombre de jours et cela suivant les saisons ou la latitude. La *latitude* fait sentir son influence. A Marseille et à Paris la quantité de pluie par an est à peu près la même : à Marseille (en 1896) 636^{mm},7 et à Paris (1896) 654^{mm},3. Or à Paris, il a plu pendant 158 jours, seulement 107 jours à Marseille.

En France, c'est sur le littoral de la Méditerranée que l'on note le plus petit nombre de jours de pluie. A Marseille, pour cinq ans, la moyenne est de 99 jours alors qu'à Brest pour la même durée elle est de 174 jours. La répartition géographique de la pluie est donc liée à la latitude. Presque nulle dans le désert du Sahara, la pluie n'atteint en Égypte, au Caire, que 34 millimètres par an alors qu'elle atteint 636 millimètres à Marseille. Mais la quantité varie encore, suivant que l'on s'enfonce dans les continents, de l'Ouest à l'Est. « Ainsi la hauteur moyenne de pluie est de 800 millimètres environ en France sur les côtes de l'Atlantique, de 600 millimètres en Allemagne, de 400 millimètres en Russie et tombe en dessous de 200 millimètres dans l'Asie centrale. » (Angot).

Non moins importante est l'influence de l'*altitude. Si l'on regarde une carte pluviométrique de l'Europe*, on voit que les *maxima sont dans les régions montagneuses*. Une carte pluviométrique présente assez de ressemblance avec une carte hypsométrique. Ceci est confirmé par une étude intéressante de M. Levasseur de l'Institut, étude sur les *rapports du climat de la France avec le sol*. « Les parties de la carte où la moyenne de la pluie tombée dépasse la moyenne donnent un dessin qui correspond assez exactement à nos grands massifs montagneux. Indépendamment des Pyrénées, qui se dessinent jusqu'au point où l'influence océanique le cède à l'influence méditerranéenne, on voit distinctement le massif des Alpes avec le Jura, le commencement des Vosges, toute la ligne des Cévennes avec la Côte-d'Or et le Morvan et, plus à l'Ouest, la crête des monts du Forez, les monts d'Auvergne avec une partie du massif central qui leur sert de prolongement à l'Ouest. Cette disposition semble indiquer qu'une partie des nuages se résout en pluie au contact froid des premiers plateaux du massif, que les montagnes d'Auvergne, qui en absorbent une quantité plus considérable encore, forment un écran qui laisse très peu d'eau tomber dans la plaine de la Limagne, tandis que les *grandes montagnes des Alpes, dépassant de beaucoup en altitude celles d'Auvergne, reçoivent jusqu'à un mètre et demi à deux mètres d'eau par an.* » (E. Levasseur). Ainsi plus l'altitude est élevée, plus il pleut. En comparant avec la Suisse, on voit qu'*en Suisse il pleut beaucoup plus qu'en France,* et cela par suite du relief du sol. A Arosa, les moyennes annuelles sont les suivantes, en millimètres : 1464 — 1201 — 1069 — 1208 — 1265.

Cette remarque a son intérêt dans l'établissement d'un sanatorium et permet de répondre à certaines objections faites à leur construction en France. Il pleut beaucoup en Suisse et cependant les malades guérissent. Que l'on nous permette pour réfuter cette objection d'insister un peu sur la classification générale des pluies. Cette digression est nécessaire et montrera l'*influence des vents* sur le régime pluviométrique de telle région.

On peut ranger les pluies en trois classes.

1° *Pluies de convection.*

Elles résultent des courants ascendants réguliers de l'air, conséquence des mouvements généraux de l'atmosphère. Si ces courants changent d'une saison à l'autre, on les appelle des *moussons*, vents saisonniers fréquents en France. Ils donnent au climat continental pur son caractère spécial : pluies en été, sécheresse en hiver. En réalité cette première classe de pluies n'a pas grand intérêt pour nous.

2° *Pluies cycloniques.*

Elles sont toujours produites, en général, par des mouvements ascendants, mais alors irréguliers, accompagnant les dépressions barométriques, tempêtes, orages, etc. Ce sont ces pluies avec cyclone qui sont le plus nuisibles pour le tuberculeux. Les perturbations profondes de l'atmosphère, la diminution brusque de pression peuvent provoquer des accidents de congestion parfois fatals. Ces pluies, fréquentes en Angleterre, Écosse et Irlande, sont rares en France.

3° *Pluies de relief.*

Elles sont dues aussi à un mouvement ascendant, résultat d'un courant d'air local qui heurte le flanc d'une montagne. Mais ces pluies sont sans grand inconvénient pour le malade.

a) Ces pluies de relief *débarrassent rapidement l'air et diminuent son état hygrométrique,* humidité relative si nuisible par sa persistance au tuberculeux. L'air perd donc, grâce à la montagne, une certaine quantité d'eau. C'est un avantage de la montagne sur la plaine, et cela dès que la montagne atteint une hauteur moyenne.

b) Mais il faut que le sol présente certaines conditions.

Il *faut que l'eau s'écoule promptement.* C'est ce qui se passe le plus souvent, la formation rapide des ruisseaux le prouve. Il est nécessaire *que le sol ne soit pas très poreux,* sinon il conserverait une certaine humidité nuisible. Saturation du sol assez

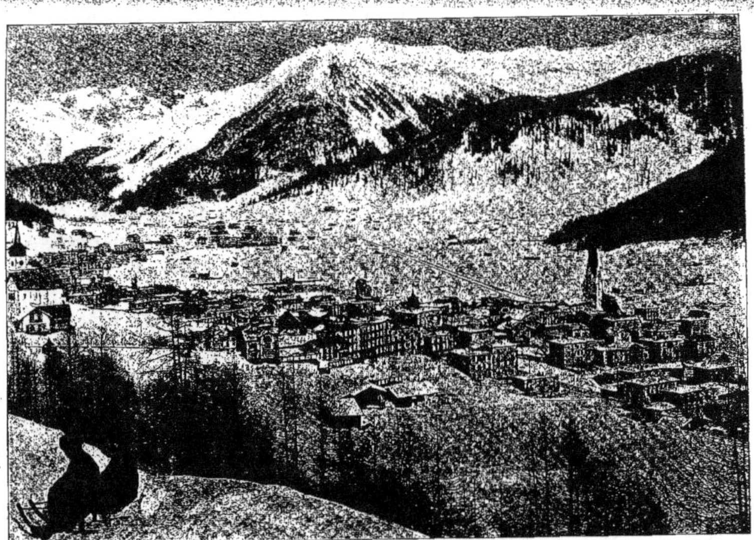

Fig. 5. — Vue générale de Davos (Suisse).

difficile, du reste, car les pluies de relief durent peu, tombent vite sur le sol, et s'écoulent en peu de temps.

L'humidité persiste parfois plusieurs heures après la chute de ces pluies; mais on doit en chercher la cause dans le bois voisin, épais, dont le sol couvert de mousse est mouillé et retient l'humidité. Dans ces régions montagneuses il suffit de placer le sanatorium assez loin de la lisière du bois.

NEIGE

La présence et la persistance de la neige dans une station donnée ne sont pas sans importance pour l'organisme du tuberculeux. Ces avantages sont ainsi décrits par A. Mœller dans son étude climatologique et thérapeutique de Davos. La neige « empêche l'échauffement du sol par le soleil, par là même elle prévient les courants aériens et les vents qui en résulteraient; elle diminue la quantité de vapeur d'eau contenue dans l'atmosphère et rend, par conséquent, celle-ci plus perméable aux rayons solaires dont l'influence chimique, lumineuse et thermique est augmentée. La neige agit encore comme mauvais conducteur de la chaleur; elle restreint le refroidissement du sol. Enfin la neige empêche le soulèvement de la poussière et des autres impuretés organiques ou inorganiques qui peuvent se trouver à la surface du sol. »

Le pouvoir émissif de la neige a le grand avantage d'augmenter l'intensité de l'insolation. C'est une des plus précieuses qualités des stations de haute altitude, telles Davos-Platz. Mais par suite le rayonnement nocturne est augmenté, *la variation diurne de la température s'accroît.* « A Paris, par exemple, en décembre par temps clair, l'amplitude de la variation diurne est d'environ $6°,5$ en moyenne quand le sol est découvert et s'élève à $10°,3$ quand il est revêtu d'une couche de neige (Angot). » Cette amplitude diurne due à la neige n'a pas grand inconvénient; la différence porte uniquement sur la température de la nuit. Pendant le jour la neige empêche la température du sol de dé-

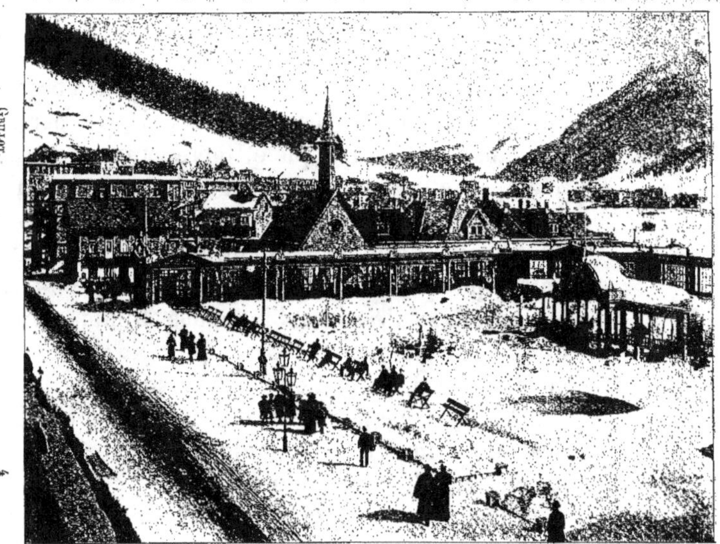

Fig. 6. — La galerie de cure du Curhaus à Davos (Suisse).

passer 0° ; pendant la nuit le malade est dans sa chambre, il respire un air élevé à une température donnée et constante : l'écart nocturne de l'air extérieur ne peut lui devenir nuisible.

Ce qui étonne le plus le visiteur de passage à son arrivée dans un pays où la neige a une longue durée, c'est la *douceur du climat*. Ainsi à Davos le costume d'été est presque de mode en plein hiver. Tous les matins vers dix heures les malades font leur promenade habituelle sur la grande route de Davos-Platz à Davos-Dorf et la plupart pourraient se croire sur la promenade des Anglais à Nice. Ils ont du moins l'avantage de ne pas respirer un air poussiéreux et rempli de bacilles.

Mais ce qui est à redouter dans ces stations d'altitude, comme Davos, c'est le *dégel*. J'ai pu le constater, m'étant trouvé à Davos pendant le mois d'avril. Toutes les routes, dès le lever du soleil, sont boueuses, humides, et le malade, malgré ses épais et disgracieux snow-boots, ne peut se protéger suffisamment. Le dégel commence dès les premiers jours de mars. Les hôtes de Davos redoutent cette période désagréable de la fonte des neiges très accrue dans cette vallée par le föhn qui est à certains jours assez violent. *L'air devient très humide et malsain pour le phtisique.*

Dans ces pays d'altitude la neige peut tomber parfois par véritables *rafales*. Certains phtisio-thérapeutes prétendent que la cure d'air dans les galeries doit se faire par tous les temps. Je crois qu'il est préférable de s'en abstenir par ces rafales et aussi quand l'humidité relative est trop élevée.

En Europe il neige à peu près partout. Naturellement la répartition est soumise à la latitude, à la température, au relief de la station. A Alger la neige peut tomber ; c'est assez rare. On l'a constatée deux fois sur une période de cinq ans. « En France, il neige moins souvent sur les côtes de l'Océan et de la Manche qu'à Paris, bien que la quantité et le nombre de jours de pluie y soient plus grands. » (Angot.) A Dunkerque, en cinq ans, 10 jours de neige ; à Nantes, 20 jours, etc. Par comparaison, à Paris, dans la même période, 63 jours.

Le nombre de jours augmente encore de Paris au centre de

la France. Ainsi à Lyon en cinq ans 128 jours. Puis la diminution est graduelle si l'on se rapproche du littoral méditerranéen : 20 jours à Perpignan, 10 à Marseille en cinq années.

En Suisse la chute de neige est proportionnelle à l'altitude, comme en France. On pourra donc bénéficier des avantages de ce facteur dans ces deux pays ; il suffit que le sanatorium soit à une altitude suffisante. Au Puy-de-Dôme (France) 109 jours de neige et 105 à Arosa (Suisse) dans la même année 1896.

INSOLATION ET NÉBULOSITÉ

L'intensité de l'insolation est un facteur climatérique très important pour la guérison du malade au sanatorium.

Le tuberculeux n'est pas seulement destiné à vivre au sanatorium dans un bain permanent d'air pur, il a besoin aussi de soleil. Son organisme, comme celui de la plante végétale, ne se développe pas à l'ombre, il lui faut une atmosphère pure. La clarté d'un beau ciel bleu, le charme du ciel méditerranéen ne raniment pas les pauvres malades seulement par l'action morale incontestable qu'ils éprouvent ; ils agissent puissamment pour relever un organisme alangui, augmenter la chaleur du corps, hâter enfin et assurer la guérison par le développement des forces physiques.

« On désigne sous le nom de *degré de nébulosité* ou simplement de *nébulosité* la fraction du ciel qui est à un moment donné couverte par les nuages, quelle que soit leur nature. Cette nébulosité est appréciée à l'estime (les appréciations de deux observateurs exercés ne diffèrent généralement pas d'une unité) et notée en chiffre de 0 à 10, 0 désignant un ciel où il n'y a aucun nuage et 10 un ciel complètement couvert. Le chiffre 5 indiquerait, par exemple, un ciel dont les 5 dixièmes, ou la moitié, sont occupés par les nuages » (A. Angot). La nébulosité est essentiellement variable avec les heures d'observation. Pour donner plus de valeur à nos statistiques, nous avons noté ce facteur à trois heures différentes de la journée (7 heures du matin, 1 heure de l'après-midi, 9 heures du soir), le malade faisant alors soit sa cure d'air dans la galerie ou dans le bois voisin, soit une promenade aux environs. Les moyennes que nous avons établies sont mensuelles, seul procédé permettant d'en tirer des conclusions sérieuses. Il nous a paru suffisant de n'indiquer que les moyennes mensuelles d'une année, par exemple l'année 1896. Ce qui intéresse pour le choix de l'emplacement d'un sanatorium, ce qui peut faire préférer au tuberculeux telle région à une autre ; c'est de savoir quels sont les pays où la nébulosité est la moins accentuée.

Cette étude, forcément rapide, de la nébulosité doit être faite à un double point de vue :

1° Quelle est sa distribution à la surface du globe en général, et en particulier en France ;

2° Quelles sont les variations diurnes ou annuelles de la nébulosité suivant les localités choisies.

1° *Distribution générale de la nébulosité.*

La nébulosité se répartit ainsi pour la surface du globe :

« La région où la nébulosité moyenne est la plus faible comprend tout le nord de l'Afrique, le Sahara, l'Égypte et l'Arabie. La nébulosité moyenne y est inférieure à 2. La région de nébulosité maximum, où la moyenne dépasse 7, s'étend sur le nord de l'Atlantique et l'Océan arctique ». (A. Angot.) La France est donc le pays intermédiaire par excellence.

Plusieurs facteurs climatériques entrent en jeu pour délimiter ces zones de nébulosité minimum et maximum.

1° *La latitude, qui exerce son action de deux façons différentes, par la température et la pression.*

La nébulosité est plus faible en Afrique parce que cette contrée est plus rapprochée de l'équateur. Là, sous l'action de la température élevée, « l'air froid des hautes régions de l'atmosphère, contenant déjà très peu de vapeur d'eau, se réchauffe en descendant et s'éloigne ainsi de plus en plus du point de saturation ; ce qui explique la rareté des nuages et l'existence d'une zone de nébulosité minimum au-dessus de tout maximum de pression » (Angot).

En Europe, au contraire, plus on s'éloigne de l'équateur, plus la température diminue. Conséquence : l'air s'élève, se refroidit, se rapproche de plus en plus de son point de saturation, donnant lieu à des nuages et par suite formant une zone de nébulosité maximum, zone plus marquée en Allemagne ou en Suisse que dans le midi de la France, plus rapproché de l'équateur.

L'influence de la latitude explique donc pourquoi dans l'année 1898, par exemple, aux trois heures considérées (6 h., 12 h., 21 h.), la nébulosité est à Alger 4,0 — 4,0 — 4,3, alors qu'à Dunkerque elle est de 7,2 — 6,5 — 6,3.

2° L'*influence des vents* vient s'ajouter à l'action de la latitude :

« Toute côte élevée opposée à un vent marin donne naissance à un maximum relatif de nébulosité, en forçant l'air humide de la mer à prendre un mouvement ascendant. » (Angot.)

Or, si l'on considère la configuration des côtes de France, on voit que les falaises sont d'autant plus élevées que l'on se rapproche de la région du Nord. D'autre part, les vents prédominants sur les côtes se répartissent ainsi par ordre de fréquence : les vents du Nord (principalement entre le Pas-de-Calais et le Finistère) ; puis les vents d'Est et Nord-Est ; enfin les vents d'Ouest, vents soufflant de l'intérieur de l'Océan Atlantique sur les côtes et donnant lieu à une production de nuages, nébulosité d'autant plus marquée que l'on va plus au Nord.

Pour la région méditerranéenne, il n'en est plus de même. Les vents régnant sur ce littoral viennent de l'intérieur des terres (vents du Nord-Ouest ou Nord-Est). Or, « toute partie de mer sur laquelle souffle un vent continental offre, par rapport aux mers voisines, un minimum de nébulosité ». C'est ce qui nous explique en partie cette nébulosité peu marquée à Marseille (4,5 — 4,4 — 4,0) et à Alger (4,0 — 4,0 — 4,3) où les vents prédominants sont des vents continentaux (Nord, Est et Ouest).

2° Variation diurne et annuelle de la nébulosité.

a) *Variation diurne.* — En général sur les continents, l'étude de la variation diurne de la nébulosité indique une seule oscillation: son maximum a lieu dans l'après-midi entre midi et deux heures, son minimum le soir. Si l'on étudie notre tableau de Paris, par exemple, on peut constater que les maxima pour presque tous les mois se produisent à midi et les minima à neuf heures du soir. Ainsi à Paris, en janvier, la nébulosité est ainsi notée : (7,7 — 8,5 — 7,5) ; et en juillet même écart : (5,2 — 5,6 — 4,8).

A Davos-Platz, même oscillation unique. En janvier dans cette année 1896 : (2,3 — 2,8 — 1,8) ; et au mois de juillet : (5,4 — 6,0 — 6,3).

On peut remarquer aussi que l'amplitude est plus forte l'été que l'hiver. A Paris, *en janvier* 1896, la nébulosité reste comprise entre ces points extrêmes 7,5 et 8,5 : l'amplitude est donc de 1,0. Elle est en *août de 2,1,* pour redescendre en septembre à 1,8, etc...

Dans quelques stations, les heures de minimum et maximum changent un peu. A Bâle, sur une période de cinq ans, on note que la nébulosité atteint son maximum vers *7 heures du matin* pour diminuer ensuite. Mais dans toutes les autres stations le minimum principal se produit le soir ; par exemple, on peut le noter dans tous nos tableaux vers neuf heures.

b) *Variation annuelle.* — Pour un pays donné, dans une période de cinq ans, l'écart des moyennes annuelles est faible. Ainsi à Nantes, moyenne annuelle minima de la nébulosité *étudiée à 7 heures du matin* : 6,0.

Moyenne maxima : 6,8.

L'amplitude est donc de : 0,8.

Par comparaison, à Bâle, à la même heure, moyenne annuelle minima 6,2, en 1895 ; moyenne maxima 7,6, en 1897. La différence est de 1,4 pour une période de cinq ans.

Dans une station quelconque *la nébulosité est plus grande en hiver et plus faible en été* ; et cette loi peut s'appliquer à toutes les stations, sauf celles de haute altitude.

Si l'on compare, par exemple, deux localités à la même latitude et où l'altitude est sensiblement égale, telles Besançon et Bâle, on remarque ceci : dans ces deux villes, la nébulosité va en augmentant d'août à décembre inclus, est plus faible en janvier qu'en décembre et va en décroissant de janvier en août.

Dans les stations de hautes altitudes, et cela en France aussi bien qu'en Suisse, il n'en est plus de même : le minimum se produit l'hiver, surtout en janvier et février.

Le tableau suivant peut le démontrer :

| | SUISSE | | | FRANCE | | |
| | AROSA (1835ᵐ). | | | MONT-VENTOUX (1900ᵐ). | | |
	6 h.	12 h.	21 h.	6 h.	12 h.	21 h.
Janvier. . .	2,5	3,4	1,9	2,5	2,4	1,9
Février. . .	3,3	3,9	2,9	2,6	3,4	3,2
Août. . . .	8,1	7,6	6,8	4,0	3,9	4,2

Cette différence suivant l'altitude est expliquée ainsi : « En *hiver*, les nuages sont relativement bas ; sur les montagnes suffisamment élevées, on se trouve donc le plus souvent au-dessus des nuages ; la nébulosité y est alors très faible, tandis qu'elle est grande dans les régions basses qui sont en dessous des nuages. — En *été*, au contraire, les nuages sont beaucoup plus élevés, la nébulosité tend donc à s'égaliser entre les plaines et les montagnes ; il arrive même souvent que les nuages se forment autour des montagnes qui présentent alors une nébulosité moyenne plus grande que les plaines voisines. » (Angot.)

Ce dernier phénomène est fréquent l'été à Davos et surtout à Leysin.

DU VENT

*De son influence sur le tuberculeux. — Conséquences pratiques
pour l'emplacement et la disposition d'un sanatorium.*

Le tuberculeux est d'une sensibilité extraordinaire à l'action
du vent. *L'humidité et le vent sont les deux facteurs climatériques dont le phtisio-thérapeute doit le plus se défier.*

Évitez les courants d'air à vos tuberculeux. Sinon leur organisme réagira par des poussées de râles congestifs des plus
caractéristiques. Cela se produit à la suite d'une simple promenade en voiture découverte, ou bien le soir au coucher du
soleil sur notre littoral méditerranéen. La brise maritime se
fait sentir brusquement, le tuberculeux se refroidit.

*Le vent agit sur l'organisme tuberculeux par le refroidissement
qu'il provoque.* L'action du froid sera notablement accrue par
le vent. « Quand l'air soumis au vent est sec, il se charge d'humidité aux dépens de toutes les surfaces qui en sont impré-
gnées, en particulier de la surface cutanée. Cette eau doit alors
passer à l'état de vapeur, et pour passer de l'état liquide à l'état
gazeux, elle consomme une certaine quantité de chaleur qu'elle
emprunte au corps. *Le vent froid est donc une double source de
refroidissement.* » (Daremberg.)

En effet, comme le dit fort bien Sabourin, « on s'imagine
trop volontiers que l'on s'enrhume par le poumon, par l'air
qu'on respire. On *s'enrhume* au contraire *par la peau* et par les
extrémités. » — « On s'enrhume lorsqu'étant en sueur, en
simple moiteur soit par la fièvre, ce qui est rare, soit par l'exercice, ce qui est la règle, on subit l'*influence du froid*, principalement *si l'air est agité.* » (Sabourin.)

Le vent sera donc d'autant plus dangereux pour le tuberculeux qu'il soufflera avec plus de violence et qu'il sera plus
froid.

Le vent *refroidit* l'organisme du tuberculeux et le congestionne. Mais un vent trop vif a encore le grand inconvénient d'être un *puissant excitant*. C'est le reproche que l'on adresse aux stations de hautes altitudes non abritées, et à nos villes méditerranéennes. Ce reproche est souvent dénué de fondement.

Vitesse et direction du vent sont deux facteurs qu'il faut envisager dans l'étude générale des vents pour une localité donnée ou pour l'ensemble d'un pays comme la France. Ainsi avons-nous fait dans l'étude de nos tableaux des stations-types de France.

Pour évaluer la vitesse du vent on s'est servi d'appareils enregistreurs qui indiquent la vitesse du vent *en kilomètres à l'heure*. Dans les pays du Nord, comme dans toutes les stations, la direction du vent est fort variable suivant l'exposition du lieu d'observation, aussi n'insisterons-nous pas beaucoup sur ces résultats. Nous verrons du reste que ces résultats ont une importance peu marquée dans cette question de sanatorium. On peut toujours se garantir contre les vents.

Nous n'avons indiqué la direction du vent que pour la seule année 1896 que nous avons détaillée. Il nous a semblé utile de montrer quel était le vent prédominant de telle région. Dans les diverses stations météorologiques on note chaque jour le nombre de fois où tel vent souffle ; c'est le total annuel que nous avons établi. A la fin de ce tableau (direction), on indique combien de fois l'atmosphère a été *calme*.

Vents généraux.

En France, comme dans les autres pays, on distingue des vents généraux et des vents locaux. « *Les vents généraux* constituent une circulation atmosphérique qui envelopp à peu près toute la terre et dont on ne comprend bien les mouvements locaux qu'en envisageant l'ensemble. » (Levasseur).

Si l'on considère la direction dans presque toute la France occidentale, ce sont les vents d'Ouest qui prédominent. L'étude de nos tableaux le prouve. Sur le littoral de la Manche, à

Dunkerque, le nombre des jours où les vents W., S.-W et N.-W. ont soufflé est beaucoup plus considérable. De même à Brest. Ensuite, dans l'ordre, viennent les vents du N. et N.-E., puis E. et S.-E. — Dans le golfe de Gascogne, le vent d'Ouest a soufflé 586 fois à Nantes en 1896.

Un inconvénient du Midi, c'est le vent, en général celui du Nord-Ouest. Cette fréquence n'a rien d'absolu et la direction en est très variable avec les localités.

Dans l'intérieur de la France la direction du vent, comme la température, est soumise au relief du sol. « Sur le flanc méridional du massif central le vent incline au Sud-Est, sur le flanc septentrional il glisse vers le Nord-Est, et, ne rencontrant l'obstacle d'aucune montagne, il passe entre Bordeaux et la Rochelle, soufflant du Sud-Ouest au Nord-Est jusqu'à Paris et jusque par delà notre frontière. Cette ligne est une de celles que suivent le plus ordinairement les orages qui s'abattent sur la capitale... On se convainc plus complètement encore de l'influence du relief sur la direction du vent, lorsqu'on examine le bassin du Rhône et de la Saône. La nature en fait un long couloir orienté du Nord au Sud ; le vent s'y engouffre et souffle presque exclusivement du Nord au Sud ou du Sud au Nord. » (Levasseur). Ainsi, en 1896 à Lyon, le vent du Nord a soufflé 931 fois, celui du sud 442 fois.

La *vitesse* des vents est fort variable. Elle *augmente très rapidement quand on s'éloigne du sol.* Ce ralentissement vers le sol tient au frottement de l'air contre les arbres, rochers, etc. Là encore se manifeste l'influence du relief. C'est ce qui fait que le vent a une vitesse plus grande sur le littoral qu'à l'intérieur des terres.

La *température entre aussi en jeu.* Les différences de température sont la cause première de la production du vent. L'écart dans les latitudes moyennes étant surtout marqué en hiver, la vitesse du vent est plus grande à cette époque qu'en été. « Au Bureau météorologique de Paris, la vitesse moyenne du vent à minuit est de 2^m,2 en hiver et de 1^m,5 seulement en été. » (Angot).

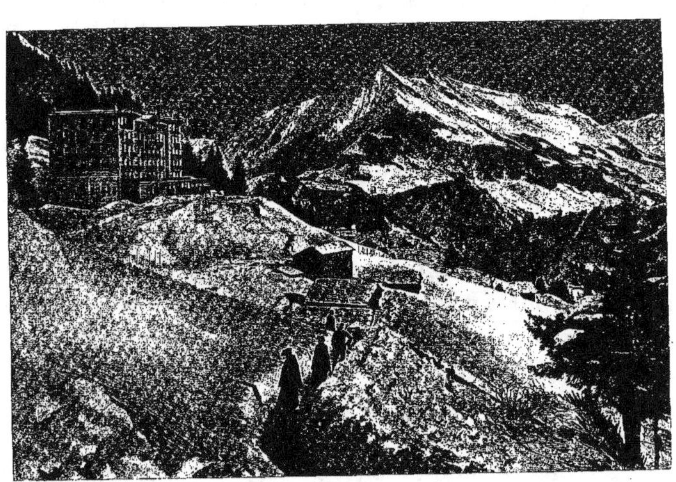

Fig. 7. — Sanatorium du Grand-Hôtel de Leysin (Suisse).

Cet aperçu sommaire sur la direction et la vitesse des vents en France n'est pas sans intérêt pour l'établissement d'un sanatorium. Il montre qu'à ce point de vue l'intérieur de la France est préférable au littoral, surtout à celui du Nord. Cette étude établit encore qu'il faut tenir compte du relief du sol et ne pas se placer dans les vallées ouvertes à tous les vents, comme nous l'avons indiqué.

Vents locaux.

A côté des vents généraux existent dans chaque localité des *vents locaux* très variables.

Certaines stations du littoral méditerranéen sont bien protégées contre les vents du Nord par un écran de montagnes et de collines. Mais dans le Midi, ce qui est à redouter, ce sont les vents du Sud-Est et du Sud-Ouest, inconvénient, non seulement pour les tuberculeux qui habitent le littoral immédiat, mais même dans l'intérieur, à 20 ou 30 kilomètres de la côte. Les vallées étroites, encaissées, orientées plus ou moins de l'Est à l'Ouest forment de longs couloirs où le vent s'engouffre. Les vents du Sud-Est sont humides, ils exposent aux refroidissements ; danger plus grave s'ils passent au Nord-Est, devenant plus froids et plus préjudiciables au poitrinaire.

Sur le littoral, chaque jour se produisent périodiquement les *brises de terre et de mer,* dues à des différences de température. Entre les heures où soufflent ces deux brises opposées il y a une période de calme ; c'est le moment où le malade peut sortir. Le soir au coucher du soleil, quand commence la brise de terre (soufflant de la terre vers la mer), la température baisse brusquement, l'humidité relative monte rapidement. Le tuberculeux ne doit pas supporter ce changement atmosphérique. Il en est ainsi dans le Midi de la France. Ce qui est le plus à craindre dans le Midi, c'est le *mistral.* Ces rafales néfastes d'Ouest-Nord-Ouest se produisent en mars pendant deux ou trois jours. En réalité le mistral est assez rare ; on observe plu-

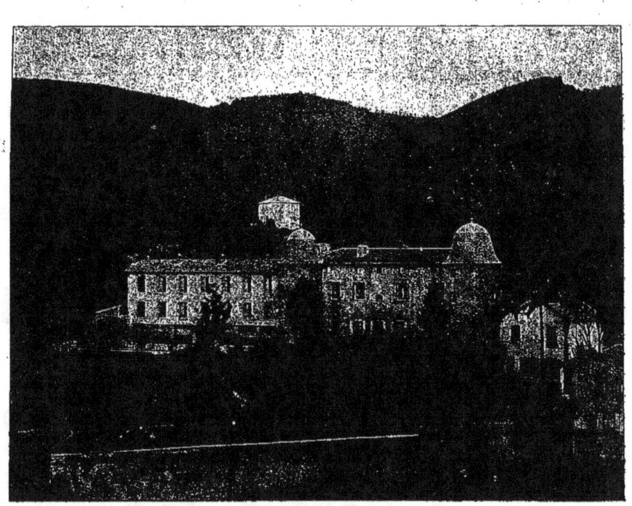

Fig. 8. — Sanatorium du château de Durtol (Puy-de-Dôme).

tôt, même dans l'intérieur, des vents du Sud-Ouest dérivés du mistral très atténués.

Dans les vallées et sur les montagnes, on observe aussi des vents locaux également dus à la variation diurne de la température : ce sont les *brises de montagne ou de vallée*. Là brise de vallée, ascendante, donne lieu à ces nuages qui enveloppent le jour le sommet des montagnes. La brise de montagne, descendante, provoque la nuit une humidité qui se traduit par une *mer de nuages*. Avant d'établir un sanatorium, il faut tenir grand compte de ces données climatologiques et placer l'établissement au-dessous des nuages et au-dessus de la mer de nuages. Ainsi les sanatoriums de Leysin (Suisse) sont rarement enveloppés par les brumes de la vallée, tandis que le village en contre-bas est perdu dans la brume le matin et le soir.

Il ne faudrait pas croire qu'à Davos, malgré sa disposition dans une vallée encaissée, les vents soient modérés. Les *vents généraux* y sont un peu modérés, conséquence de cette ceinture de hautes montagnes ; mais la vallée est exposée au vent du Nord-Est et du Sud-Ouest, étant dirigée du Nord-Est au Sud-Ouest. Parfois, pendant la saison froide, le vent du Nord se fait sentir d'une façon fort désagréable.

Outre les vents généraux, il existe à Davos des *vents de la vallée* dont l'importance n'est pas niable. Ce vent de la vallée souffle à Davos du Nord-Est au Sud-Ouest. Signalons enfin dans la plupart des hautes altitudes des Alpes le *föhn*. C'est un vent d'automne et de printemps, vent local qui peut produire parfois par ses rafales de véritables désastres dans des vallées profondes et étroites comme à Davos. L'arrivée du föhn est fort bien prévue par les gens du pays; ils savent qu'après deux ou trois jours de vent, il tournera au Nord-Ouest et que la pluie ou la neige suivront. Le föhn a le grand inconvénient d'être chaud et desséchant.

De cet aperçu sommaire nous pouvons conclure que les vents sont un facteur dont il ne faut pas exagérer l'importance en phtisio-thérapie. Il y a du vent à Davos, vents généraux et vents de la vallée. Cependant les malades peuvent presque toujours faire leur cure quotidienne.

Ce qu'il faut, c'est que le sanatorium soit placé dans un endroit abrité. Cette disposition est toujours réalisable dans une région donnée, quels que soient la vitesse et la direction des vents locaux.

Le choix du lieu pour un sanatorium est de première importance, et cela à plusieurs points de vue climatériques. Brehmer, dans la conception primitive du sanatorium, n'avait jamais pensé à choisir un lieu excessivement élevé, fortement ventilé : « L'emplacement des établissements de Brehmer à Goerbersdorf est situé à 630 mètres d'altitude, *dans une vallée étroite* de l'arrondissement de Waldenbourg en Silésie, qui *est entourée presque de tous côtés par des montagnes d'une hauteur d'à peu près 1 000 mètres* » (Pannwitz).

Quand en 1862 le Dr Alex. Spengler eut montré la valeur curative du climat de Davos, l'emplacement des premiers sanariums ne fut pas livré au hasard. Ils furent exposés en plein Midi, mais on chercha encore à profiter de l'abri naturel formé par des montagnes élevées de 500 à 900 mètres au-dessus de la vallée.

A Leysin, l'emplacement choisi pour la construction des sanatoriums fut le plateau de Feydey (1 450 mètres). Outre son exposition au Midi, cet emplacement avait été reconnu comme parfaitement abrité. La chaîne des Tours d'Aï et de Mayen, contre laquelle le sanatorium est adossé, lui forme au Nord-Ouest et au Nord une merveilleuse muraille pour le protéger des vents froids. Ces sommets ont une hauteur de 2 200 mètres et plus. La ligne de faîte qui les réunit n'a pas moins de 2 000 mètres, en sorte que la protection est parfaite. En outre le flanc de la montagne, à l'endroit ou est bâti le sanatorium, est couvert de grands sapins séculaires. Or les sapins, avec leur feuillage toujours vert et leurs rameaux descendant jusque sur le sol, constituent un des meilleurs abris contre le vent en toute saison.

Il faut donc chercher à abriter le sanatorium le plus possible ; on évitera ainsi aux tuberculeux les fâcheux effets d'une ven-

tilation exagérée. Le meilleur abri sera de mettre l'établissement à flanc de coteau et non sur le sommet d'une montagne
ou plateau. Cette disposition malheureuse existe à Angicourt.
La construction a été établie sur un plateau de 95 mètres d'altitude. La vue qui s'étend au loin sur la vallée de l'Oise est
superbe et offre aux malades une distraction dont l'utilité est
indiscutable ; mais la ventilation de cet établissement est exagérée et à certains jours toute promenade sur le plateau est
interdite aux malades. Le bois de sapin, en retrait de la construction, est encore trop embryonnaire pour offrir un abri
sérieux.

Abriter les sanatoriums en les plaçant à flanc de coteau nous
semble indispensable. On pourra encore diminuer et même
supprimer l'arrivée du vent *en reliant les bâtiments entre
eux sous un angle plus ou moins obtus.* Nous avons déjà signalé
l'importance de cette disposition. Nous n'y insisterons pas.

A cette question d'emplacement du sanatorium s'en rattache
une autre qui a aussi sa valeur. Il est bon d'avoir un bois à
proximité : avantage pour le malade qui peut y faire la cure
pendant les chaudes journées d'été — abri assuré contre les
vents pour l'établissement — Mais ce bois doit être à une centaine de mètres environ de l'établissement, sinon sa proximité
occasionnerait une humidité nuisible.

De cette étude des différents facteurs climatologiques on peut
conclure que la France a un climat très favorable à l'installation de sanatoriums. Nos tableaux permettront de choisir les
régions les plus propices à cet égard. Le tuberculeux peut se
soigner partout, mais certaines localités lui sont plus favorables
que d'autres. *Ce qui importe pour la guérison de ces malades,
c'est moins le climat que l'installation parfaite de l'établissement et surtout sa direction médicale.*

L'ORGANISATION MATÉRIELLE

CHAPITRE II

LES SERVICES GÉNÉRAUX

Un sanatorium, ce n'est pas une villa quelconque plus ou moins luxueuse, bien ou mal orientée. Ce n'est pas non plus un hôpital, même construit sur les données modernes. *La caractéristique d'un sanatorium modèle* (et créer un tel établissement ne suppose pas un apport de plusieurs millions), *ce sont les services généraux.*

Detweiler, vulgarisateur des idées de Brehmer, leur donnait une telle importance qu'il ne craignait pas de dire « *ma pharmacie à moi, c'est la cuisine* ». C'est qu'en effet se désintéresser de la construction et de la disposition de ces services est de la part du médecin-directeur une grande faute. Certes on peut améliorer et guérir nombre de tuberculeux dans la villa banale, louée à bon marché et décorée du titre pompeux de sanatorium. Ces établissements existent, les courbes de poids des malades n'y décèlent pas une mauvaise nourriture ni une direction maladroite. Mais entre *ces maisons quelconques, « sanatorium de fortune »* si l'on préfère cette appellation, et un sanatorium véritable, tel que le concevaient Brehmer et Detweiler, tel qu'il existe en Suisse, en Allemagne ou en France, quelle différence ! Et pourquoi ? La chambre du tuberculeux peut être aussi bien orientée et aménagée dans les deux cas ; la galerie de cure peut être tout aussi hygiénique, quoique souvent elle s'écarte fort du type idéal. Mais *ce qui fait que la villa ne sera jamais un sanatorium véritable, c'est l'absence ou l'établissement forcément incomplet des services généraux.*

« A première vue, entre un sanatorium réduit et un sanato-
« rium complet, la différence n'est pas très sensible aux yeux
« de l'étranger qui visite pour la première fois des établisse-
« ments dont il ignore les exigences et le fonctionnement.

« Mais à la longue, les personnes appelées à donner leurs
« soins aux malades, ainsi que les malades eux-mêmes, appré-
« cient tous les jours davantage la supériorité du sanatorium
« aménagé avec toutes les exigences de l'hygiène moderne,
« muni de tous ses services annexes, et vivant de sa vie pro-
« pre, largement et normalement, pour le plus grand bien des
« malades. »

(A. Gory, inspecteur de l'Administration de l'Assistance publique. — Rapport pour un sanatorium des postes et télégraphes, 20 mars 1901.)

Pénétré de l'importance de ces services pour la guérison des
malades, M. le Dr Letulle a pu, à l'hôpital Boucicaut dans son
service d'isolement des tuberculeux, avec le concours infati-
gable et le dévouement du directeur M. Longepierre, obtenir
un fonctionnement sérieux des services généraux, spécialement
de la cuisine. M. Letulle a pu ainsi donner chaque jour à ses
malades des aliments chauds, variés et abondants, condition
nécessaire pour obtenir une amélioration quelconque. La comparaison des résultats obtenus dans les deux services particuliers de Boucicaut et Lariboisière en est une preuve évidente.

L'objection générale est invariable. Pour créer des services
généraux d'après cette conception idéale (oh! combien peu),
il faut de l'argent, beaucoup d'argent. La généralisation des
sanatoriums est dès lors impossible. Et le sanatorium de fortune
de M. Brunon, la maison de passage (j'allais dire la maison
meublée) moins compliquée, paraît plus pratique, étant plus
économique.

C'est pour répondre à ces objections, pénétrés par ce que
nous avons vu et appris à l'étranger de l'importance capitale
des services généraux dans un sanatorium, que nous chercherons à décrire leurs divers modes d'établissement, à préciser
leurs bienfaits, à établir leur prix de revient.

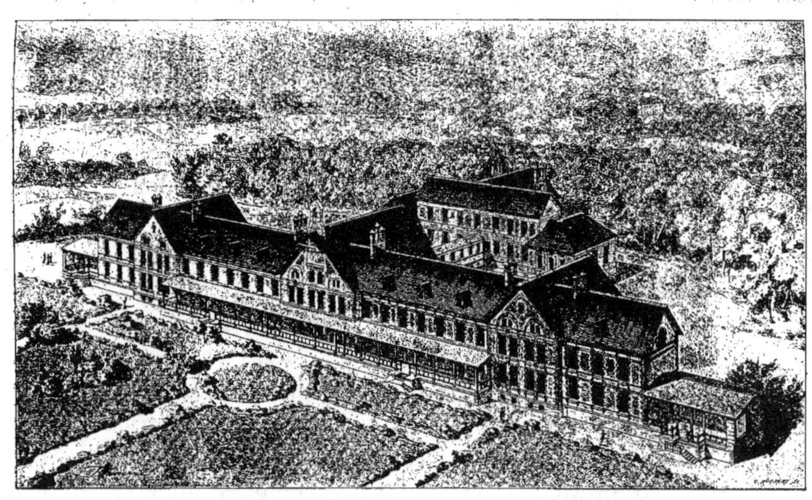

FIG. 9. — Plan général en perspective du sanatorium d'Orléans.
(Les services généraux sont centralisés à l'arrière-plan).

Les services généraux forment un tout, un ensemble qui assure le bon fonctionnement matériel du sanatorium. Il est bon de les réunir en un seul bâtiment ou par bâtiments voisins : raison de commodité, de surveillance et surtout d'économie.

Pour la description nous tiendrons compte du récent rapport très documenté de M. l'inspecteur Gory. Comparant ce qui existe en France et à l'étranger, nous verrons quelles conclusions on peut en tirer pour l'établissement d'un sanatorium riche ou populaire.

En général les services généraux doivent comprendre : cuisine et dépendances, lingerie, buanderie, pharmacie, magasins, étuve, four à incinérer, dépôt d'ordures, atelier, chantier, écurie et remises, service des morts, laboratoire et radiographie, service de bains, stérilisation des crachoirs, machines, etc.

CUISINE ET DÉPENDANCES

Situation et construction. — Dans plusieurs sanatoriums de l'étranger les cuisines sont en sous-sol. Situation déplorable, l'humidité étant souvent inévitable, l'éclairage naturel par d'étroites fenêtres insuffisant, l'aération imparfaite.

Placer les cuisines au rez-de-chaussée, de plain-pied avec l'extérieur, est actuellement plus en rapport avec les principes de l'hygiène.

Au sanatorium où les chambres de malades et salles de réunion sont au midi, il est logique de placer les cuisines au Nord.

L'orientation n'a aucun intérêt. La ventilation par contre est importante. Elle peut se faire, comme dans les chambres, par des impostes mobiles et des cheminées à fort tirage.

L'imperméabilité du sol est indispensable. Les carreaux de grès cérame qui la réalisent sont d'un entretien facile.

Les murs comme le plafond sont recouverts d'une peinture vernissée lavable.

Aménagement intérieur. — Pas de meubles encombrants, de bahuts à intérieur toujours sale et jamais visité.

La cuisine est garnie d'un ou plusieurs fourneaux. On employera un fourneau au bois ou charbon avec cheminée d'appel. Au sanatorium populaire, à personnel nombreux, la cuisson dans des marmites à double fond est d'un emploi économique.

Ce sont des *appareils de bain-marie à la vapeur,* avec régulateur, dont l'effet précis rend toute soupape de sûreté inutile et qui fonctionnent d'une façon aussi simple que possible. Ces appareils à cuire, assez coûteux du reste, sont d'un emploi courant dans les sanatoriums étrangers. On les emploie dans les hôpitaux modernes de Paris.

Un grand *réchaud à gaz* est indispensable dans une cuisine. Il ne peut cependant remplacer la cuisson au charbon ou à la vapeur, le mode de cuisson au gaz d'un effet trop rapide étant impropre à une alimentation saine. Dans une cuisine bien installée, un *broyeur à féculents* et un *taille-soupe* sont utiles. Dans un sanatorium, où les essais de MM. Richet et Héricourt ont mis le suc de viande à l'ordre du jour, le *hachoir* et la grande *presse à viande* sont indispensables.

Au sanatorium populaire un cabinet vitré pour la surveillance sera installé à l'une des extrémités de la cuisine. A une autre extrémité un évier.

La cuisine aura pour annexes : 1° *Le cylindre ou laverie.* — C'est la pièce destinée au lavage des ustensiles de cuisine en cuivre. Elle doit communiquer directement avec la cuisine;

2° *La salle d'épluchage,* à côté, sera garnie d'une auge pour le lavage des légumes et pourvue d'eau filtrée pour le lavage des salades. Il est bon qu'une partie de cette pièce serve de magasin pour les légumes frais ;

3° *Le réfectoire des gens.* — Il sera situé à côté de la cuisine et aura une porte d'entrée absolument indépendante communiquant avec l'extérieur. Ce local devra être d'une propreté rigoureuse. Il est nécessaire qu'il soit muni de crachoirs à mi-hauteur et de lavabos. Il faut dans un sanatorium exiger que le personnel, aussi bien que les malades, prenne l'habitude de se laver les mains soigneusement avant chaque repas.

4° *La boucherie.* — Elle doit être exposée au nord, très ventilée et *jamais en sous-sol;*

5° *La paneterie.* — Les casiers doivent en être à claire-voie

6° *Le magasin aux légumes secs* avec cases indépendantes et graduées à l'intérieur. Ce magasin comme la paneterie sera toujours placé au rez-de-chaussée ;

7° *La laiterie* exposée au Nord et de préférence en sous-sol ;

8° *Une glacière.* — Avec une installation mécanique bien comprise, c'est un grand avantage de fabriquer la glace sur place au sanatorium.

Toutes les annexes de la cuisine doivent avoir un dallage imperméable, tel que grès cérame ou ciment.

CAVES AUX VINS

Directement au Nord en sous-sol, pour obtenir une fraîcheur suffisante, les caves seront éclairées par de larges soupiraux, bien ventilées, garnies de chantiers en quantité suffisante. Il faut éviter les infiltrations d'eau comme dans certains sanatoriums.

Un des locaux de la cave sera affecté à la sommellerie où se fera la distribution du vin.

LINGERIE, SÉCHOIR, BUANDERIE

Lingerie. — La lingerie se compose essentiellement d'une grande salle garnie de cases, d'une salle de raccommodage et repassage, d'une salle de pliage et de distribution. Cette subdivision est facile à établir par des cloisons très simples.

La lingerie, pour la commodité des services, ne doit pas être distincte du bâtiment central. Dans notre plan, qui est celui d'un établissement de soixante malades au plus, nous avons placé la lingerie sur le même plan que les services de cuisine, du côté opposé.

Un monte-charge sert à amener de la buanderie à la lingerie le linge de l'établissement désinfecté, lavé et séché.

Dans un sanatorium riche ou populaire il est nécessaire d'installer de petits dépôts de linge dans chaque pavillon de malades. Grâce à cette précaution, on peut toujours avoir en réserve une certaine quantité de linge d'un emploi journalier et immédiat. L'installation de ces petits dépôts est des plus simples : quelques rayonnages, cela suffit.

Buanderie. — Deux pièces contiguës sont essentielles pour une buanderie.

La première pièce sert de *dépôt général* pour tout le linge du sanatorium. Le linge sale de chaque malade et de chaque pavillon arrive, avec ou sans trémies, dans le dépôt individuel du pavillon. De là, il est conduit et collecté dans le dépôt général.

La deuxième pièce est la *buanderie proprement dite.*

En ce qui concerne le linge sale du tuberculeux, chaque malade enferme le sien dans un sac en toile numéroté. C'est ce qui existe au sanatorium d'Hauteville. Il faut éviter toutefois de laisser ce sac séjourner dans la chambre ; les sacs, aussitôt utilisés, doivent être portés directement à la buanderie.

L'évacuation du linge se fera dans les pavillons par des canalisations spéciales dites trémies. Ces trémies seront suffisamment larges et revêtues d'un enduit intérieur permettant leur lavage fréquent à la brosse. Rien n'est anti-hygiénique comme ces trémies dont les parois intérieures en bois accrochent au passage poussières et crachats desséchés.

M. Letulle s'oppose à la création de trémies dans un établissement hospitalier, sanatorium compris : il les considère comme des conduits toujours impossibles à nettoyer.

On évitera la dispersion des poussières du linge sale en l'évacuant enfermé dans des sacs. Ces sacs arriveront par la trémie ou seront transportés au dépôt spécial à chaque pavillon, et de là au dépôt central dans des caisses en tôle sur chariot roulant.

Le linge collecté est conduit, dans beaucoup de sanatoriums allemands, directement à l'étuve à désinfection, il n'est lavé qu'ensuite. Ce procédé plus hygiénique a un grand inconvénient. Les produits liquides qui imbibent le linge rendent en se desséchant le lavage très insuffisant après le passage à l'étuve et tachent le linge d'une manière indélébile; il nous semble donc préférable de laver d'abord le linge sale. Ce qui importe, c'est d'éviter un triage minutieux de ce linge dans un local mal aéré et jamais ventilé. Ce fait fréquent dans nos hôpitaux parisiens rend ainsi la contagion facile chez beaucoup de nos jeunes infirmières.

Au sanatorium, il faut réduire les manipulations au strict nécessaire jusqu'à la sortie de l'étuve et affecter à ce service un personnel déterminé et peu nombreux.

Il est nécessaire dans les hôpitaux et les sanatoriums de laver le linge à la machine à la vapeur. Le linge est ainsi mieux nettoyé qu'en le lavant à la main.; en outre, on peut en laver de plus grandes quantités à la fois ; enfin le personnel ne se trouve pas en contact prolongé et intime avec le linge. D'ailleurs le lavage à la vapeur constitue par lui-même presque une désinfection. Dans la plupart des établissements de l'étranger on dispose de vapeur à haute pression. Depuis quelques années cependant on a fait des installations pour basse pression qui se sont fort bien comportées. Il existe en Allemagne des installations de buanderie à l'électricité d'un usage moins courant.

Une buanderie bien installée comprend :

a) Une lessiveuse chauffée à la vapeur ;

b) Une *barboteuse américaine* actionnée à la vapeur ;

c) Une essoreuse ;

d) Une étuve.

La *barboteuse américaine* est d'un emploi courant et très pratique.

Dans un premier temps on y fait l'*essangeage* du linge sale à l'eau froide.

Dans un deuxième temps se fait le *coulage* à la vapeur. On peut le faire, il est vrai, dans la lessiveuse spéciale. Il est préférable d'employer la barboteuse où cette opération ne dure que vingt minutes, alors qu'il faut six heures dans la lessiveuse.

Le troisième temps ou *lavage* se fait avec le coulage dans la barboteuse.

Enfin le *rinçage* ou dernier temps est réalisé par l'arrivée d'eau propre et froide.

L'*essoreuse* est une vaste turbine où le linge lavé et rincé perd 50 pour 100 de son eau.

On le met alors à l'étuve pour le sécher complètement.

En 1894, M. Kremer, ingénieur de l'Assistance publique de Paris, donnait connaissance à la Société de médecine publique et d'hygiène professionnelle d'un nouveau *cuvier à lessive*. Il fonctionne depuis cette époque à l'hôpital Laënnec.

Ce cuvier à lessivage sous pression a le grand avantage de réduire à deux ou trois heures la durée du lessivage, temps le plus important du blanchissage, tout en *assurant d'une façon certaine la désinfection du linge*.

Cet appareil comprend :

1° Le cuvier proprement dit, récipient fermé et résistant, d'une contenance de 1 400 kilogrammes de linge pesé sec;

2° Un bac dans lequel on verse la lessive préparée d'avance. Il communique directement par un tuyau avec le cuvier.

3° Une chaudière, placée à 6 ou 8 mètres au-dessus du cuvier. Un tuyau conduit la lessive de la chaudière à la partie supérieure du cuvier pour la verser sur le linge ;

4° Une pompe prend la lessive au bac pour la renvoyer à la chaudière.

Avec le cuvier sous pression le thermomètre marque toujours 113° dans la masse du linge, alors que par les moyens ordinaires la température dépasse rarement 90°. De plus, la durée de lessivage, au lieu de six à dix heures, varie de deux à trois heures. La désinfection est absolument certaine.

Pour éviter le décuvage à la main, M. Kremer a créé un cuvier sous pression, amovible, à fond démontable. Les mouvements de levage, de translation et de descente se font mécaniquement.

Séchoir. — Dans le séchoir le linge est étendu et séché. Dans un sanatorium populaire à personnel nombreux, il est utile d'avoir un champ d'étendage à proximité de la buanderie.

Pour le séchage on emploie des *machines à sécher centrifuges* de modèles divers actionnées par la vapeur ou l'électricité.

Il existe en Allemagne plusieurs types de séchoir centrifugal dont le mouvement se fait sans aucun bruit et nécessite peu de forces. Outre ces séchoirs en emploie aussi des *rouloirs à vapeur*. Par ce procédé on sèche rapidement une grande quantité de linge. Il suffit que le linge y passe une fois pour être séché. Il a l'avantage de ne pas trop user.

L'étuve employée à l'hôpital Boucicaut est un excellent modèle. C'est une chambre où s'emboîtent des cases verticales avec montants horizontaux permettant d'y étendre le linge. Chaque case se tire complètement en dehors. On y étend le linge. De cette façon le séchoir est toujours fermé et la déperdition de vapeur est impossible.

SERVICE DE LA DÉSINFECTION

Dans un sanatorium ce service doit comprendre :

1° *Le dépôt d'ordures.* — Il doit être installé le plus près possible de la désinfection, aménagé de façon à éviter toutes émanations putrides ;

2° *Un four à incinérer.* — Ce four est destiné à incinérer tous les linges qui ont servi à divers usages. Il doit avoir une cheminée d'un fort tirage. Ce qu'il faut éviter avant tout, c'est de rabattre la fumée sur les pavillons de malades et les galeries de cure. Pour cette raison il est, dans un hôpital, contraire à l'hygiène de voir les pavillons de malades entourer les services généraux ;

3° *L'étuve à literie.* — Pour la désinfection de la literie (matelas et vêtements) le procédé le plus efficace est certainement la chaleur. La marmite de Papin est devenue d'un emploi courant sous le nom d'autoclave. Cet appareil est incommode dans la désinfection ; on a recours de nos jours à l'*étuve*.

Les *étuves à air chaud* employées autrefois ont de sérieux inconvénients. Le pouvoir de l'air sec chauffé à 115° est loin d'égaler celui de la vapeur d'eau à cette température. Au delà de 120° le linge comme la laine s'altère, perd de sa solidité, se pourrit. Enfin la température de l'étuve est moitié moins accusée dans l'intérieur des matelas.

Aussi a-t-on rejeté l'emploi des étuves à air sec pour leur préférer les *étuves à vapeur*. On emploie soit les *appareils à vapeur circulante ou fluante sans pression*, soit les étuves à vapeur sous pression.

Les premiers, préconisés en Allemagne, sont représentés par l'étuve de Flugge, l'étuve Thursfield ou l'étuve oscillante de Reck. Ce sont des appareils à vapeur circulante, beaucoup plus bactéricides que ceux à vapeur dormante, appareils peu coûteux et d'un maniement facile.

En France on leur préfère les *étuves à vapeur sous pression*.

Le type le plus répandu dans les établissements hospitaliers est le *modèle Geneste et Herscher*. C'est une étuve fixe formée par une chambre à désinfection cylindrique, fermée à ses deux extrémités par des portes fixées par des boutons à bascule. L'étanchéité est assurée sous la pression nécessaire. Dans la chambre on ne dépasse pas $1/10^e$ de pression correspondant à 115°. Outre le générateur de vapeur il existe un dispositif spécial pour obtenir la *purge* complète de l'air dans l'appareil et assurer ainsi une désinfection absolue. La stérilisation faite, un violent courant d'air entraîne l'eau condensée et assèche les objets.

En Allemagne les *appareils Rietschel* et *Henneberg* jouissent d'une grande vogue. Le principe est le même : vapeur sous pression.

Il existe des types divers d'étuves depuis 1/20 d'atmosphère jusqu'à 1/5 d'atmosphère. Désinfecteurs fixes avec ou sans compartiments intérieurs, avec ou sans chariot mobile s'emboîtant dans l'intérieur de l'étuve. Le générateur de vapeur peut être indépendant ou la vapeur fournie par l'appareil central de chauffe de l'établissement.

Au sanatorium, au départ du tuberculeux, c'est une nécessité absolue de désinfecter la literie et les meubles.

Au Curhaus, à Davos, toute la literie et tous les meubles sont désinfectés dans un appareil spécial au moyen de vapeur élevée à la température de 225°. Chez le Dr Turban, dans un local spécial est installée une étuve de désinfection à vapeur courante.

A Leysin, on a installé à petite distance de l'établissement une étuve (système Geneste et Herscher).

A l'hôpital Boucicaut c'est l'étuve fixe (modèle Geneste et Herscher). La désinfection des matelas y comprend trois « tournées » de 4 minutes chacune à une température de 115°. Entre chaque « tournée » on lâche la vapeur pour éviter la condensation de cette vapeur à un moment donné. Par cette petite manœuvre les matelas ne sortent de l'étuve ni mouillés, ni roussis. — Pour les oreillers et traversins en plume la désinfection ne se fait qu'à 112° avec une pression moins élevée que pour les matelas.

A Falkenstein, étuve à vapeur sous pression.

M. Lequeux construit des étuves à désinfection (système Vaillard et Besson) destinées à agir par la *circulation d'un courant de vapeur sous faible pression*, mais permettant par un dispositif spécial d'opérer aussi avec la vapeur d'eau à 100°.

L'appareil se compose de deux pièces distinctes et séparables :

1° Le fourneau en tôle, formant un socle sur lequel repose l'étuve ;

2° L'étuve proprement dite, en tôle d'acier galvanisée, comprenant dans le même corps le *générateur de vapeur et la chambre de désinfection*.

Dans son ensemble, l'appareil affecte la forme verticale, mais l'on construit également des étuves horizontales, de grandeur variable, de façon à pouvoir y introduire des objets de literie volumineux.

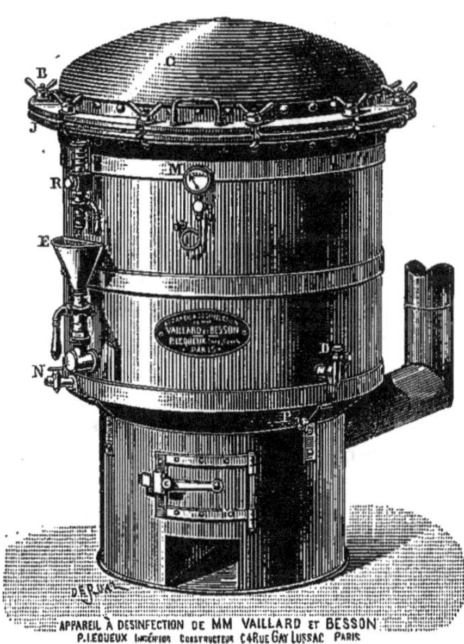

Fig. 10.

A. — Fourneau

Le fourneau est disposé pour servir de support à l'étuve. Il est adapté pour tous les combustibles : houille, coke, bois, etc...

B. — Étuve

L'étuve, en tôle d'acier galvanisée, se dispose verticalement ou horizontalement sur le foyer.

Elle est constituée par deux cylindres concentriques fermés à leur partie inférieure par un fond embouti et écartés l'un de l'autre dans toute leur étendue. Le cylindre intérieur limite la chambre de désinfection; sa capacité est de 362 litres. Le cylindre extérieur, en tôle plus épaisse, est écarté du précédent de 4 centimètres. Son fond, formé par un embouti, est distant de 15 centimètres environ du fond du cylindre intérieur. L'espace compris entre le fond de chaque cylindre constitue la chaudière proprement dite, dont la contenance est de 40 à 45 litres. L'eau y est introduite au moyen d'un entonnoir latéral à robinet E. Cette chaudière est pourvue d'un robinet de niveau N et d'un robinet de jauge P.

Le fond du cylindre *intérieur,* supporté par trois taquets en fer galvanisé, est percé en son milieu d'un orifice dans lequel s'engage une pièce en bronze évidée à son centre, et dont la destination sera indiquée. Cette pièce en bronze adhère au fond dudit cylindre au moyen d'une griffe fixée par un simple écrou. Le cylindre intérieur est donc *amovible*; en l'enlevant, on peut visiter la chaudière.

La vapeur produite dans cette chaudière circule dans l'espace ménagé entre les deux cylindres, aborde la chambre de désinfection par la partie *supérieure* et s'échappe ensuite par la partie *inférieure* après avoir circulé de *haut en bas.* Cette vapeur, sortant ainsi à travers la pièce de bronze évidée dont nous avons parlé, se rend par un tube en fer galvanisé à une soupape ingénieusement disposée, qui assure l'efficacité de la désinfection et facilite les manipulations.

Le cylindre *extérieur* porte à sa partie supérieure une forte cornière en fer J, dont l'aile horizontale est munie de dix échancrures portant chacune un boulon à oreilles. C'est sur cette pièce que s'applique le couvercle C par l'intermédiaire d'un joint en caoutchouc assurant la fermeture hermétique. La manœuvre du couvercle peut s'effectuer au moyen d'une poulie mouflée et d'un crochet qui s'adapte à l'anneau placé sur le rebord horizontal de la cornière. Deux *buttoirs* fournissent un point d'appui au couvercle pendant le soulèvement et en empêchent le glissement.

La paroi externe du cylindre est garnie d'une enveloppe isolante en feutre, recouverte elle-même d'une feuille mince de tôle. Cette paroi porte un manomètre M, une soupape de sûreté et un robinet R, qui établit et supprime à volonté la communication entre l'extérieur et l'espace limité par les deux cylindres.

Une claire-voie mobile garnit le fond du cylindre intérieur et supporte les objets à désinfecter.

4° *Désinfection des crachoirs et services de table*. — *La désinfection des crachoirs* comprend les crachoirs de poche, les crachoirs mobiles de la chambre ou de la galerie de cure, enfin les crachoirs collectifs des corridors et salles de réunion.

A part les crachoirs de poche, tous doivent contenir sur une hauteur de 4-5 centimètres un liquide désinfectant. On emploie généralement une solution phéniquée colorée. Elle est employée pour son odeur pénétrante qui permet mieux d'éviter au malade certaines confusions dangereuses ; de plus, sans assurer une désinfection réelle, l'eau phéniquée arrête le développement de certains organismes.

Le sublimé coagule l'albumine des sécrétions et forme ainsi une coque protectrice aux bacilles. Son emploi est donc à rejeter. Knopf conseille le vinaigre de bois, supérieur d'après lui à l'acide phénique.

Le service des crachoirs devra être assuré au sanatorium avec une grande exactitude. On les changera dans les chambres une fois au moins par jour. Ils seront recueillis dans des paniers métalliques et transportés à la main ou par chariot à la désinfection. Pour les crachoirs de poche, il faut recommander aux malades de les mettre le soir en se couchant au bas de la porte de leur chambre à l'extérieur. Ils seront recueillis le soir par un infirmier et le malade les retrouvera propres le lendemain au réveil.

La désinfection des expectorations se fait, dans le local spécial à cet usage, de différentes façons.

Le sulfate de cuivre est peu employé aujourd'hui.

On peut traiter par la chaleur seule, les germes étant tués par une température de 100°. Au sanatorium d'Hauteville la désinfection est automatique à l'autoclave. L'infirmier désigné recueille les crachoirs de poche et d'appartement dans des paniers métalliques qui sont introduits tels quels dans le désinfecteur, puis retirés après le rinçage. Le contenu des crachoirs *ainsi stérilisé* est rejeté dans la canalisation des égouts et amené à l'appareil épurateur (cf. chapitre sur les moyens de désinfection des eaux-vannes).

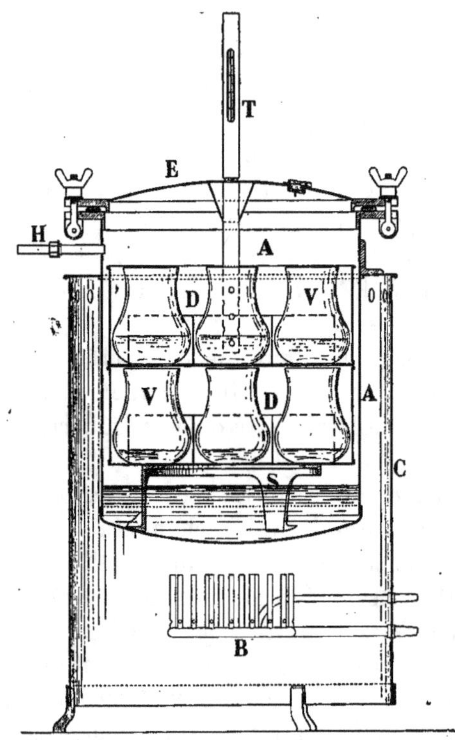

Fig. 11. — Stérilisateur pour crachoirs des hôpitaux. (P. Lequeux, ing.-const., 64, rue Gay-Lussac, Paris.)

Le stérilisateur de M. le Dr Thoinot, construit par M. P. Lequeux, est représenté en coupe dans la figure. « Il se compose d'une chaudière en cuivre au fond de laquelle on a mis un peu d'eau destinée à être vaporisée au moyen d'un brûleur à gaz **B**. Deux paniers superposés **DD** contiennent 7 cases pouvant recevoir *ensemble* 14 crachoirs. Un couvercle **E** ferme l'appareil et, lorsque l'eau est mise en ébullition, la vapeur s'échappe par un tube **H**, de façon à assurer une circulation continuelle de vapeur à 100° dans l'intérieur du récipient. Une soupape disposée sur le couvercle, jouant à la moindre pression, assure, au cas où le tuyau **H** se boucherait sans que l'on s'en fût aperçu, la libre issue de la vapeur et fait que la manœuvre de l'appareil, où la vapeur ne peut acquérir de tension supérieure à celle qu'elle possède à 100°, n'offre pas le moindre risque.

« Un thermomètre **T** est disposé de façon à plonger dans l'eau d'un des crachoirs (crachoir central) et sert ainsi de témoin pour indiquer la température réelle des milieux à désinfecter. Si le thermomètre plongeait, non dans l'eau du crachoir mais dans l'atmosphère ambiante de l'appareil, il donnerait une fausse indication et marquerait 100° bien avant que cette température fût en réalité atteinte par le contenu des crachoirs.

« Le *manuel opératoire* est des plus simples et à la portée de tout serviteur de l'hôpital. Le voici :

« *a*) S'assurer qu'il y a de l'eau dans le fond de la chaudière.

« *b*) Introduire les crachoirs dans les paniers et s'arranger de façon que le crachoir central supérieur, celui où plonge le thermomètre, soit toujours rempli aux trois quarts ; y ajouter de l'eau si c'est nécessaire.

« *c*) Fermer le couvercle **E** et déterminer l'ébullition en allumant les deux couronnes du brûleur **B**.

« *d*) Lorsque le thermomètre indique la température de 100°, prolonger l'opération pendant 20 minutes, puis éteindre le brûleur **B** ; attendre quelques minutes pour obtenir un refroidissement de quelques degrés, ouvrir les couvercles, retirer les paniers et procéder à une nouvelle opération s'il y a lieu.

« Notre appareil stérilisateur assure donc la désinfection par la vapeur à 100° des crachats tuberculeux. La durée de 20 minutes d'exposition des cachats, en milieu *humide* et *acide*, à l'action de cette vapeur, est amplement suffisante pour assurer la mort du bacille de Koch ; les nombreuses expériences que nous avons faites sur les crachats après cette désinfection nous ont confirmé dans une sécurité que les connaissances biologiques concernant le bacille de la tuberculose nous donnaient déjà *a priori*.

« La *durée des opérations* est la suivante, lorsqu'on fait plusieurs opérations *de suite* et *sans intervalle* : Dans la première opération, il faut compter de 30 à 35 minutes pour porter l'eau de la chaudière à 100° ; 20 minutes de séjour à cette température et 10 minutes encore pour le refroidissement donnent un total de une heure environ pour cette première opération. La seconde est diminuée d'environ un quart d'heure ; l'eau de la chaudière étant déjà très chaude et s'élevant rapidement à 100° ; donc trois quarts d'heure pour cette seconde opération.

« La quantité de gaz consommé est, pour la première opération, de 1 300 litres environ ; pour la seconde, 1 100 ; pour la troisième enfin, 1 000 ; le *prix de revient* de chaque opération est donc minime. Le chauffage peut être fait au besoin par tout autre combustible que le gaz. » (Thoinot.)

Le procédé le plus employé dans les sanatoriums, surtout dans les petits sanatoriums français, est celui que recommande M. le Pr Grancher : « Les crachats des tuberculeux doivent « être reçus dans un crachoir humide et celui-ci plongé avec « son contenu dans l'eau bouillante. Cela suffit. Si l'on ajoute « à cette eau un peu de carbonate de soude, la température de « l'ébullition atteint 102 à 103° centigrades et c'est mieux, car le « crachoir est ainsi lessivé et la désinfection encore plus cer- « taine. »

A l'étranger, dans certains établissements, le sputum est mélangé à de la poussière de tourbe et brûlé.

On peut encore stériliser le contenu des crachoirs par l'électricité dans des stérilisateurs appropriés.

Dans les établissements de tuberculeux *la stérilisation des cuillers, verres et fourchettes,* doit se faire après chaque repas. Rien n'est plus simple que d'avoir dans l'office de la cuisine un autoclave réservé à cet usage. A l'hôpital Boucicaut comme à Angicourt et à Lariboisière, on emploie la stérilisation à la vapeur à 100° dans l'appareil de M. Thoinot.

M. Thoinot en donne la description suivante :

« Un panier mobile est formé d'une partie centrale C, dans

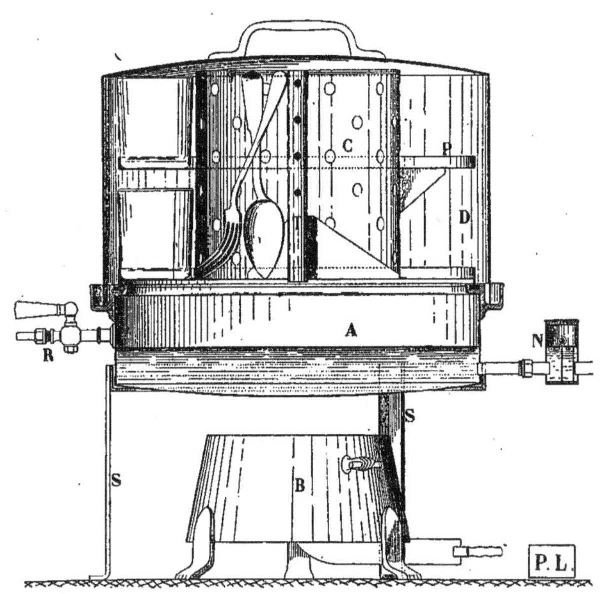

Fig. 12. — Appareil pour stériliser les verres et couverts dans les salles d'hôpitaux.

laquelle on a mis 3 à 4 centimètres d'eau que l'on porte à l'ébullition. Un robinet latéral R reste fermé pendant cette opération ; il n'est utilisé que dans le cas où l'on a recours à une source de vapeur extérieure. Un niveau constant N permet de maintenir le niveau de l'eau dans l'intérieur de la chaudière A, lorsqu'on fait une série d'opérations prolongées. La vapeur produite en A sort par le tube central T, traverse tout l'espace réservé aux fourchettes et cuillers, qu'elle stérilise, puis passe autour et au-dessus des verres pour s'échapper par le bord inférieur de la cloche en cuivre qui recouvre le tout. Lorsque la vapeur sort franchement à la partie inférieure de cette cloche, on prolonge l'opération pendant 20 minutes et on est certain d'avoir une stérilisation complète. Il suffit alors de retirer la source de chaleur et de laisser refroidir pendant quelques instants pour enlever le panier et le remplacer par un autre, ou bien retirer les objets qu'il contient et stériliser une nouvelle série de la même manière. »

Les serviettes de table devraient être changées à chaque repas. Mais cela occasionne des frais souvent élevés. M. Letulle, à l'hôpital Boucicaut, a obtenu pour tout malade une compresse assez large qui sert de serviette et est changée à chaque repas, puis lessivée. L'idéal est certainement la serviette en papier japonais qui se détruit facilement mais dont le prix est élevé. Dans les sanatoriums de Suisse et d'Allemagne, chaque malade enferme sa serviette roulée dans un petit sac en toile. Cette précaution est absolument nécessaire.

Dans un établissement hospitalier, le service de la désinfection doit être dans un local indépendant et assez éloigné des pavillons de malades. Cette disposition hygiénique existe dans les sanatoriums bien organisés de France et de l'étranger.

On peut voir sur notre plan l'étuve à désinfection, le four à incinérer réunis avec le service des morts, loin des malades, bien dissimulés, et en réalité peu éloignés des services généraux.

SERVICE DES BAINS

Dans un sanatorium populaire, ce service, d'après M. Gory, doit comprendre :

1° Une salle d'attente ;
2° Une petite lingerie et un chauffe-linge ;
3° Une salle de douches ;
4° Deux cabines de bain pour le personnel ;

5° Une grande salle contenant des baignoires en nombre suffisant.

Les baignoires devront être en boxes avec l'emplacement suffisant pour une chaise.

Le service des bains fonctionnera alternativement pour les hommes et pour les femmes.

En Allemagne, les services d'hydrothérapie, dans les hôpitaux et sanatoriums, sont très bien compris et aménagés luxueusement. Contraste remarquable avec certains de nos hôpitaux très modernes, tel l'hôpital Boucicaut, où le service de bains et d'hydrothérapie n'existe qu'à l'état de projet! Dans les établissements allemands, à chaque étage ou dans chaque pavillon, il y a généralement une salle de bains où les malades peuvent prendre sur place la plupart des bains prescrits. En outre, au rez-de-chaussée ou en sous-sol, existe un service de bains spéciaux : bains romains, turcs, électriques, de vapeur, etc. C'est le cas à l'hôpital de la ville de Hambourg.

Dans notre plan, le service des bains se trouve en sous-sol à peu de distance de l'appareil de chauffage central, de façon à éviter la déperdition de la chaleur dans les tuyaux (1).

Ce service comprend une petite chambre pouvant servir de lingerie, 4 *cabines* très spacieuses, une chambre de repos, une salle de douches. Chacune des cabines est assez spacieuse pour pouvoir contenir deux baignoires séparées par une cloison mobile ou un rideau. Les baignoires n'ont rien de spécial : elles doivent être en métal et émaillées, d'un entretien facile. Au Curhaus à Davos, on emploie de fort belles baignoires en marbre. L'essentiel est d'avoir de l'eau très chaude; aussi, dans le cas où l'on se sert de chauffe-bains, doit-on exiger qu'ils soient d'un maniement facile et surtout sans danger pour le malade.

---

(1) Nous croyons utile de placer les bains dans le sous-sol, exposés au Sud et fort bien aérés. Ce service, disposé sous les salles de réunion, est d'un accès plus facile pour les malades que s'il se trouvait vers les cuisines ou service de la buanderie. Cette disposition contribue à rendre plus effective la concentration des services généraux où le malade a accès.

Comme annexe du service de bains, il est utile dans un sanatorium, surtout pour gens aisés, d'avoir *à chaque étage du pavillon de malades, une petite cabine avec baignoire*. Baignoire mobile pour donner des bains au malade dans sa chambre en cas de besoin. Cabine spéciale utile, si le malade ne peut descendre à la grande salle de bains.

Au sanatorium, les malades non fébricitants doivent prendre chaque semaine au moins un bain chaud de 30° à 37°, dit hygiénique ou de propreté, d'une durée de dix minutes environ. Il est bon de faire suivre le bain d'une séance de frictions.

Les *frictions* jouissent d'une grande vogue dans les établissements de Davos ou de Leysin. Chez certains malades, elles constituent une base importante du traitement. Comme avantages, elles régularisent les fonctions de la peau, diminuent les sueurs et, activant la circulation périphérique, décongestionnent les viscères ; enfin elles fortifient l'organisme et le rendent plus résistant au froid. Au début, ce sont des frictions sèches, bientôt suivies de frictions au vinaigre aromatique ou à l'alcool camphré. A la friction humide doit toujours succéder une friction sèche à la flanelle ou avec une serviette rude.

Les frictions sèches ou humides ont deux indications principales chez le tuberculeux : au retour d'une marche ou promenade en voiture pour éviter le refroidissement consécutif, ou le soir chez les phtisiques sujets aux sueurs nocturnes. « Elles « peuvent être pratiquées dans le lit, sans découvrir le malade ; « ou bien le patient se tient debout et découvre successive- « ment la partie supérieure et la partie inférieure de son corps. « La friction doit être *rapidement exécutée,* en 4 ou 5 minutes. « La température de la chambre se sera pas à ce moment in- « férieure à 12°. » (Daremberg.)

La *salle de repos* contiguë aux bains pourra servir de salle pour la *gymnastique hygiénique*. C'est le cas chez le Dr Turban à Davos. — On devra cependant se rappeler que les exercices de gymnastique un peu violents (trapèze, haltères, appareil Sandow) sont nuisibles à un grand nombre de tuberculeux, surtout quand il existe des antécédents de pleurésie sèche. Au médecin, de formuler les indications et les attitudes de la gymnastique hygiénique, très favorable du reste aux scrofuleux candidats à la tuberculose.

Cette salle pourra permettre aussi l'installation d'une *cabine pneumatique*. Cet appareil est très en vogue en Amérique. Dans cette cabine hermétiquement close, on peut produire de l'air raréfié ou comprimé. Le malade, assis dans la cabine, respire par un tube en communication avec l'air extérieur. On peut arriver à réduire la pression atmosphérique d'environ 200 grammes par centimètre carré de la surface du corps du malade. Cet appareil aurait comme avantages principaux : « Facilitation de « la respiration, augmentation de l'hématose, développement « des muscles pectoraux, diminution de la tendance aux con- « gestions par une action analogue à celle des ventouses « sèches. » (Knopf.)

Salle de douches. — Si une question souleva des controverses en phtisio-thérapie, ce fut certes l'indication des douches froides. Fleury les considérait comme un agent modificateur puissant des lésions pulmonaires et de l'état général (sueurs, fièvre, fonctions digestives) du phtisique.

Peter, en partisan convaincu de l'hydrothérapie froide, disait : « Un admirable moyen hygiénique et thérapeutique à la « fois, c'est l'hydrothérapie ; mais que de préjugés à vaincre, « comme aussi que de précautions à prendre. »

Brehmer, dans son établissement de Gœrbersdorf, donnait à tous les tuberculeux des douches froides de 4 à 10 secondes. Cette méthode s'est vite généralisée, en Allemagne, dans les sanatoriums. On en a usé et abusé ; aussi de violents accidents de congestion et d'hémoptysie ont-ils ralenti un peu le zèle des phtisio-thérapeutes. C'est, en effet, une grande erreur de croire tous les tuberculeux susceptibles de bénéficier de l'hydrothérapie froide. Tel malade se congestionne facilement ; chez un autre la réaction immédiate ne se fait pas ou mal ; d'autres enfin, trop nerveux, ne peuvent supporter une température trop froide.

Le Dr Turban me disait qu'il ne donnait les douches que dans des cas bien déterminés. Dans son sanatorium de Davos, il a recours à la douche latérale en éventail à 1 ou 2 atmosphères de pression. Et, fait capital, le Dr Turban, en thérapeute prudent, arrive à un refroidissement successif dans le délai de quelques secondes de 25-20° à 10-8°.

Le Français, pusillanime, est très rebelle aux douches froides. La salle de douches existe dans tous les sanatoriums modernes, mais ses adeptes sont en minorité. Il y a quelques mois, le Dr Exchaquet, médecin en chef des sanatoriums de Leysin, composés en majorité de Français, m'avouait que dans ces établissements l'hydrothérapie n'existait pas en réalité. A Leysin, comme en France, on douche fort peu. Des frictions sèches ou humides et c'est à peu près tout.

Quelle doit être l'installation d'une salle de douches dans un sanatorium? Les baignoires-douches à jet vertical sont à rejeter absolument. Elles peuvent être utiles dans des maisons particulières; dans un établissement de tuberculeux, elles sont d'un effet nul. La douche en pluie peut même être dangereuse si elle est donnée sur la tête ou la nuque. On ne doit employer que la douche latérale, douche en jet brisé en éventail donnée avec la lance ordinaire. Elle produit une réaction violente et efficace. Aussi est-il nécessaire que le médecin douche lui-même ses malades. Cette nécessité est reconnue depuis longtemps à l'étranger. En Allemagne et en Suisse le malade est à quelques pas du médecin; du haut d'une estrade, celui-ci manœuvre sa lance, ayant sous la main des régulateurs qui lui permettent d'augmenter la pression du jet et de refroidir progressivement la douche.

La séance de douche doit avoir lieu de préférence le matin, une heure après le petit déjeuner. Il est bon de prescrire auparavant une courte promenade. Elle a pour but de déterminer une *préaction* ou échauffement préalable du corps par un exercice approprié. Le malade est alors moins sensible à l'action saisissante du froid et la réaction se fait mieux.

Le malade est placé pendant la douche sur un lattis en bois pour lui éviter le contact du sol. La salle de douches comme le service de bains en général a un sol imperméable, tel que grès cérame ou mosaïque. Il est nécessaire que le sol ait une inclinaison suffisante pour permettre l'écoulement rapide de l'eau vers un caniveau. Dans la plupart des établissements modernes de l'étranger, les planchers des cabines de bains sont chauffés par des tuyaux placés au-dessous. Nous avons déjà noté ce mode de chauffage dans la description de la chambre du tuberculeux. Les parois des salles de bains seront recouvertes d'une peinture vernissée lavable.

Comme complément des douches froides, souvent même pour habituer le malade à la douche, on peut recourir aux *lotions*. Ces lotions pourront se faire chaque matin au début du traitement, avec de l'eau vinaigrée ou salée. C'est le *tub* classique avec deux éponges appliquées simultanément et exprimées en avant et en arrière en haut du tronc. Lotions commencées au début à 22° ; en quelques jours on arrive à la lotion fraîche à 12°. Lotions suivies de frictions et d'un enveloppement dans une couverture jusqu'à réaction complète.

Le *drap mouillé* est aussi un bon moyen d'endurcissement de l'organisme au froid. Mais il nécessite chez le tuberculeux beaucoup de prudence et d'habileté dans son application.

PHOTOGRAPHIE, RADIOSCOPIE ET RADIOGRAPHIE

Chambre noire. — Au sanatorium une chambre noire est nécessaire. Elle l'est surtout dans un sanatorium riche, où la photographie devient une distraction très appréciée des malades. Il est bon toutefois que la chambre noire ne soit pas à l'abri de la surveillance du médecin. Dans nombre de sanatoriums étrangers, cette pièce est souvent commune aux deux sexes et le flirt trouve dans cette disposition une réalisation facile à ses désirs.

Radiographie. — Depuis quelques années l'examen radioscopique est devenu un moyen de diagnostic de la tuberculose à toutes ses phases. Convaincu de l'importance de ce moyen d'investigation, j'avais demandé à M. Béclère, médecin de l'hôpital Saint-Antoine, quel était son avis à ce sujet. Je reçois la lettre suivante, qu'il me semble important de reproduire *in extenso*. Elle résume les expériences d'un opérateur, devenu en France le vulgarisateur de la radioscopie, surtout en phtisio-thérapie.

Vous me demandez mon opinion sur l'emploi des rayons de Röntgen dans un sanatorium. Je les crois indispensables : dans un établissement destiné au traitement de la tuberculose pulmonaire, rien ne doit être négligé de ce qui peut aider à l'exploration du thorax et par conséquent à la précision du diagnostic.

Permettez-moi de ne pas m'étendre sur le côté proprement médical de la question : je l'ai développé en deux petits livres où j'ai cherché à exposer les services rendus par les rayons de Röntgen au diagnostic des affections des organes thoraciques et particulièrement au diagnostic des affections tuberculeuses (1). Laissez-moi en revanche insister sur le côté instrumental et technique.

Contrairement à l'opinion généralement répandue, l'installation d'un cabinet d'examen radioscopique et de radiographie n'est ni très compliquée ni très coûteuse et le maniement des appareils n'exige qu'un apprentissage assez facile.

Une chambre d'une superficie de quatre à cinq mètres carrés au moins peut suffire à cette installation, mais il va de soi qu'il y a tout avantage et nul inconvénient à ce qu'elle soit plus grande. Un rideau noir est disposé devant la fenêtre de la chambre de manière à permettre d'y faire à volonté l'obscurité complète. Le local est ainsi aménagé non seulement pour l'examen radioscopique, mais pour tous les examens à l'aide d'un éclairage artificiel, tels que ceux du fond de l'œil, du larynx ou de l'oreille dont les malades peuvent avoir besoin.

Les instruments exigés pour l'examen radioscopique sont une ampoule à air raréfié, traversée par un courant d'électricité et un écran fluorescent. Les ampoules de fabrication française, munies de l'osmo-régulateur de Villard, sont incomparablement supérieures à toutes les autres. La facilité avec laquelle on règle leur degré de vide permet de leur demander des rayons de Röntgen exactement doués du pouvoir de pénétration dont on a besoin ; la très longue durée de leurs services compense leur prix élevé et les rend, même au seul point de vue économique, très préférables aux autres. Une ampoule de ce genre et un écran fluorescent coûtent ensemble de 150 à 200 francs environ.

---

(1) *Les Rayons de Röntgen et le diagnostic de la tuberculose* par BÉCLÈRE, Paris. J.-B. Baillière, 1899. — *Les Rayons de Röntgen et le diagnostic des affections thoraciques* par BÉCLÈRE, Paris. J.-B. Baillière, 1901.

Pour l'instrument destiné à fournir le courant d'électricité qui doit traverser l'ampoule, on a le choix entre la machine statique et la bobine d'induction. Ce choix est déterminé par la présence ou l'absence, dans le sanatorium, d'une source d'électricité.

C'est la machine statique qui convient le mieux aux sanatoriums dépourvus d'une source d'électricité. J'ai décrit (1) le fonctionnement d'une petite machine statique de Wimshurst, à quatre plateaux, simplement mise en mouvement à la main, avec une manivelle, et assez peu volumineuse pour être très facilement transportable : elle donne, sur l'écran fluorescent, à des yeux convenablement préparés par quelques minutes de séjour dans l'obscurité (2), une excellente image des organes thoraciques. Le constructeur de cette machine en fait actuellement un autre modèle, à six plateaux, d'une plus grande puissance, moins aisément transportable, mais aussi facile à mouvoir avec la main : c'est, à mon avis, le meilleur type de machine statique pour un sanatorium ; elle coûte environ 700 francs.

Dans les sanatoriums qui possèdent une source d'électricité capable d'alimenter la bobine d'induction, celle-ci peut remplacer avec avantage la machine statique, mais à la condition d'être complétée par un interrupteur, par un condensateur et par un rhéostat, ce qui, tout compris, fait une dépense d'au moins un millier de francs, sinon davantage.

A ces instruments indispensables, il est bon de joindre un support qui permette d'élever ou d'abaisser rapidement l'ampoule au cours de l'examen radioscopique et un diaphragme de plomb pour limiter à volonté la surface illuminée de l'écran ; j'ai fait construire dans ce but et j'emploie journellement un diaphragme-iris (3), simplification du diaphragme-iris des microscopes, que je trouve très utile particulièrement pour l'examen des sommets pulmonaires.

Des deux procédés d'exploration nés de la découverte de Röntgen, c'est à l'examen radioscopique qu'on doit le plus souvent avoir recours dans un sanatorium. C'est par lui qu'il faut toujours commencer, presque toujours il suffit à donner les renseignements demandés aux rayons de Röntgen en montrant les organes en mouvement, il donne même des renseignements que la radiographie est incapable de fournir. A la rigueur on peut, dans un sanatorium, en prenant une copie ou de préférence un calque des images observées par l'écran fluorescent, se contenter de

---

(1) Sur une machine statique propre à l'examen radioscopique au domicile des malades, par A. BÉCLÈRE. *Archives d'électricité médicale*, n° 91, 15 juillet 1900.

(2) Voyez Etude physiologique par A. BÉCLÈRE, *Archives d'électricité médicale*, n° 82, 15 octobre 1899.

(3) L'emploi du diaphragme iris en radioscopie et son utilité pour la détermination du point d'incidence normale. *Archives d'électricité médicale*, 15 octobre 1900, n° 90.

l'examen radioscopique. Mieux vaut toutefois, dans certains cas, compléter ou fixer les données par la radiographie. La chambre qui sert à l'examen radioscopique peut servir aussi à la radiographie ; il suffit de la meubler d'une table pour étendre le patient, mais un petit cabinet noir de photographe, de préférence placé à quelque distance de cette chambre, devient indispensable.

Le local pour radioscopie servira également à l'examen du larynx, yeux, oreilles. Services annexes d'une utilité absolue dans un établissement de maladies de poitrine. Ils seront mieux placés au rez-de-chaussée que dans le sous-sol toujours humide, humidité préjudiciable à une installation radioscopique ou photographique.

ATELIERS

Au sanatorium populaire il est utile d'avoir des locaux pour un menuisier, un plombier etc. Ces ateliers ont même une autre indication.

Au sanatorium bâlois de Davos-Dorf nous avons remarqué dans le sous-sol un vaste atelier fort bien éclairé, consacré spécialement aux travaux de menuiserie. Ce local est réservé aux hommes valides de l'établissement. De même que les femmes vaquent à certaines heures du jour aux services de la cuisine, s'occupant à la laiterie ou à l'épluchage des légumes, de même les hommes s'occupent à de menus travaux de menuiserie. Le but n'a pas été de chercher à retirer un produit quelconque du travail de ces malades, mais on a voulu les occuper. Rien en effet n'est nuisible au tuberculeux comme l'inactivité. Mon collègue et ami le Dr Vaudremer l'a si bien compris qu'il a installé ces dernières années au Cannet, aux environs immédiats de Cannes, une petite colonie agricole. Là il occupe ses tuberculeux aux travaux du jardinage, à l'entretien, à l'exportation des fleurs et le malade, tout en faisant sa cure, s'occupe à certaines heures d'un travail facile.

De même au sanatorium riche ; si le malade n'y travaille pas de ses mains on ne se préoccupe pas moins de distraire son esprit le plus possible. Ce qui m'a frappé pendant mon séjour à Davos, c'était précisément de voir combien les tuberculeux avaient l'air absorbé par les prescriptions de leur médecin. C'était le déjeuner, c'était la promenade, c'était la cure et cela répété plusieurs fois par jour. Bref, ils me disaient parfois qu'ils n'avaient pas un moment de libre. Un tuberculeux, ainsi occupé, ne s'ennuie pas; son traitement lui paraît agréable et facile; il guérira vite.

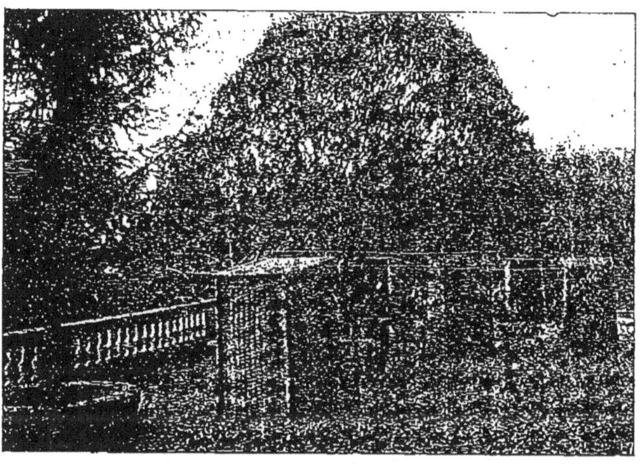

Fig. 13. — La colonie agricole du Cannet.
Les abris et la cure dans les jardins.

MACHINES ET ANNEXES

Dans notre plan ce service comprend :
1° Un local pour la machinerie;
2° Une pièce pour l'appareil de chauffage;
3° Deux vastes caves pour le charbon avec soupirail extérieur pour l'introduction facile de ce combustible.

La machinerie ne présente rien de spécial. Son installation est celle d'un hôpital ordinaire. Elle sert à la production de la vapeur et de l'électricité.

Dans notre plan, les machines sont disposées dans le sous-sol des services généraux ; elles se trouvent ainsi fort éloignées des salles de réunion (salons, billard), où le malade séjourne plusieurs heures par jour, et ne peuvent troubler la tranquilité des personnes occupant les chambres du premier étage de notre pavillon dit « hôtel ». L'expérience prouve combien cette précaution est appréciable dans un établissement hospitalier. Souvent le bruit des machines gêne le sommeil la nuit. Cet inconvénient est fréquent quand le sanatorium n'est composé que d'un bâtiment unique, et cela malgré l'épaisseur des murs et des planchers.

Nous plaçons les machines sous la salle à manger où le malade ne passe qu'un temps très court. La proximité du générateur de chauffe peut permettre de chauffer à la vapeur le plancher de cette salle, dallée en mosaïque.

Placer la machine dans les services généraux est de première nécessité. Commodité pour le personnel, économie pour le budget, vu la centralisation des services.

Au sanatorium, la disposition des *appareils de chauffage* est fort importante. *Avec des pavillons séparés il fàut absolument que chacun ait un appareil distinct, individuel.* On évitera ainsi les graves inconvénients qui ont eu lieu à l'hôpital Boucicaut lors de son installation. Dans cet hôpital, le générateur est unique dans un bâtiment séparé des pavillons de malades par plusieurs centaines de mètres. Conséquence : chauffage insuffisant des salles par suite de la déperdition énorme des calories dans les sous-sols. Au sanatorium d'Hauteville chaque pavillon subvient à son chauffage ; l'appareil est peu coûteux, d'un maniement facile et donne de bons résultats.

Ainsi avons-nous fait dans notre plan. Il existe dans chaque pavillon en sous-sol un local pour un appareil de chauffe avec cave à charbon. Il n'existe qu'un seul générateur pour les deux bâtiments « Services généraux » et « Hôtel ». La distance qui les sépare n'est que de vingt mètres ; elle ne nécessite pas deux générateurs.

Pour le chauffage des chaudières le charbon de terre a l'inconvénient de produire beaucoup de fumée. Le coke paraîtrait préférable. *Les fumivores* seraient utiles quand il en existera un bon modèle. L'appareil employé peut être une chaudière à vapeur à réglage automatique dont la pression est de 2 à 3 1/10 d'atmosphère. De cette chaudière partent une série de tuyaux.

Au Curhaus, à Davos, le chauffage du bâtiment principal est fondé sur le système Sulzer. Une immense chaudière distribue la vapeur à basse pression dans des poêles remplis d'eau placés dans les chambres et corridors. Chaque appareil est muni d'un robinet permettant de modérer la chaleur.

Au sanatorium bâlois de Davos-Dorf le chauffage est assuré par deux chaudières munies d'un système de régulation automatique de l'appel d'air, dont l'une est toujours en marche (été comme hiver).

A Leysin, le chauffage est obtenu par un calorifère central à régulateur automatique (vapeur à basse pression, système Béchem et Post).

ÉCLAIRAGE ÉLECTRIQUE

Au sanatorium il est fourni soit par la machine à la vapeur, soit par une chute d'eau quand cela est possible. Dans ce cas, l'installation électrique est dans un bâtiment spécial plus ou moins loin de l'établissement ; cet éloignement peut être assez grand. Dans les sanatoriums de Leysin, la production électrique est fournie par le torrent qui coule dans la vallée de la Grande-Eau. Une installation spéciale est à une faible distance du village de Sépey.

Dans la plupart des sanatoriums actuels la machine à vapeur est reliée par une transmission à une ou plusieurs dynamos suffisantes pour alimenter les lampes à incandescence des bâtiments. Dans un sanatorium de soixante malades environ, deux dynamos suffisent. La première mise en mouvement par la machine à vapeur actionne la seconde dynamo plus petite qui sert à produire la tension nécessaire pour le chargement des accumulateurs. Les deux dynamos sont à graissage automatique, de façon à réduire leur service à sa plus simple expression. La batterie d'accumulateurs est placée dans un local séparé. Pour la nuit, où la machine ne fonctionne pas, cette batterie doit pouvoir alimenter l'établissement.

Le régulateur-distributeur est placé directement auprès de la machine.

Le courant est amené dans les bâtiments par un fil, installé dans le canal muré qui sert à amener la vapeur. La distribution se fait au moyen d'appareils centraux placés à chaque étage, de façon que les isolateurs puissent être en tous temps contrôlés.

L'HOTEL, ANNEXE DU SANATORIUM

Un hôtel en annexe du sanatorium, voilà certes une conception qui pourrait surprendre. Et cependant c'est une nécessité absolue. Un hôtel, dans l'acception large du terme, doit comprendre une salle à manger, des salons de réunion, des chambres. Or, l'expérience le prouve, les malades sont souvent accompagnés par leurs parents, surtout au sanatorium pour gens aisés.

Il n'est pas rare également que des visiteurs de passage viennent demander l'hospitalité au sanatorium. De là la nécessité de chambres spéciales supplémentaires. Pourquoi ces personnes, dira-t-on, n'iraient-elles pas à l'hôtel voisin? Généralement le sanatorium est isolé, loin de tout village. Au village, et c'est le cas à Feydey-Leysin (Suisse), il est possible qu'aucun hôtel confortable n'existe. Alors le sanatorium doit pourvoir à toutes ces éventualités et l'hôtel devient indispensable.

Dans tous les établissements modernes, payants, les salons et salle à manger sont communs aux malades et à leurs parents. J'ai entendu plusieurs médecins prétendre que cette promiscuité était des plus dangereuses. Je ne le pense pas et j'appuie mon dire sur ce que j'ai pu constater. Dans ces salles communes le malade ne fait qu'un court séjour. Et puis, comment une contamination serait-elle possible dans ces pièces vastes, très aérées. Tous les principes d'hygiène sont observés rigoureusement. Le malade n'y tousse pas, crache dans son crachoir individuel, tout ce qui lui sert à table est désinfecté après chaque repas. Si le danger existe, c'est bien dans nos hôtels parisiens où le luxe s'oppose souvent à l'hygiène. Au sanatorium, la contamination est impossible. Dans un établissement pour gens aisés, la vie en commun des parents avec leurs malades offre de réels avantages. Le malade est moins isolé, la jeune fille se sent soutenue par la présence de sa mère; le sanatorium ne supprime pas la vie de famille et la gaieté règne partout. — Je crois cependant qu'il est préférable que les jeunes enfants, non atteints de tuberculose, s'abstiennent de venir vivre avec leurs frères ou sœurs plus âgés en traitement.

Où faut-il placer les *salons de réunion* et comment seront-ils organisés?

Partout la situation des salles de réunion est la même : au rez-de-chaussée et en général exposée au midi. Malheureusement dans plusieurs établissements, tels Angicourt (Oise), Davos-Dorf (sanatorium bâlois), ces pièces sont fort obscurcies par la galerie de cure occupant toute la longueur de la façade au rez-de-chaussée.

Dans un sanatorium populaire, il existe le plus souvent des salles de réunion indépendantes pour les hommes et les femmes. Il en est ainsi au sanatorium bâlois de Davos-Dorf. A Angicourt dans chaque aile du bâtiment au rez-de-chaussée est une vaste salle de réunion, l'une pour hommes, l'autre pour femmes. A Hauteville (Ain) des salles de réunion *particulières* servant à la fois de bibliothèque, de salles de jeux, ont été aménagées au rez-de-chaussée dont elles occupent la façade principale.

Dans un sanatorium pour gens riches la vie en commun est plus marquée. Ainsi chez Turban à Davos trois pièces communes : un salon de conversation, une salle de lecture et un

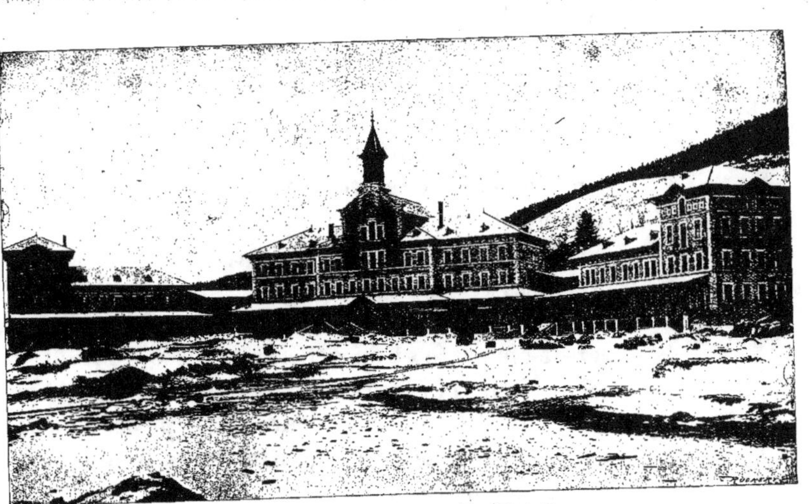

FIG. 14. — Vue générale du sanatorium d'Hauteville.

billard. Chaque établissement de Leysin comprend un grand salon, salon de dames, salons particuliers, vastes salles de billard, salle de lecture, jardin d'hiver, etc. Dans les sanatoriums modernes tout a été aménagé en vue d'offrir aux malades un grand confort et des distractions nombreuses : pianos, journaux, revues variées, jeux de toute nature (sauf les jeux d'argent, le Curhaus de Davos excepté qui ressemble plutôt à un casino). Dans ces salons, ce qu'il faut rechercher, c'est de plaire aux malades. En Suisse, de hautes boiseries en pitchpin de Norvège donnent à ces pièces un aspect de gaieté et de confort très remarquable. Il faudrait savoir mettre un peu partout des plantes vertes ou des fleurs. Le malade poitrinaire aime les fleurs, il est bon de lui ménager ce plaisir. A l'hôpital Boucicaut, dans le service des tuberculeux, tous les jours la table est ornée de fleurs fraîches. Luxe très utile : le malade se plaît à table, son appétit s'en ressent et ce petit moyen contribue à sa guérison. En général dans un sanatorium payant, à part la salle de billard qui leur est réservée il ne faut pas que les hommes aient une salle de réunion spéciale. J'ai toujours remarqué que le salon de dames dans les sanatoriums étrangers était le plus fréquenté au détriment des autres salles. Cette vie en commun assure la gaieté dans l'établissement. Il vaut mieux ne pas s'y opposer.

Dans notre plan, au rez-de-chaussée de notre pavillon que nous appelons l' « hôtel », se trouve en façade au sud un grand salon de neuf mètres de long sur sept mètres de large. Il est utile de lui donner de grandes dimensions. Au sanatorium, où le budget ne permet pas l'installation d'une salle de théâtre particulière, ce vaste salon peut être transformé en petit théâtre, salle de concert, et permet d'y organiser de petites fêtes de famille. A droite du salon, séparé par un vestibule, on entre dans un petit salon affecté aux dames, mais en réalité pour les deux sexes. Pièce plus petite, plus intime, d'un cachet plus discret. A gauche du salon, séparée également par un vestibule, une salle de billard. Toutes ces pièces en façade sont éclairées par de larges baies vitrées avec ou sans loggia extérieure.

La *salle à manger* offre beaucoup d'intérêt dans les sanatoriums. Dans notre plan, nous l'avons séparée des salles de réunion et placée au rez-de-chaussée, dans le pavillon affecté aux services généraux. Cette disposition a pour but d'éviter les inconvénients du voisinage des cuisines. Ces cuisines, qu'il est préférable de ne pas placer dans le sous-sol, sont gênantes par leurs émanations ; elles doivent communiquer directement avec la salle à manger. Pour ce motif, il semble plus hygiénique d'éloigner un peu ces locaux. L'éloignement est plus fictif que réel, puisque les deux pavillons ne sont séparés que par une galerie fermée et vitrée d'une longueur de vingt mètres environ (1). L'accès en est rendu ainsi très facile aux malades. Au sanatorium d'Angicourt, la salle à manger est tout à fait indépendante, reliée aux cuisines par un couloir vitré. Il nous semble meilleur, pour la facilité du service, de ne pas éloigner ainsi la cuisine.

Dans les établissements de construction récente, on a cherché à faire des salles à manger très spacieuses, largement éclairées. A Falkenstein, le type est plus primitif. On descend quelques marches avant d'arriver dans cette salle, hall immense éclairé seulement par de demi-fenêtres sous le plafond, qui font de ce local un puits profond où le jour arrive par le haut. Quelle différence avec Angicourt. La salle à manger est voûtée, fort belle, sans luxe inutile, très éclairée grâce à ses larges baies. Le malade jouit d'une vue magnifique sur la vallée de l'Oise.

Il est bon que cette salle ait au moins quatre mètres de haut, cinq si possible. D'après notre projet, sa longueur est de neuf mètres sur huit de largeur. L'exposition au nord a peu d'importance.

Dans son aménagement intérieur, la salle à manger doit présenter quelques particularités intéressantes. Au sanatorium populaire, la disposition la plus courante pour la table, c'est le fer à cheval où le médecin-directeur préside. Au sanatorium

---

(1) Avant d'entrer à la salle à manger les malades venant de la galerie de cure ou de la promenade doivent déposer leurs vêtements accessoires (manteaux, chapeaux, etc.) dans des *vestiaires* séparés, locaux spéciaux distincts des corridors.

payant, le malade préfère les tables séparées, disposition compliquant peut-être un peu le service, mais plus agréable au malade aimant dîner en petit cercle.

Le plus souvent, à l'étranger, le service de la table est fait par des femmes. Je pourrais même ajouter qu'elles sont jeunes et jolies, ce qui ne nuit ni au décor général ni ne déplaît au malade. Insister sur ces détails n'est pas sans quelque importance pour le médecin qui connaît le caractère du tuberculeux.

Sans vouloir entrer dans le détail de l'alimentation, je voudrais signaler une remarque toute personnelle. Le régime alimentaire du Français est absolument différent de celui de l'Allemand par exemple. En Allemagne, le tuberculeux fait cinq repas par jour au sanatorium. Pour le Français, trois repas suffisent : petit déjeuner du matin assez copieux, dîner à midi, souper à sept heures. Du reste le médecin peut prescrire au malade, s'il est nécessaire, de la viande crue ou du lait, soit le matin à dix heures ou l'après-midi à quatre heures. En France, l'on abuse du régime carné. Le médecin doit attacher une grande importance au régime mixte et conseiller à ses malades les féculents en particulier. Un régime carné excessif accumule dans l'organisme des toxines très nuisibles qui influent sur la circulation surtout chez le tuberculeux. L'abus de la viande entraîne l'anorexie et une intolérance gastrique souvent très nuisible à la cure. A Davos, la plupart des malades prennent de la bière. A Leysin, le vin a la préférence, dans ce public de Français. Le lait n'est pris que sur indication spéciale du médecin.

Les *chambres réservées aux parents des malades* ou aux visiteurs ne devraient pas être contiguës à celles des malades. Cette promiscuité gêne le bon ordre de l'établissement, les étrangers n'étant pas astreints à observer la discipline générale. Pour éviter cet inconvénient, dans notre pavillon dit « *hôtel* » *absolument indépendant des pavillons de malades*, nous avons réservé tout le premier étage aux hôtes de passage : sept chambres toutes exposées au midi, très spacieuses, la plupart munies de cabinet de toilette. Il est utile pour les besoins du service de ménager une chambre de garde à cet étage.

En résumé « l'hôtel », annexe du sanatorium, permet d'offrir aux parents des malades une hospitalité qui ne nuit en rien au bon ordre et permet d'éviter tout danger de contamination.

Le médecin doit empêcher que cet hôtel ne se transforme en un café banal. Je pourrais citer le Curhaus de Davos-Platz, où se trouve le grand café du Cursaal. Après le repas, la plupart des malades viennent y passer une heure ou deux. Les uns pour fumer le bienheureux cigare si cher au jeune tuberculeux ; plusieurs pour abuser de liqueurs alcooliques variées. Danger certain pour le poitrinaire et grand inconvénient des établissements de ce genre, offrant un réel confort mais privés du contrôle continu du médecin.

LE PERSONNEL

A la tête de l'établissement est placé un médecin-directeur. Il a sous ses ordres un médecin assistant et des internes, suivant le nombre des malades. L'interne en pharmacie est utile dans un établissement important.

Un économe-comptable est assisté d'un employé aux écritures. Dans un sanatorium populaire « le personnel servant comprendra des surveillants et surveillantes, des infirmiers et infirmières pour le service des malades, des gens et filles de service, des ouvriers et ouvrières pour la lingerie, la buanderie, les bains, etc.

« Il y aura en outre un certain nombre d'ouvriers ou ouvrières à la journée, notamment des aides jardiniers, des buandières, des lingères qu'il est inutile de loger dans la maison » (Gory).

Le personnel employé aux services généraux (cuisines, lingerie, désinfection) doit être logé de préférence dans le bâtiment affecté à ces services. Dans notre type de sanatorium de cinquante-six à soixante malades, les gens de service sont logés au-dessus des cuisines, au premier étage, avec escalier indépendant, *chambres individuelles*, bien exposées au Midi et à l'Est. Au même étage au-dessus de la lingerie, l'appartement de l'éco-

nome, bien indépendant avec escalier particulier. Le personnel
en rapport direct avec les malades est logé de préférence dans le
pavillon dit « hôtel » au deuxième étage. Dans ce bâtiment, comme
dans les pavillons de malades, à chaque étage est réservée une
chambre de surveillant ou surveillante et le service de garde
est assuré la nuit comme le jour. A part cette garde, aucun
agent du personnel ne devra être logé dans les pavillons des
malades.

Il est nécessaire de choisir avec grand soin le personnel du

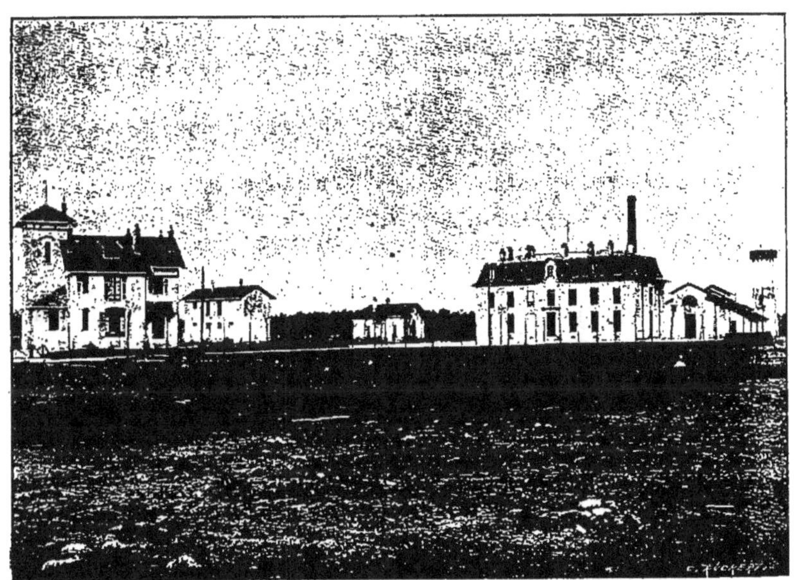

Fig. 15. — Villa du médecin et logements du personnel
au sanatorium d'Angicourt.

sanatorium et de refuser toute personne tuberculeuse, syphili-
tique ou alcoolique. Un examen médical très sévère sera fait à
la réception. Un *dossier sanitaire* individuel s'impose. Le
médecin notera tous les mois le poids des infirmiers et infirmières, pesés avec une grande régularité. Il imposera des
bains hebdomadaires et s'assurera que leur nourriture est

copieuse et de bonne préparation. Un règlement intérieur détaillé déterminera les attributions de chacun, réglera le roulement du service et les heures de veille.

. Dans un sanatorium il faut laisser aux malades une grande indépendance religieuse. Pour satisfaire leurs désirs, on peut prévoir l'installation d'une chapelle. Il serait trop onéreux de l'isoler complètement. Nous jugeons préférable de la placer dans le bâtiment des services généraux, au centre du premier étage avec escalier absolument indépendant. De chaque côté de cette chapelle est une salle de communauté et des chambres pour les religieuses.

Au sanatorium d'Hauteville (Ain) le personnel est mixte. A côté du personnel laïque existe un nombre limité de religieuses de l'ordre hospitalier de Sainte-Anne, ordre qui dirige les hôpitaux de l'Œuvre parisienne des enfants tuberculeux, à Ormesson et à Villiers.

Dans un établissement pour tuberculeux, les sœurs sont chargées de la direction générale du service, du contrôle, de la surveillance, de la lingerie, des approvisionnements. Le personnel laïque est plutôt chargé de subvenir aux besoins généraux dans les pavillons de malades, surtout dans un sanatorium pour la classe aisée.

Il n'est pas prévu d'aumônier. Le service religieux peut toujours être assuré par un prêtre de la paroisse.

Au bâtiment des services généraux il est bon de rattacher le *bureau de l'Administration,* pour l'économe et son employé, avec salle d'attente ; il faut prévoir aussi l'installation des *services de consultation* comprenant une salle d'attente, salle de consultation et cabinet du médecin très éclairés, pharmacie, locaux pour radioscopie et photographie.

SERVICE DES MORTS

Théoriquement l'utilité de ce service devrait être nulle au sanatorium, « la maison où l'on guérit ». Dans certains établissements suisses, ce service sert peu. On a soin de rendre à sa famille dans un bref délai le malade qui décline. S'il meurt par hasard au sanatorium, la famille est obligée de payer de tels droits (pour la désinfection, dit-on) qu'elle préfère emmener un mourant.

Le service des morts devra comprendre une petite salle de repos ou d'exposition et un petit amphithéâtre avec une table à autopsie.

Ces locaux devront être soigneusement dissimulés en arrière et très loin du sanatorium.

Le spectacle de la mort et de son cortège habituel est nuisible au phtisique. Je l'ai constaté maintes fois à Boucicaut. Si un malade mourait, en huit jours on en voyait succomber à leur tour 7 ou 8 dans une salle de 20 individus. Effet incontestable de l'influence morale. On le comprend si bien qu'à Davos je n'ai jamais vu un enterrement. Ils ont lieu (comme dans les villes d'eau du reste) la nuit et sans grand apparat.

Sur notre plan le service des morts est en retrait à l'Est dans le local de la désinfection, des laboratoires, s'il y a lieu.

LABORATOIRE SCIENTIFIQUE

« *Un laboratoire de recherches annexé au sanatorium constitue le complément nécessaire de l'établissement.* L'examen bactériologique des produits normaux et pathologiques des malades ne peut et ne doit être poursuivi que loin des chambres, au laboratoire » (Letulle). Il semble préférable de placer ce local avec le service des morts un peu à l'écart des bâtiments généraux, tout à fait indépendant.

Dans un petit sanatorium il faut une chambre bien éclairée pour l'examen des coupes anatomiques et préparations bactériologiques, une pièce plus petite pour l'autoclave, étuve, etc. Au sanatorium populaire, si les ressources le permettent, l'installation peut être plus complète. Ainsi le sanatorium d'Hauteville (Ain) s'est adjoint un *Institut antituberculeux* réservé à l'étude de la tuberculose et des moyens d'hygiène ou de thérapeutique qu'on peut lui opposer.

Les laboratoires de l'Institut sont situés dans un bâtiment tout à fait indépendant du sanatorium. Ils sont au nombre de 3 :

1° Pharmacodynamie et thérapeutique physiologique ;

2° Bactériologie et anatomie pathologique ;

3° Chimie biologique.

Cet Institut a comme personnel :

Un directeur-inspecteur (M. le Pr Arloing) ;

Un directeur, résidant à Hauteville (Dr Guinard) ;

Un chef de laboratoire de chimie biologique et pharmaco-dynamique ;

Un chef des laboratoires de bactériologie et d'anatomie pathologique ;

Un garçon préparateur.

Dans le laboratoire du sanatorium il faut rechercher le bacille de Koch dans les crachats. Cet examen doit se faire en général chaque mois pour tous les malades.

CHAPITRE III

DE LA GALERIE DE CURE

Utilité. — Un sanatorium sans galerie de cure n'est pas un sanatorium. Il semble, en effet, que la galerie en soit l'élément essentiel, fondamental ; elle est plus importante que la salle à manger où le malade ne séjourne pas plusieurs heures, plus même que la chambre à coucher.

C'est à la galerie de cure que le tuberculeux passe la plus grande partie de sa « journée médicale ». Là il subit l'action bienfaisante de cet agent modificateur puissant de l'organisme, l'air extérieur. Là il vit de la vie commune, dont l'influence morale est incontestable pour affermir ou relever sa volonté chancelante.

L'utilité de cette galerie est telle que dans certaines régions très en vogue, à Davos par exemple, les maisons particulières qui voulaient recevoir des tuberculeux ont dû, sur les désirs formels de leurs hôtes, en établir partout comme annexes indispensables.

Il ne suffit pas que la galerie de cure existe, il faut encore qu'elle remplisse certaines conditions types bien déterminées. L'étude de ces desiderata, essentiels dans l'hygiène du sanatorium, nous semble nécessaire à une époque où ces établissements sont dans une période encore hésitante de généralisation.

Situation. — La situation de la galerie de cure d'abord. Elle est très variable dans les divers sanatoriums existants. On avait autrefois tendance à la placer *sur toute la longueur du bâtiment principal, devant le rez-de-chaussée.* Dans certains établissements modernes, à Angicourt par exemple, c'est encore cette disposition primitive qui a été adoptée. On y voyait un double avantage : une surveillance plus facile des malades, une disposition plus gracieuse pour le coup d'œil, rompant la monotonie du bâtiment. De sérieux inconvénients tendent à faire abandonner de plus en plus ce type. La galerie ainsi disposée rend toutes les chambres ou salles de réunions, qui sont en retrait d'elle, assez obscures et d'une aération difficile. Même en verre, la toiture des vérandas reste toujours un palliatif insuffisant.

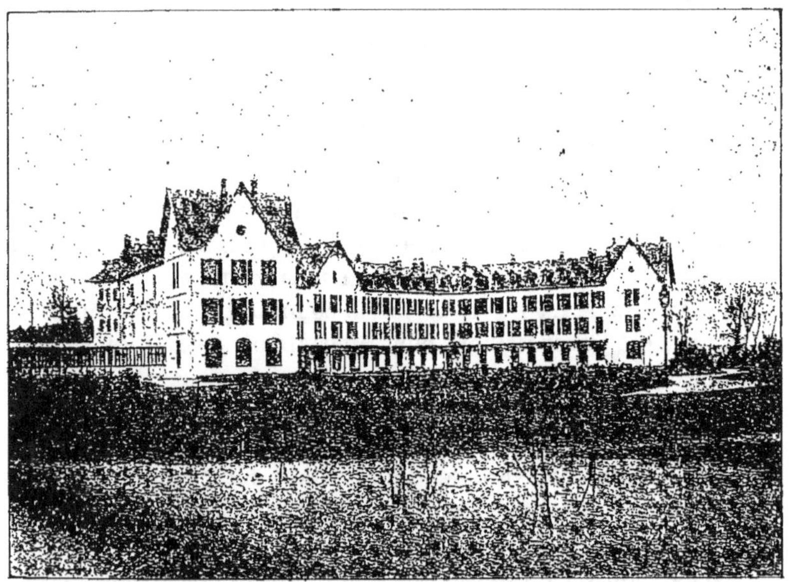

FIG. 16. — Vue générale du sanatorium d'Angicourt.

Ailleurs la terrasse de cure est une *annexe du sanatorium* dont elle est séparée et plus ou moins éloignée.

Il en est ainsi dans la plupart des petits sanatoriums français. La surveillance alors devient très difficile ; le malade en outre ne peut se rendre à la cure sans être exposé à toutes les intempéries : danger sérieux chez certains tuberculeux congestifs, sensibles au moindre courant d'air. On a pu, il est vrai, en certains endroits, remédier à cet éloignement de la galerie par un passage souterrain relié à l'établissement principal ; il en est ainsi au Curhaus à Davos-Platz. Cette disposition est trop coûteuse pour se généraliser.

Actuellement l'idée qui règne, c'est de placer la *galerie de cure de chaque côté du bâtiment central* affecté aux services généraux. La galerie le relie alors à droite et à gauche aux pavillons latéraux ; l'accès en est rendu ainsi très facile et on évite aux malades tout effort, toute fatigue, toute cause de refroidissement. Les services généraux de leur côté y gagnent en intensité lumineuse.

Orientation. — Ces vérandas ainsi disposées ont, aussi bien qu'une situation, une orientation déterminée au Sud-Sud-Est ou Sud-Sud-Ouest. Elles doivent offrir aux malades un abri

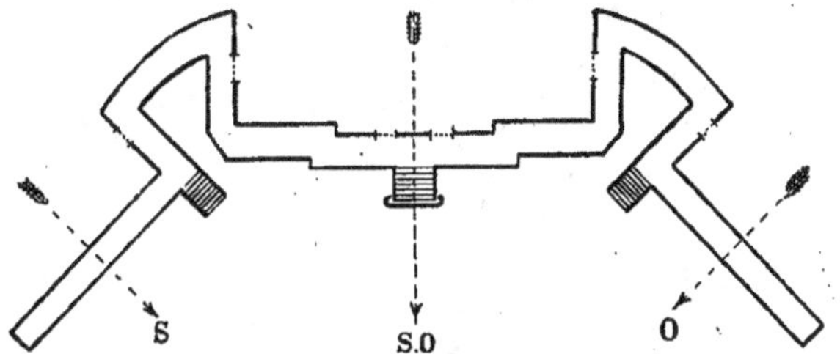

Fig. 17. — Disposition schématique des galeries de cure au sanatorium de Hauteville.

sérieux contre les vents : d'où la nécessité de les couder à angle obtus sur le bâtiment principal. — Pour empêcher que l'*ombre portée* du pavillon de droite ou de gauche ne se projette sur la galerie de cure opposée, qui doit rester éclairée le plus longtemps possible, ·et cela s'adresse évidemment aux établissements où les ailes sont et trop élevées et trop proches l'une de l'autre, il suffit de redresser ce pavillon en le rendant parallèle au bâtiment central. Dans notre plan les pavillons de malades sont parallèles aux services généraux et à l'hôtel, mais portés assez en avant en raison de l'inclinaison des galeries, de façon que *les bâtiments ne se couvrent pas.* Les vérandas y sont orientées de telle façon qu'elles donnent 30 degrés avec la ligne Est-Ouest, soit 120 degrés d'ouverture de l'angle des galeries.

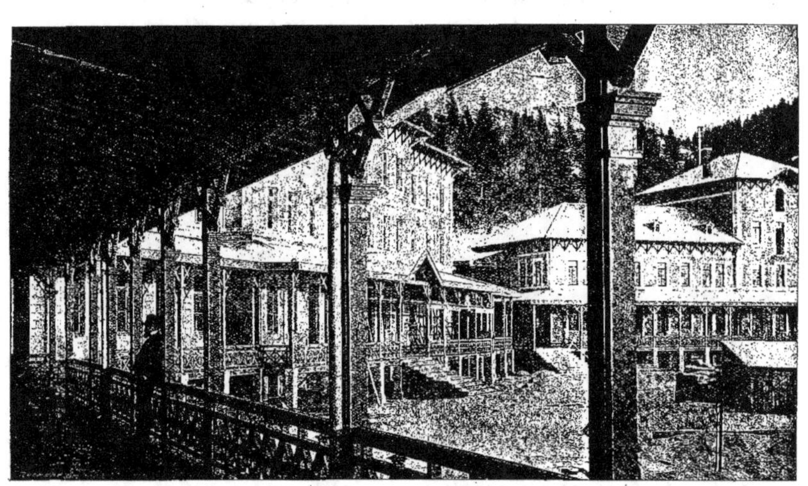

Fig. 18. — Les galeries de cure au sanatorium d'Hauteville.

Au sanatorium d'Angicourt, les deux ailes latérales de l'édifice sont coudées à angle obtus : disposition indispensable pour diminuer l'intensité du vent, inconvénient fâcheux dans ce sanatorium remarquable du reste par son aménagement et son confort.

Au sanatorium d'Hauteville, même inclinaison des ailes latérales avec galeries indépendantes. La façade, dont l'axe transversal est dirigé vers le Sud-Ouest, forme un quart de cercle très développé. Entre les bâtiments, les galeries présentent des enfoncements trapézoïdes moins disgracieux en réalité qu'on ne pourrait le supposer. Cette disposition est un obstacle, à certaines heures du jour, à l'arrivée des rayons solaires, mais offre un excellent abri contre les vents du Nord.

Au sanatorium de Bligny, premier établissement de l'Œuvre des sanatoriums populaires pour les tuberculeux adultes de Paris, M. Magne, architecte, a fait adopter la disposition de la véranda de cure reliant de chaque côté les deux pavillons de malades, galerie unique en avant des services généraux.

L'expérience prouve que la cure est impossible dans les vérandas durant les après-midi d'été, vu l'intensité du rayonnement solaire ; aussi M. Magne, dans son plan du sanatorium de Bligny, a-t-il conçu la possibilité d'une double galerie : l'une exposée au Midi pour l'hiver, l'autre au Nord pour l'été. Cette dernière servira de corridor pour le service pendant l'hiver et inversement.

Avant de critiquer cette disposition, il est bon d'attendre que l'essai en ait été fait. Nous ne croyons pas cependant qu'elle puisse être un correctif suffisant. Nous avons toujours remarqué à l'étranger, par les plus chaudes journées d'été, que la façade Nord était presque aussi inhabitable que la façade Sud. Le meilleur remède est encore, à ces heures les plus chaudes du jour, la cure dans des abris bien aménagés, dans un bois plus ou moins étendu, voisin de l'établissement. Le malade y respire plus à l'aise, l'air est moins lourd, la ventilation plus parfaite.

Nombre. — La nécessité de *deux galeries, l'une à droite et l'autre à gauche,* nettement séparées, semble également plus en rapport avec la division des sexes dans un sanatorium populaire. Dans un sanatorium pour riches, on peut adopter indifféremment cette disposition ou celle de la galerie unique.

La répartition des sexes n'est pas non plus une question sans intérêt dans la cure d'air. Au sanatorium populaire, on admet généralement la séparation absolue : galerie pour hommes indépendante de celle des femmes. La surveillance est plus facile, la séparation des sexes dans ce milieu particulier aide aux bons effets de la cure. Au sanatorium riche, les nécessités ne sont plus les mêmes. La surveillance y est réciproque entre malades, l'intervention du médecin moins urgente. Les malades préfèrent vivre de la vie commune, causer librement entre eux : la cure ne souffre pas de ce mélange des sexes, dans ce milieu plus choisi et mieux habitué à certaines convenances sociales.

La galerie de cure devient ainsi un salon où la vie intellectuelle a les mêmes allures, les mêmes plaisirs que dans nombre de nos salons parisiens. Le flirt n'y est certes pas inconnu, mais les bienfaits de l'aération n'en sont pas moins efficaces (1).

Aménagement.— Entrons maintenant dans le détail d'aménagement. Diviser la véranda par des cloisons, de préférence en verre, devient un besoin de plus en plus général. Ces cloisons doivent avoir au moins 1^m,50 à 2 mètres de haut pour permettre la circulation de l'air à la partie supérieure. Dans une galerie de de 4 mètres de profondeur, la largeur de ces cloisons ne doit pas dépasser 3 mètres, pour laisser un passage de communication entre chacune des petites galeries ainsi constituées. Chacune d'elles doit contenir environ quatre à cinq chaises longues.

Cette disposition répond aux désirs des malades et assure le bon fonctionnement de la cure. On évite ainsi les courants d'air, inévitables quand la galerie a une grande longueur. Cette

____

(1) Une tentative de galerie spéciale pour femmes au sanatorium payant du Mont-Blanc, à Leysin, a prouvé que cet essai ne devait pas être renouvelé.

division complète la disposition en trapèze de l'établissement et aide à annuler les fâcheux effets du vent dans un sanatorium, surtout s'il est mal abrité. Les malades qui se connaissent peuvent ainsi faire leur cure en commun, et la galerie-salon est transformée en petits boudoirs fort agréables.

La galerie peut être *avec ou sans étage*. Dans un sanatorium populaire, où le nombre des malades est forcément plus élevé, la véranda sans étage est trop longue et l'effet en est disgracieux ; un étage s'impose. Dans un sanatorium payant, le nombre des malades ne nécessite pas cette disposition.

La *longueur* de la galerie de cure doit être déterminée suivant le nombre des hôtes du sanatorium. L'espace réservé à chaque

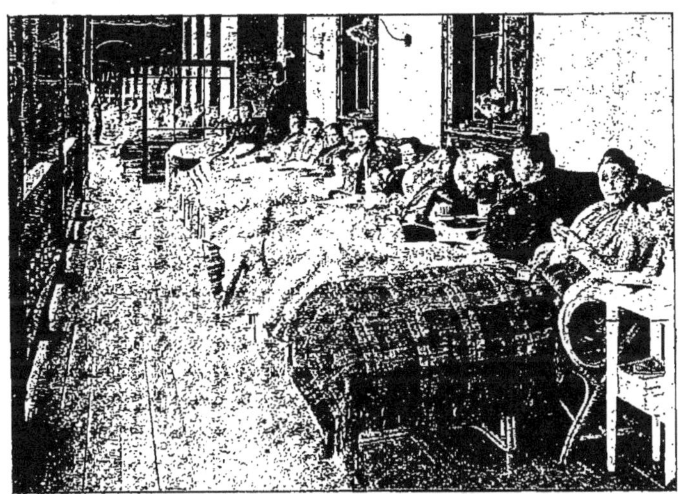

Fig. 19. — Galerie de cure du sanatorium Bâlois de Davos-Dorf.

malade est établi d'après la largeur d'une chaise longue, 80 centimètres à un mètre en moyenne et la largeur d'une petite table individuelle, soit 50 centimètres environ. Un espace de $1^m,50$, au minimum, devient ainsi nécessaire par personne.

Pour 50 à 60 tuberculeux, si la galerie est double, chaque partie doit avoir une longueur d'environ de 48 à 50 mètres. Si l'on tenait compte de ces nécessités hygiéniques, on éviterait de voir les malades entassés dans un espace trop restreint, fait malheureusement trop fréquent dans beaucoup de sanatoriums en vogue à l'étranger.

La *largeur* n'est pas moins importante à déterminer. La chaise longue, quel que soit le modèle adopté, ne dépasse pas $1^m,50$ à $1^m,90$ de long. En adoptant une largeur de $3^m,50$ à 4 mètres au maximum (c'est la largeur la plus courante en Suisse et en Allemagne), la galerie offre une commodité très appréciable.

La *hauteur* doit être de 4 mètres au minimum.

Il est nécessaire que le plancher soit légèrement incliné pour faciliter le lavage et l'écoulement des eaux vers un caniveau. Ce plancher, comme celui de la chambre, doit être imperméable, supportant le lavage ; aussi, pas de parquet en sapin, mais du bitume ou du ciment. On préfère actuellement le grès cérame.

Pour éviter l'humidité du sol de la *galerie,* à certaines heures du jour elle doit être *surélevée* par rapport au terrain de 25 à 30 centimètres en faisant reposer le bitume ou le grès cérame sur une couche de maçonnerie. Dans certains pays où le terrain est très humide ou trop en pente on peut surélever la véranda de 80 à 90 centimètres au-dessus du sol, sur sous-sol d'aération de préférence. Dans quelques cas spéciaux on emploie de distance en distance comme soutien des piliers de maçonnerie à revêtement de briques. On peut construire sur des piliers une voûte en briques cimentée avec poutrelles de fer ; c'est ce qui existe au sanatorium d'Hauteville. La façade Nord de la terrasse de cure ne doit pas présenter d'ouvertures. Elle peut être en bois, en verre et fer ou en maçonnerie.

La toiture de la véranda a une grande importance. Autrefois toutes les galeries étaient généralement couvertes en bois, en verre et fer. Le verre a l'avantage de permettre l'éclairage des chambres ou salles attenantes à la galerie. Nous avons montré les graves inconvénients de cette situation : pendant les fortes chaleurs un toit de verre ne diminue pas l'intensité calorique du soleil et la galerie devient inhabitable, transformée en

serre chaude. On préfère actuellement les toitures en « holzcement ». C'est un toit horizontal, en forme de cuvette à bords
peu élevés, à fond plat et très large. M. H. Belouet, dans son
étude sur quelques hôpitaux en Allemagne, en donne cette
description :

« Un chevronnage assez résistant pour supporter le plafond
de la galerie de cure est recouvert d'un voligeage jointif en
sapin léger de 1 centimètre.

« Sur ce voligeage, qui s'étend sur tout l'ensemble, on dé-
roule, en commençant à 20 centimètres environ de la gouttière
et parallèlement à cette gouttière, une série de rouleaux de
Holzcement se recouvrant l'un l'autre de quelques centimètres
et formant imbrication.

« Le *holzcement* est *un aggloméré de sciure de bois* et *de brai
de goudron laminé sous forte pression,* inattaquable à l'humidité,
très résistant, très élastique, et comparable, comme poids,
forme et aspect, à notre carton bitumé.

« C'est un produit fabriqué presque exclusivement à Franc-
fort-sur-le-Mein et fort répandu en Allemagne pour divers
usages.

« Tous les joints de cette couverture sont scellés au bitume
et à chaud, de façon à former un ensemble imperméable.

« A la partie basse du comble est une gouttière, en forme de
V de 20 centimètres de largeur. En arrière, à quelques centimètres de la jonction du holzcement et de la gouttière, et fixé
également sur le voligeage, est un relief en zinc de 8 à 10 centimètres de hauteur et percé de trous à la base.

« On étend sur l'ensemble de cette couverture, qui est presque
plate, une couche de terre et de sable de 6 centimètres d'épaisseur environ, la dite couche retenue en place par le relief sus-
indiqué.

« Au bout de peu de temps, les surfaces ainsi disposées se
couvrent d'une végétation qu'on se garde bien d'enlever.

« L'ensemble de cette couverture est absolument étanche.

« Le holzcement, protégé par la couche de terre contre les
alternatives de froid et de chaud, et se trouvant, au contraire,

en contact avec une surface presque toujours humide, se conserve dans d'excellentes conditions.

« Par elle-même, cette couche de terre est un excellent isolant, dont le revêtement de gazon augmente considérablement la puissance, tout en lui donnant la consistance nécessaire pour résister aux vents violents.

« Dans la séance de l'Académie des sciences du 19 octobre 1891, une communication de M. Henri Becquerel, rendant compte de ses expériences sur la mesure électrique des températures du sol, confirme ce fait : *Qu'un revêtement de gazon joue sur le sol le rôle d'une couche de terre de 50 centimètres d'épaisseur.*

« De ces expériences, on peut déduire le pouvoir isolant de cette couverture, fort économique en elle-même, facile à établir et à réparer partout, à peu de frais et sans le secours d'ouvriers spéciaux.

« On lui assigne en Allemagne une durée de douze à quinze années, sans qu'il soit besoin de réparations d'aucune sorte. Aussi ce système est-il fort répandu, non seulement dans les hôpitaux nouveaux, mais encore dans nombre de constructions particulières. »

Dans les pays où il existe des fabriques de tuile, la toiture en tuile, étant donné son bon marché, est tout indiquée.

Les *galeries de cure doivent-elles être ouvertes ou fermées?* On a prétendu qu'il était préférable de clore la véranda sur toutes ses faces, la façade Sud étant munie de châssis en verre s'ouvrant à volonté.

Comme avantages : garantie absolue contre les courants d'air et les intempéries (neige, grêle ou pluie). Ce système est déplorable. Une galerie de cure doit être directement accessible à l'air extérieur, sans interposition de volets mobiles. L'aération et la ventilation continues sont fort bien supportées par les malades, rapidement et progressivement aguerris. N'est-ce pas aussi par là fournir aux malades, surtout aux débutants toujours trop craintifs, un moyen d'éluder la cure efficace et les prescriptions du docteur? Pour les protéger contre la neige ou la pluie on peut employer de simples rideaux en toile écrue,

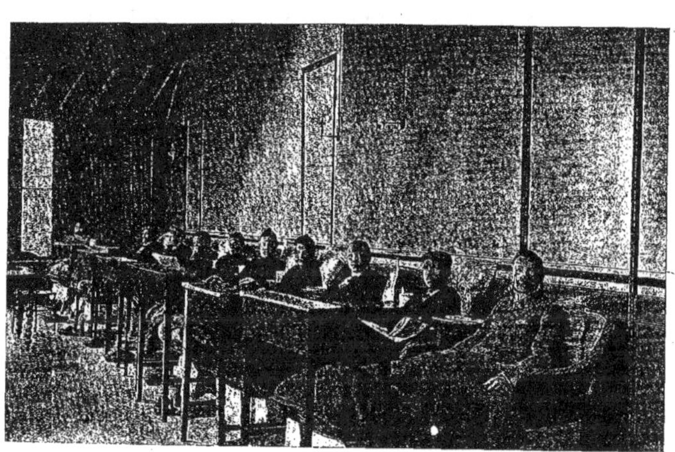

Fig. 20. — Vue intérieure de la galerie pour cure d'air au Canigou.

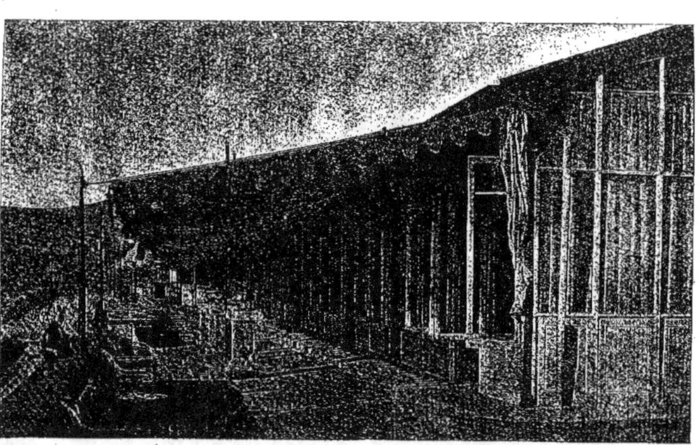

Fig. 21. — Vue extérieure de la galerie pour cure d'air au Canigou.

mobiles sur une tringle en fer. Les rideaux ont l'inconvénient de fermer la galerie sur toute sa hauteur quelle que soit l'intensité de la pluie. Aussi croyons-nous préférable d'employer des *stores en toile,* glissant sur des tringles verticales; on peut ainsi se garantir de la neige ou la pluie en abaissant plus ou moins le store, la véranda restant toujours ouverte.

Sans fermer complètement les vérandas on a jugé utile dans plusieurs établissements de les garnir en avant sur une hauteur de un mètre environ par une rampe à balustres ou même une cloison pleine. La première de ces dispositions est utile quand la galerie est très élevée au-dessus du sol. C'est le cas à Davos-Dorf, au sanatorium du Dr Turban, à Hauteville, etc. Mais quand la terrasse est au ras du sol ou n'est surélevée que de la hauteur d'une marche, il est préférable, à l'exemple de Hohenhonnef, Angicourt. du Curhaus à Davos, de laisser la véranda entièrement ouverte ou de séparer les piliers de soutènement de la galerie par une simple barre d'appui. On a objecté qu'avec cette disposition le vent arrive directement sur le malade étendu sur la chaise longue et le refroidit rapidement. Nous ne croyons pas que le vent arrive généralement en rasant le sol; d'ordinaire, c'est obliquement de haut en bas qu'il atteindra le malade. Une cloison basse et pleine n'a donc aucune raison d'être. Du reste, avec une disposition intelligente des bâtiments, une division de la grande galerie, une protection suffisante du malade par des vêtements appropriés, il semble difficile qu'il puisse être exposé sérieusement au vent. Fermer la galerie de cure ainsi à sa partie inférieure n'a que de grands inconvénients :

1° On prive le malade couché de la vue qu'il peut avoir devant les yeux. Or, au sanatorium, un malade qui n'est pas distrait s'ennuie et l'ennui est le pire ennemi de la guérison. Dans les établissements en vogue de l'étranger, où l'on connaît fort bien le caractère et les besoins du tuberculeux, on cherche à le distraire pendant sa cure. Dans l'hémicycle de la grande véranda du Curhaus à Davos, le matin et l'après-midi pendant les heures de cure, un orchestre joue les morceaux les plus gais de son répertoire. Sans avoir la prétention d'égaler nos concerts parisiens, cet orchestre n'en est pas moins un puissant adjuvant de la cure. L'idée est excellente. On ne peut pas comprendre pourquoi l'on chercherait à priver le malade dans certains établissements de la vue plus ou moins étendue

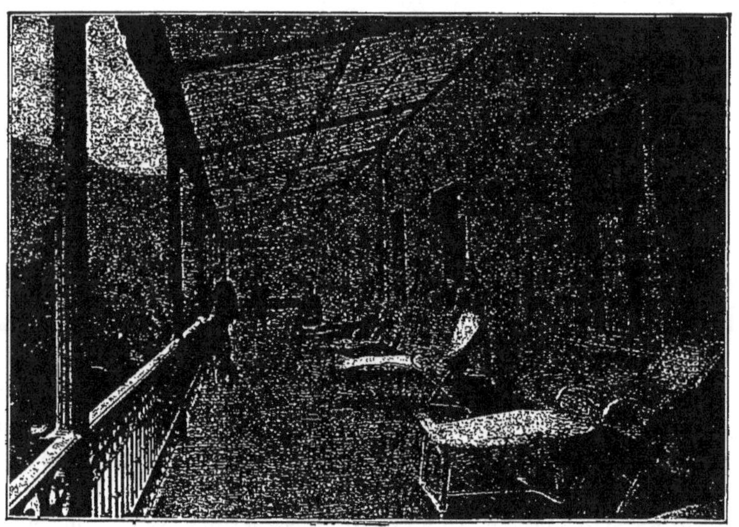

Fig. 21. — Galerie pour la cure à l'air libre du sanatorium du Dr Römpler (Allemagne).

dont il peut jouir. Faire la cure plusieurs heures par jour derrière un mur ou un rideau d'arbres devient rapidement monotone.

2° Une muraille opaque, si basse soit-elle, donne toujours de l'obscurité et de l'humidité à la partie inférieure et intérieure de la galerie.

Donc, *pas de cloison sur la façade sud* de la terrasse de cure.

CHAISES LONGUES

Dans l'installation des sanatoriums, le choix d'une bonne chaise longue est fort important. Actuellement il est reconnu que le repos à la galerie de cure ou en plein air exige la position couchée, le malade étant entièrement étendu. La chaise longue individuelle devient ainsi d'une nécessité absolue dans tout établissement. En dehors de son emploi à la véranda, il sera utile d'en avoir quelques-unes en réserve à chaque étage des pavillons ; le cas échéant, la personne de garde peut satisfaire immédiatement le désir d'un malade trop invalide pour se rendre à la galerie commune et contraint à faire la cure de repos dans sa chambre.

La chaise longue usitée en France et à l'étranger, quel que soit le modèle, est en jonc ou en osier. Le fer est trop coûteux et fatigue le malade qui reste plusieurs heures dans la position couchée. Le modèle choisi doit être d'une désinfection aisée ; aussi aura-t-il le moins de clous possible et ne sera verni ni en jaune ni en vert, ces couleurs s'attaquant facilement. On peut le passer à l'huile avec une couche de copal ; il conserve la couleur naturelle du jonc, brun clair, d'un agréable aspect. Quelques modèles fabriqués en jonc naturel n'exigent aucun vernis, mais le prix de revient en est sensiblement plus élevé. Ainsi règle générale : *pas de vernis et qu'on ne voie pas les clous.*

Il existe plusieurs types de chaises longues. Le modèle le plus courant, employé à l'hôpital Boucicaut, est en osier natté ; il est d'une seule pièce avec dossier mobile à double crémaillère permettant d'augmenter son degré d'inclinaison ; latéralement il est muni de deux accoudoirs, l'un d'eux percé ou non d'un orifice suffisant pour y fixer le crachoir individuel (modèle Duguet). Cette chaise longue est trop étroite ; elle se détériore rapidement et, même en remplaçant les crémaillères en bois par du fer, l'usage en est peu recommandable. — Le même type se fait en deux pièces : le support carré pour les jambes peut glisser sous le siège et la chaise longue se transforme ainsi en un fauteuil ordinaire.

A Davos, au Curhaus, on emploie un modèle propre et commode fabriqué à la vannerie de Moutier (Suisse). Il est en jonc naturel et en deux pièces : un *fauteuil* confortable, assez large, à deux courbures pour le dos et le siège, une *allonge* à quatre pieds absolument indépendante et rendant très facile la transformation du fauteuil en chaise longue : celle-ci a une longueur totale de 1^m,97 environ.

Mais tous ces modèles ont deux grands inconvénients. Les courbures, souvent mal ménagées, ne se trouvent pas toujours proportionnées à la taille du malade et ce reproche est surtout fondé pour la partie horizontale de la chaise longue ; quel que soit le modèle, la courbure a un rayon uniforme. Nous reproduisons un type employé actuellement dans le sanatorium du

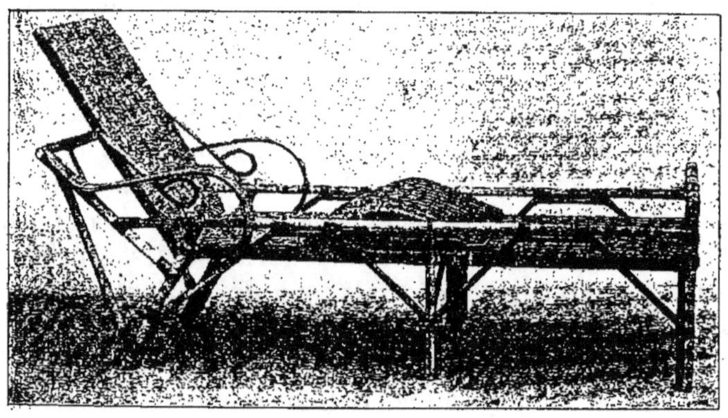

Fig. 23. — Chaise longue des sanatoriums de Leysin, avec appareil mobile de surélévation pour les genoux (Minnet, constructeur à Montreux).

Dr Exchaquet à Leysin. Cette chaise longue est munie d'un double plan incliné pour la surélévation des genoux ; ce plan est tout à fait indépendant et se pousse en arrière ou en avant à volonté suivant le besoin.

Le plus grand reproche que l'on peut adresser aux modèles ordinaires, c'est leur étroitesse. Le malade doit rester toujours étendu sur le dos et il ne peut se mettre sur le côté sans perdre son équilibre. Il en résulte que, fatigué de conserver la même position, le malade se lève trop souvent et s'expose à un refroidissement. Le malade doit pouvoir s'étendre et se retourner comme dans son lit. Quelques constructeurs l'ont

compris et j'ai vu à Leysin un *lit-panier* qui m'a paru un excel·
lent modèle : le malade s'y étend à l'aise et prend toutes les
positions qu'il désire. Le modèle de la figure 23 à dossier mobile
permet aussi sa transformation en un lit ordinaire.

Toute chaise longue doit être garnie d'un *matelas* et d'un

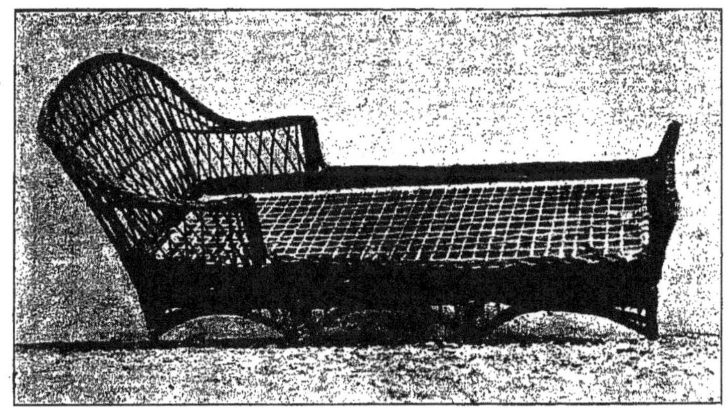

FIG. 24. — Lit-panier des Sanatoriums de Leysin.
(Vannerie de l'asile des aveugles, Lausanne).

oreiller en crin animal. Chaque malade a une ou deux *couvertures* suivant les rigueurs de la saison.

Pendant la saison d'hiver, il doit se munir d'un manteau
ouaté et d'une *chancelière* couvrant les jambes jusqu'au-dessus
du genou.

CRACHOIRS

1° *Crachoirs de poche.*

Le crachoir de poche est un des meilleurs éléments de prophylaxie tuberculeuse. Depuis le modèle de Detweiler, constructeurs et médecins rivalisent pour vulgariser un appareil
irréprochable. Au Congrès de la tuberculose de 1899, on a net-

tement défini les propriétés nécessaires à un bon crachoir de poche. Nous les résumons brièvement :

1° Être parfaitement étanche ;

2° Permettre la séparation facile de toutes ses parties constituantes pour que chacune puisse être aisément stérilisée ;

3° Permettre l'écoulement facile des crachats dans le réservoir inférieur ;

4° N'être pas exposé à projeter le liquide, qui pourrait adhérer au couvercle quand on l'ouvre ;

5° Ne pas être trop volumineux ;

6° Pouvoir être ouvert d'une seule main ;

7° Avoir un fond plat pour qu'il reste debout et pourqu'on puisse faire bouillir contenant et contenu sans le verser au préalable ;

8° Ne pas coûter trop cher.

Tous les crachoirs de poche actuels sont basés sur le principe de l'encrier inversable.

Modèle Detweiler. — C'est un des plus anciennement connus et l'un des meilleurs.. C'est un flacon en verre bleu, de forme ovale, ouvert à ses deux extrémités. L'une, la plus grande, servant pour cracher, se ferme hermétiquement au moyen d'un couvercle métallique à ressort garni d'un tampon de caoutchouc ; elle est munie d'une sorte d'entonnoir métallique (analogue au système des encriers inversables) plongeant dans le flacon, de façon à empêcher le liquide des expectorations de venir souiller le couvercle. L'autre, d'un diamètre plus petit, est obturée par un couvercle de métal, se vissant sur elle et pouvant être enlevé ; on peut ainsi vider le flacon et faire passer un fort courant d'eau chaude au travers pour le désin-

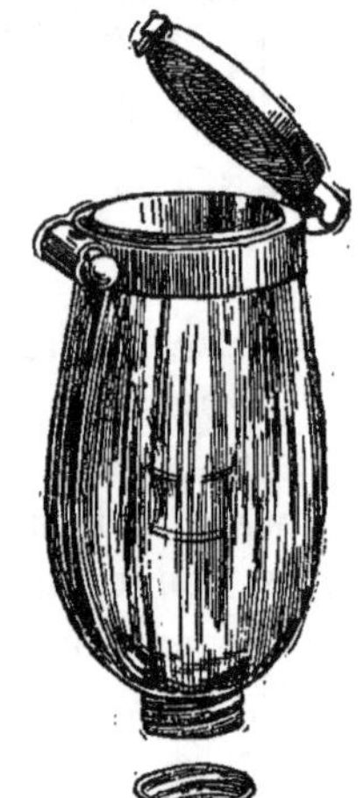

Fig. 25. — Crachoir de poche de Detweiler.

fecter. — Ce crachoir est maniable d'une seule main. Il mesure 10 centimètres 1/2 de long sur 5 centimètres dans son plus grand diamètre.

Modèle Knopf. — Ce crachoir est en aluminium. Il est en deux pièces, ce qui le rend d'une désinfection aisée. Grâce à sa composition en aluminium, il ne pèse que 60 grammes; celui de Detweiler, en verre, pèse 180 grammes. Le crachoir de Knopf affecte une forme cylindrique; sa hauteur est de 10 centimètres. Il s'ouvre facilement à l'aide d'une seule main en appuyant le pouce sur le ressort, et se ferme très aisément en appuyant l'index sur le couvercle. Une rondelle en caoutchouc amianté, disposée *ad hoc,* s'oppose efficacement à l'écoulement accidentel du liquide contenu dans le petit réceptacle. C'est également le principe de l'encrier inversable. Maniable d'une seule main, il mesure 10 centimètres 1/2 de longueur sur 5 centimètres dans son plus grand diamètre. Après chaque nettoyage, le ressort doit être huilé pour assurer son bon fonctionnement.

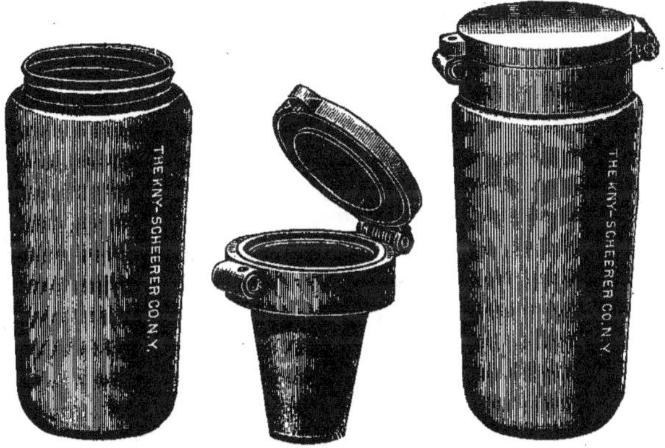

Fig. 26. — Crachoirs de Knopf (aluminium).

Le crachoir de poche de Knopf est un des meilleurs modèles actuels, vu son dédémontage facile et son système d'ouverture perfectionné. Mais sa composition en aluminium, avantageuse pour lui donner une grande légèreté, le rend très attaquable par le sel marin et même avec l'usage par la transpiration des mains si marquée chez le malade tuberculeux.

Modèle Guelpa. — Ce crachoir est d'un usage courant au sanatorium d'Hauteville, dans les sanatoriums de l'Œuvre des tuberculeux d'Ormesson et dans l'établissement du Dr Guelpa à Buzenval, près Paris. C'est une espèce de flacon en métal avec couvercle, haut de 8 centimètres environ. Vu de face, il a une forme plus ou moins ovoïde, atteind 6 centimètres 1/2 dans sa plus grande largeur, 4 centimètres dans sa largeur minimum. Il se démonte pose facilement et rapidement en cinq pièces dont deux sont en caoutchouc : l'une, petite cuvette tampon, s'adapte dans l'intérieur du couvercle en métal et assure une étanchéité parfaite ;

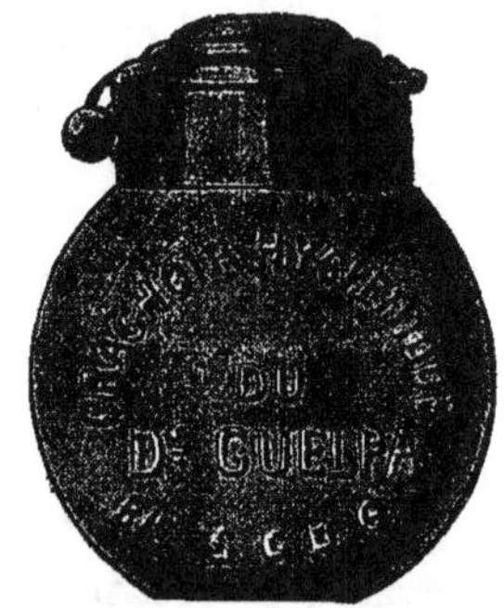

Fig. 27. — Modèle Guelpa.

l'autre, entonnoir en caoutchouc, plonge dans l'intérieur du récipient métallique préalablement fixé par la bague du couvercle d'un démontage aisé.

Modèle du Dr L. Chauvain. — Il se compose essentiellement de deux parties séparables : le récipient et le couvercle avec son armature.

Le récipient est un flacon de verre opaque de forme aplatie et à large ouverture ; un entonnoir en verre, maintenu à l'intérieur du goulot par un bourrelet circulaire, empêche le contenu du flacon de remonter vers le couvercle.

Le couvercle s'articule par une armature qui bascule autour de deux trous borgnes pratiqués dans l'épaisseur du verre. C'est le procédé employé dans le bouchage de certaines bouteilles de bière. On y ajoute un dispositif permettant au couvercle de s'ouvrir comme par une charnière. Ce crachoir de poche peut être manié d'une seule main ; son peu de volume permet de le placer dans une poche de côté.

Modèle Collin. — Ce crachoir, récemment construit par M. Henri Collin, est en métal.

Il affecte la forme d'un cylindre de 4 centimètres et demi de diamètre et d'une longueur de près de 12 centimètres et demi.

Cet appareil, comme celui de Detweiler, est ouvert à ses deux extrémités. L'une, la plus petite, est fermée par un couvercle en métal se vissant sur elle et garni intérieurement de caout-

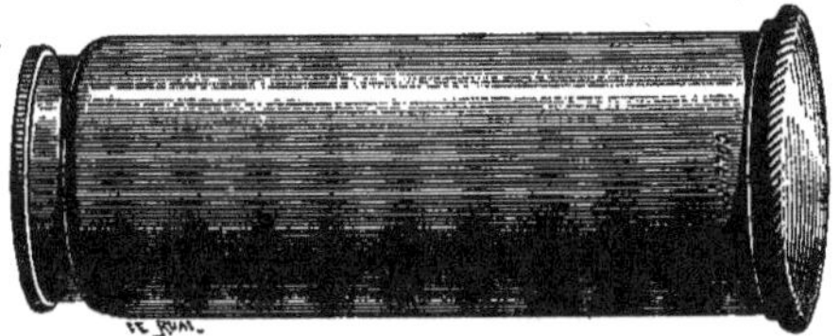

Fig. 28. — Crachoir de Collin.

chouc. L'autre, plus grande, sert pour cracher ; elle se ferme par un couvercle sans charnière, absolument mobile et indépendant du crachoir. A l'intérieur du tube et soudé avec lui fait saillie un entonnoir de même métal.

Modèle de Leune. — Ce crachoir, construit par M. Leune, est dès plus rudimentaires. C'est un simple flacon en verre bleu, haut de 10 centimètres sur 7 centimètres et demi de largeur maximum.

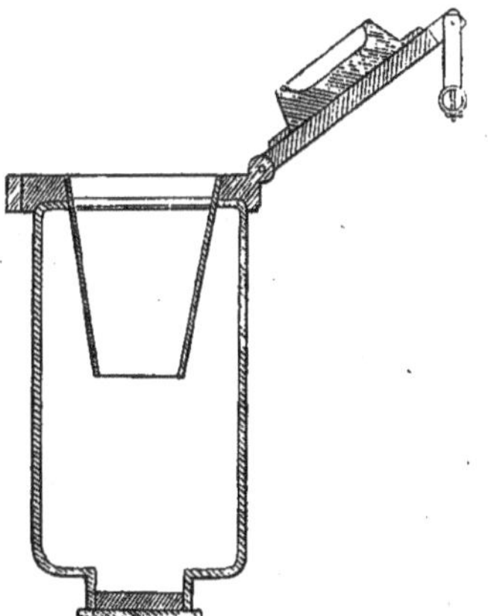

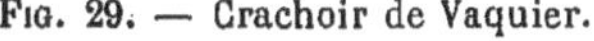

Fig. 29. — Crachoir de Vaquier.

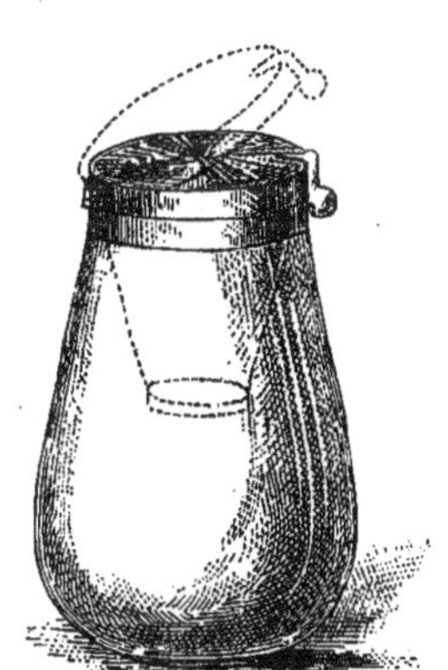

Fig. 30. — Crachoir de Petit.

Il est fermé par un bouchon en métal avec rondelle intérieure de caoutchouc.

Sa simplicité extrême rend son nettoyage facile, et son bon marché en permet la vulgarisation dans la classe pauvre.

Nous reproduisons également le crachoir de *Vaquier* ; il est en aluminium.

Celui du Dr *L.-H. Petit* est en verre ; il a un fond assez large et comme le modèle Guelpa une fermeture fort simple.

Le crachoir du Dr *Liebe* (de Loslau, Allemagne) est aussi en verre ; il a le grand avantage de coûter très bon marché, 0 fr. 95.

Il est en effet nécessaire que le prix de ces appareils soit peu élevé. En général, ceux que nous représentons coûtent 5 à 6 francs en moyenne. Dans les dispensaires urbains pour tuberculeux, on doit distribuer *gratuitement* des crachoirs de poche. Cette obligation entraîne à de fortes dépenses ; aussi croyons-nous que les constructeurs ont un grand intérêt à faire des appareils

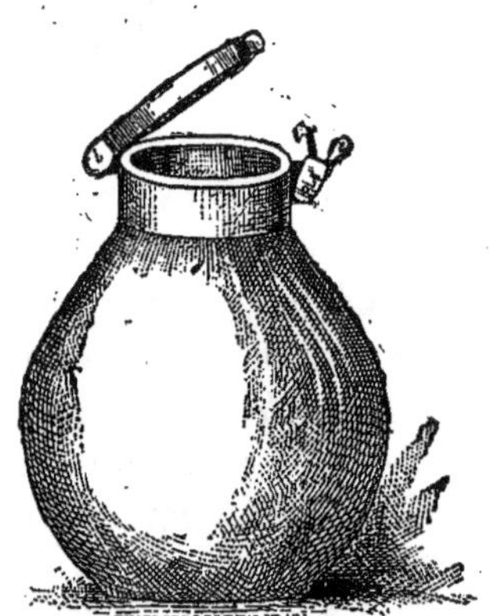

Fig. 31. — Crachoir de Liebe.

fort simples, quoique hygiéniques, et peu coûteux.

2° *Crachoir individuel pour hôpitaux, galeries de cure, chambres de malades.*

Ce crachoir, imaginé par M. *Duguet,* est fort répandu dans les hôpitaux.

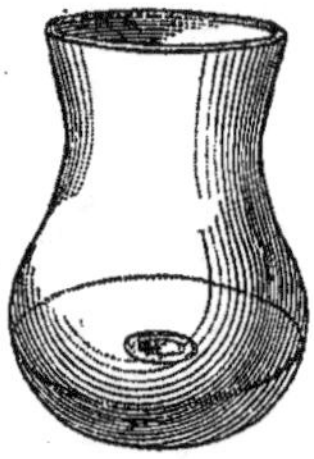

C'est un vase en verre (de couleur blanche, bleue ou jaune) qui mesure 13 centimètres de hauteur, 8 centimètres de diamètre à l'ouverture, 10 centimètres à la partie moyenne ; sa contenance est de 80 centilitres environ. Ce crachoir est rempli au tiers environ de solution phéniquée colorée. A l'hôpital Boucicaut chaque malade

Fig. 32. — Crachoir individuel modèle de Duguet.

a ce crachoir et il est revêtu d'un couvercle en métal indépendant et très propre.

M. Leune a construit un modèle analogue en verre bleu, rétréci au milieu, affectant plus ou moins la forme d'un sablier.

A la galerie de cure, le malade place son crachoir généralement sur la *petite table individuelle* qui est d'une grande utilité.

3° Crachoirs collectifs.

Les uns sont mobiles, les autres fixes.

Le *crachoir collectif mobile,* le plus répandu dans les hôpitaux parisiens, est destiné à être placé dans les salles de malades, dans les couloirs, salles de réunion, etc.... M. Thoinot en donne la description suivante :

« C'est un vase en forme de tronc de cône. La hauteur, prise de la base (qui forme la partie supérieure) au fond, est de 20 centimètres ; le diamètre de l'ouverture est de 25 centimètres, celui du fond de 15 centimètres.

Ce vase reçoit un couvercle mobile, également en forme de tronc de cône. Les parois de ce couvercle vont en pente raide jusqu'au sommet tronqué qui présente une ouverture de 10 centimètres de diamètre. Le couvercle, de la base au fond, mesure 15 centimètres de hauteur. Ce couvercle est destiné à cacher le contenu du crachoir à la vue ; ses parois ont une pente telle que les crachats ne peuvent y séjourner, mais glissent rapidement jusqu'à l'ouverture inférieure du couvercle et, de là plongent dans le crachoir.

Le crachoir et le couvercle sont en tôle émaillée, de couleur blanche.

Le crachoir, pour être placé dans les salles, couloirs, etc., repose sur un *support mobile.* Ce support met l'ouverture supérieure du crachoir à 1 mètre du sol. »

Ce crachoir collectif est rempli au tiers de solution phéniquée à 5 pour 100, colorée en bleu ou rouge. Au-dessus de chaque crachoir il est nécessaire de mettre une *plaque indicatrice de l'usage de l'appareil.*

·Le *crachoir collectif fixe* très employé affecte la même forme,

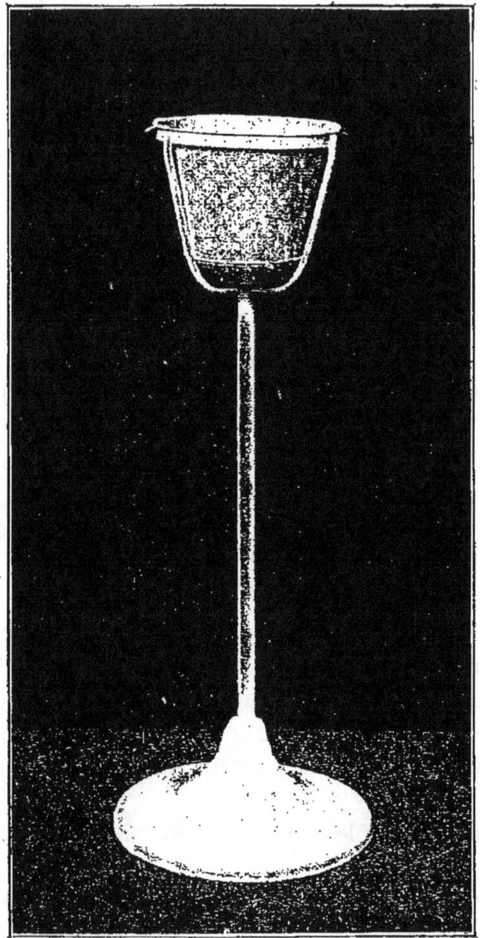

Fig. 33. — Grand crachoir, modèle Bédouet.

mais il a un support fixe qu'on scelle un mur et est distant du sol d'un mètre environ.

Cette distance déterminée a son importance. Rien en effet n'est plus antihygiénique que ces crachoirs mobiles placés sur le sol et remplis de sciure de bois. Leur suppression s'impose : ce sont de petites boîtes *autour desquelles* on crache, avec la conviction profonde de se conformer aux principes élémentaires d'une bonne hygiène !

Knopf préconise un crachoir fixe et élevé à $1^m,10$ du sol. Ce crachoir est renfermé dans une niche creusée dans le mur des salles ou corridors.

Le crachoir est ainsi parfaitement dissimulé ; pour s'en servir

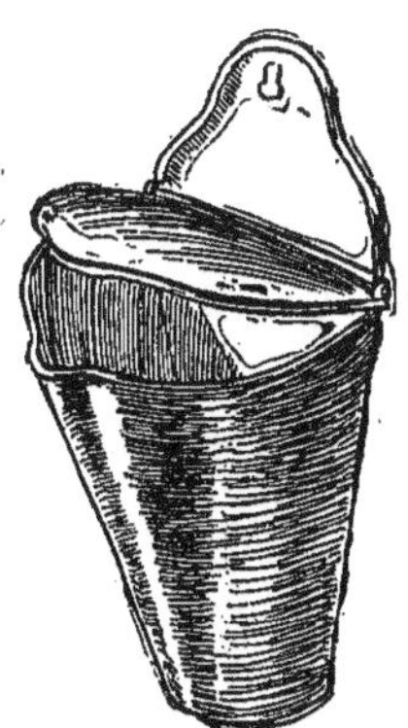

Fig. 34. — Crachoir fixe
de Prœdhol.

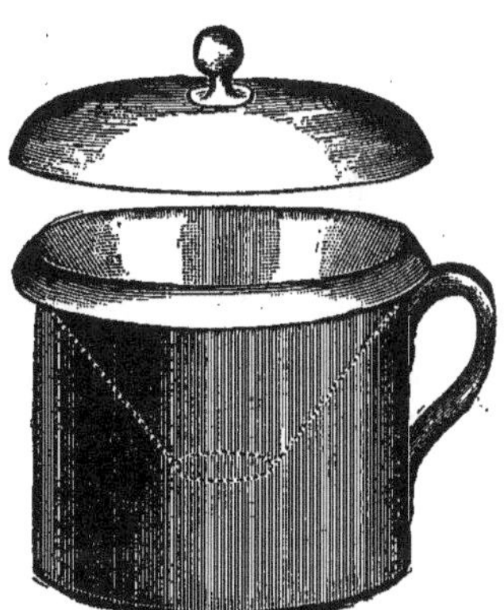

Fig. 35. — Crachoir de cure
(Knopf).

il suffit d'ouvrir la petite porte de la niche et, fixé sur sa face interne, le crachoir apparaît.

Dans les salles communes ou collectivités, nous croyons qu'il est préférable que le crachoir collectif fixe ou mobile n'ait pas de couvercle. Cette disposition est peut-être moins conforme à l'hygiène, mais beaucoup de personnes ne se serviront pas d'un crachoir collectif si elles sont obligées de l'ouvrir.

Les crachoirs collectifs sont peu usités au sanatorium ; j'ai pu le constater à Davos et à Leysin. Dans les établissements où ils existent, le médecin invite même les malades à ne pas s'en servir. En effet, si le malade a à sa disposition un crachoir d'appartement, il perd l'habitude de se servir de son crachoir de poche et s'il sort dans la rue ou aux environs du sanatorium, ne trouvant plus de crachoir à sa portée, il crache par terre.

Ces crachoirs collectifs peu recommandables au sanatorium sont indispensables dans toutes les agglomérations d'ouvriers ou d'employés quelconques. Il importe aux chefs d'atelier et aux collectivités d'État de les installer en nombre suffisant et conformément aux principes de l'hygiène.

CHAPITRE IV

LA CHAMBRE DU MALADE TUBERCULEUX

Au sanatorium la chambre du malade doit réaliser un ensemble de données hygiéniques, sans lesquelles le traitement hygiéno-diététique resterait imparfait. Son but est, en effet, de permettre aux tuberculeux de continuer pendant la nuit la cure d'air du jour. C'est un complément nécessaire pour endurcir l'organisme et hâter la guérison.

Comparer les chambres des sanatoriums à celles de nos appartements parisiens, voire même les plus modernes et les plus luxueux, est une grande erreur, trop souvent commise. Le logement insalubre ne l'est pas seulement par sa saleté, il peut l'être par son luxe et son obscurité. Au sanatorium, riche ou populaire, évitez la recherche d'un confort trop raffiné ; avant tout, pensez à l'hygiène.

Dans cette étude de la chambre du tuberculeux, nous envisagerons sa disposition générale, sa construction, son aménagement intérieur.

DISPOSITION — ORIENTATION

Les chambres ont une disposition différente suivant le type de sanatorium.

Quand il consiste en un bâtiment unique à étages, les salles de réunion, le réfectoire, les services généraux occupent le rez-de-chaussée ; les chambres sont réparties à partir du 1er étage. C'est cette disposition qui a encore prévalu au sanatorium d'An-

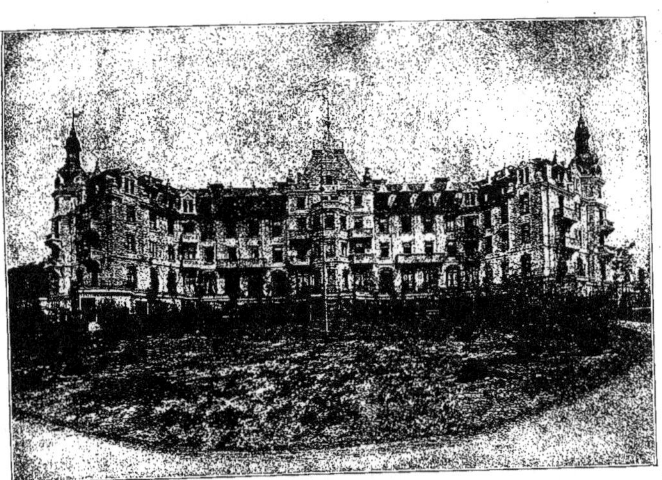

Fig. 36. — Sanatorium de Hohenhonnef.

gicourt. Lors de sa conception primitive, M. Nicaise, membre de la première commission de cet établissement, croyait que des chambres au rez-de-chaussée étaient forcément humides et par suite insalubres. Cette crainte n'est pas justifiée. On peut avoir, sans le moindre inconvénient, des chambres au rez-de-chaussée, pourvu que ce dernier soit surélevé d'un mètre au moins au-dessus du sol et sur sous-sol d'isolement bien aéré. L'idéal serait même, pour éviter tout effort et toute fatigue au malade, de ne pas avoir d'étage. Mais dans un sanatorium populaire, où les malades sont forcément nombreux, ce système serait fort coûteux et fort disgracieux.

On peut donc répartir les chambres à tous les étages. C'est la disposition que nous avons adoptée dans nos pavillons séparés (voir le plan). On évite la fatigue des escaliers en répartissant les malades et en mettant aux étages supérieurs les plus valides. Il est facile du reste d'établir des ascenseurs, quoiqu'ils soient généralement fort coûteux.

En règle générale, *toutes les chambres doivent être orientées au Sud*. « Leur orientation sera rigoureusement circonscrite à « la façade Sud-Sud-Est, la mieux ensoleillée de l'établissement » (Letulle). En pratique, on peut très bien en avoir quelques-unes exposées à l'Est ou à l'Ouest. Malheureusement dans plusieurs sanatoriums on en a placé au Nord. Toutes ces chambres doivent s'ouvrir intérieurement sur un vaste corridor bien éclairé. Dans notre plan la plupart des chambres peuvent communiquer entre elles par une porte intérieure. Nous les avons disposées ainsi, surtout vers les pavillons d'angle, de façon à permettre leur transformation en petits appartements absolument indépendants de 2 à 4 pièces (voir le plan). Dans un sanatorium payant, en effet, certains malades peuvent désirer vivre en commun, tout en ayant chacun leur chambre particulière.

C'est pour permettre aux malades de vivre au sanatorium dans une plus grande indépendance que l'on a préconisé aux États-Unis les *pavillons séparés* (Cottage System). Les premiers ont été construits dans les « Adirondacks » dans l'État de New-York.

Knopf les décrit en ces termes :

« Formé d'abord d'un bâtiment principal et d'un pavillon,

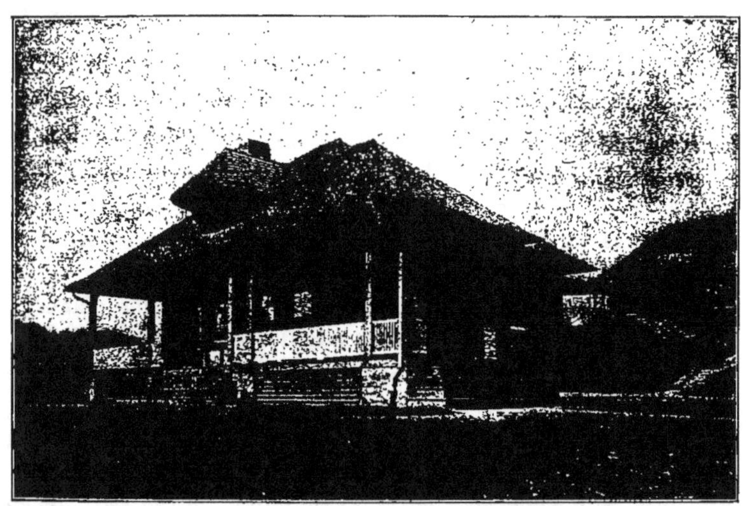

Fig. 37. — Un pavillon de Loomis sanatorium.

» où 6 malades pouvaient être soignés, l'établissement a grandi
« et peut contenir 100 malades, il forme ainsi ¡un¯ village en

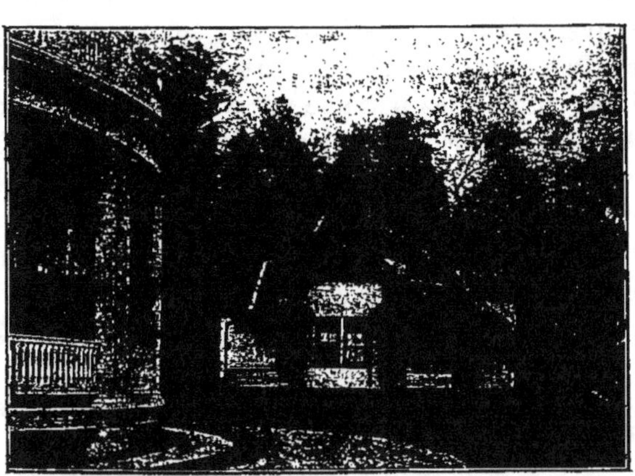

Fig. 38. — Un pavillon de Muskoka cottage sanatorium.

« miniature composé de 18 pavillons tous distants les uns des
« autres d'une trentaine de mètres. Tout pavillon est construit
« de façon à pouvoir donner une chambre particulière à cha-
« que malade avec un cube d'air suffisant et une ventilation
« parfaite. — Les pavillons contiennent de cinq à dix cham-
« bres. Toutes donnent sur un salon de réunion, chauffé par
« une cheminée. De larges vérandas sont annexées à tous les
« pavillons et protégées des vents à un bout seulement par un
« grand écran. »

Le bâtiment principal contient la salle à manger commune,
les salles de réunion et les services généraux. Comme annexe,
un pavillon de récréation.

Le *Cottage System* a de grands inconvénients : il augmente
les frais de premier établissement, supprime cette vie en commun si nécessaire et si utile au malade tuberculeux par l'émulation générale à exécuter les prescriptions hygiéniques, rend
enfin la surveillance illusoire au grand préjudice du malade
sanatorié.

NOMBRE DE LITS PAR CHAMBRE

*Il faut dans un établissement pour gens aisés que presque
toutes les chambres soient à un lit.* Autrefois, et même encore
dans les sanatoriums déjà anciens comme celui du Grand
Hôtel à Leysin, beaucoup de chambres étaient à 2 lits. Dans
les constructions modernes, telles que le Mont-Blanc à Leysin,
presque partout un seul lit. C'est un besoin actuel qui tendra à
se généraliser ; non pas tant par raison d'hygiène que par exi-
gence, du reste très louable, des malades payants.

Au sanatorium populaire, il ne peut pas en être ainsi. « Les
« chambres ne doivent contenir que le plus petit nombre possi-
« ble de lits. La disposition idéale est la chambre à un lit, mal-
« heureusement trop coûteuse au point de vue du personnel
« pour un sanatorium populaire. Les chambres seront donc
« à un, deux, trois lits, exceptionnellement à quatre lits »

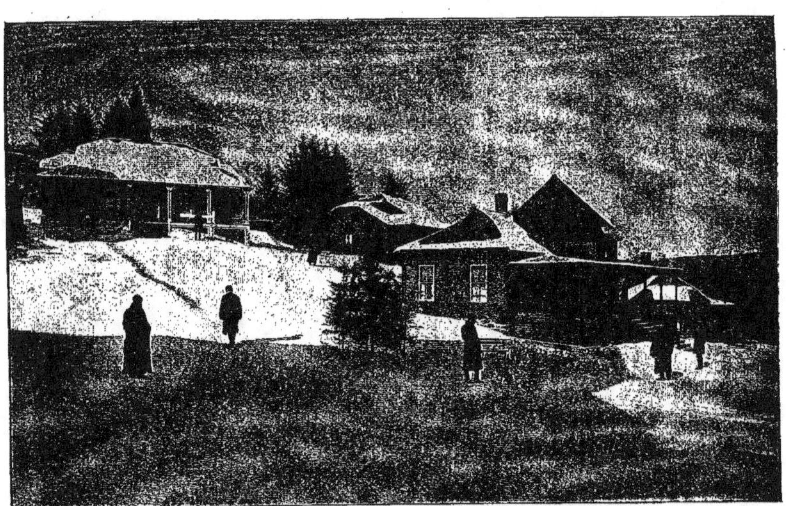

Fig. 39. — Adirondack cottage sanatorium (État de New-York).
Vue de quelques-uns des pavillons (hiver).

(Letulle). Au sanatorium bâlois populaire de Davos-Dorf, il y a 7 chambres à 4 lits, 10 à 2 lits, 22 à un lit.

Il est bon d'avoir un certain nombre de chambres à un lit dans un sanatorium populaire. Cela permet d'isoler certains malades fébricitants ou très malades. Nous ne parlons pas bien entendu de considérer ces chambres comme pouvant servir en cas de maladies contagieuses. Dans ces cas un pavillon spécial et séparé est nécessaire (1).

Les chambres à 2 lits seront de plus en plus déconseillées. Il est préférable, comme on a pu déjà le constater, pour le bon ordre et la morale, d'adopter en règle générale le système de *trois lits par pièce*. Ainsi le préconise M. Magne dans son plan-type de Bligny où l'immense majorité des chambres est à 3 lits. On doit repousser le maximum de huit lits comme à Heiligen-Schwendi, car cette disposition déplorable ramène à la promiscuité dangereuse des salles d'hôpitaux.

CUBE D'AIR

C'est qu'en effet ce qui doit préoccuper surtout l'hygiéniste moderne, c'est le *cubage d'air*.

Au *Sanatorium populaire* il doit être d'au moins 40 *mètres cubes par lit* (Letulle). C'est ce qui existe à Ruppertshain ; de même au sanatorium bâlois de Davos-Dorf dans les chambres à un lit. En général, dans les établissements populaires de la Suisse et de l'Allemagne la moyenne n'est que de 25 à 35 mètres cubes. Le chiffre de 40 est préférable.

Au *sanatorium pour riches*, le nombre des malades étant moins élevé, l'espace est moins limité. A Leysin, toutes les chambres ont au moins trois mètres de hauteur et les plus petites ont un cubage de cinquante mètres. Au sanatorium du Mont-Blanc en particulier, un grand nombre ont 70 mètres cubes au

---

(1) Nous avons prévu une petite infirmerie de quatre lits pour sanatorium de cinquante-huit malades, avec office, petite salle de bains et water-closets.

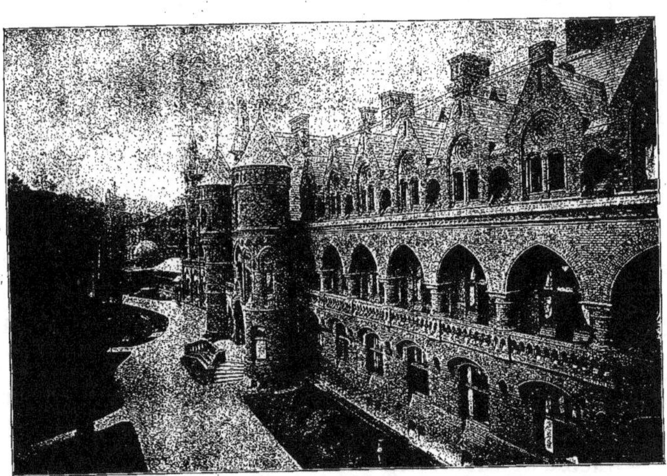

Fig. 40. — Sanatorium de Brehmer.

moins. Dans notre plan, nous avons adopté le minimum de 50 et le maximum de 70.

DISPOSITION DES FENÊTRES. VENTILATION

Pour la facilité de la cure d'air la nuit, il faut un cubage suffisant; nons l'avons vu. Il faut encore une *disposition intelligente des fenêtres et une ventilation parfaite.*

En général il *faut au moins deux fenêtres pour trois lits.*

Le rapport de une fenêtre par lit paraît certainement exagéré si on considère la fenêtre comme servant seulement à l'entrée de l'air extérieur. Ce rôle est secondaire. Il faut, dans une chambre de tuberculeux, chercher à obtenir le maximum d'éclairage naturel qui est fourni par la lumière solaire. Aussi Trélat insistait-il sur la nécessité de donner aux baies d'éclairage un quart environ de la surface totale de la façade, en les prolongeant jusqu'au plafond. Au sanatorium, dans les chambres comme dans les salles de réunion, il faut que la lumière naturelle pénètre partout et abondamment. Pas de coins obscurs. Pour obtenir ce maximum d'éclairage diurne, nous avons renoncé dans notre plan à adopter les larges balcons extérieurs aux fenêtres. Cette disposition est assez fréquente en Suisse et en Allemagne. Chaque chambre a ainsi un petit balcon, assez large pour une chaise longue ; avantage évident pour le malade, trop faible, qui ne peut descendre à la galerie de cure commune. Mais la saillie du balcon enlève à la chambre correspondante de l'étage inférieur trop de clarté pour adopter cette disposition. Pour y remédier, on peut, à chaque chambre, mettre une porte-fenêtre à deux battants, s'ouvrant sur toute la hauteur. Si le malade fatigué ne peut descendre ou ne veut aller à la galerie, on lui apporte une chaise longue qui est placée en travers de la fenêtre, dans l'appartement. Il a ainsi l'avantage de n'être exposé, ni aux courants d'air, ni aux rayons d'un soleil trop chaud, comme cela se produit souvent malgré les stores dans la cure sur le balcon extérieur.

Dans le sanatorium d'altitude, vu la rigueur du climat à certaines époques, les doubles fenêtres sont une nécessité. Ainsi, à Davos comme à Leysin, partout les fenêtres sont doubles et ont à leur partie supérieure une imposte facile à ouvrir et à fermer au moyen d'une tige de fer articulée.

Dans la plupart des établissements d'altitude moyenne ou de plaine, il suffit d'avoir de grandes fenêtres simples avec châssis mobiles à la partie supérieure ; les fenêtres n'auront pas de rainures ni d'angles trop prononcés, pour pouvoir être lavées facilement.

Dans certains cas, par les grandes chaleurs, il est nécessaire d'avoir des jalousies pouvant se régler à volonté, ou un système de rouleau à lames, système plus propre et plus solide que toutes les toiles. — Les volets extérieurs ne sont d'aucune nécessité et n'existent nulle part dans les établissements modernes.

L'atmosphère des chambres doit se renouveler constamment, d'où nécessité d'une *ventilation parfaite sans incommodité pour le malade dans son lit.* La distribution de l'air à l'intérieur des chambres peut être réalisée de différentes façons.

L'*aération directe* « a pour but d'assurer d'une façon plus ou « moins permanente le renouvellement de l'air en n'utilisant « que les courants d'air déterminés par la rupture d'équilibre « entre l'air extérieur et l'air intérieur » (Langlois). Elle se fait le plus souvent par des impostes, situées à la partie supérieure des fenêtres, impostes doubles quand fenêtres doubles. Ce sont des châssis mobiles qui s'ouvrent par leurs bords supérieurs sans pouvoir s'abaisser complètement. Les impostes peuvent être munies des deux côtés de soufflet (vitres à soufflet). Leur nettoyage est difficile. Les impostes permettent l'entrée de l'air, tout en empêchant les courants d'air froid sur les personnes, inconvénient fâcheux dans plusieurs de nos hôpitaux parisiens les plus modernes, où les châssis s'ouvrent latéralement, sans soufflet. Nous avons noté souvent, à l'hôpital Boucicaut, des poussées congestives chez nos tuberculeux, occasionnées par ce procédé fort défectueux.

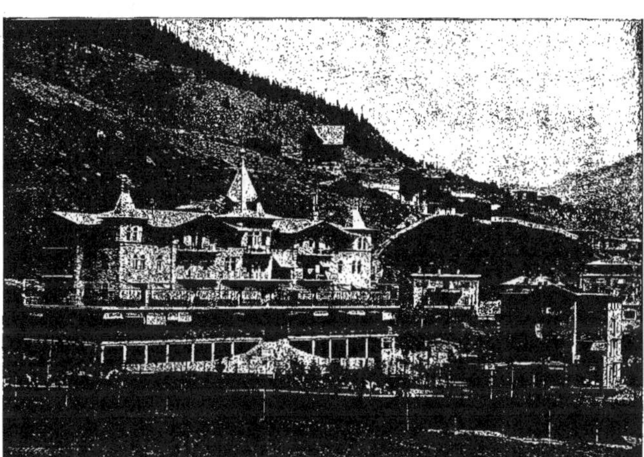

Fig. 41. — Sanatorium de Davos-Dorf (Suisse).

« Une disposition plus ingénieuse, consiste à placer deux
« glaces séparées par un espace de un centimètre, la glace
« extérieure ne fermant pas complètement par le bas, la glace
« intérieure laissant un espace libre en haut (*vitres parallèles à*
« *ouvertures contrariées de Castaing*). L'air extérieur doit donc,
« pour arriver dans la pièce, passer par l'étroit espace ménagé
« entre les deux verres. » Nous avons remarqué ce procédé dans
deux ou trois petits sanatoriums français. Il nous a semblé fort
insuffisant et d'un nettoyage compliqué. Même reproche aux
vitres où panneaux percés d'une infinité de petits orifices éva-
sés, comme le conseillait Trélat (1).

L'aération par les vasistas seuls est illusoire :

« Berthenson a vu, à l'hôpital de la Croix-Rouge, à Péters-
« bourg, que par ce mode d'aération, lorsque la température est
« de 20° au-dessous de zéro, la température des salles étant de
« 17° au-dessus de zéro, il faut quatre heures pour l'abaisser
« de 1°. » (Daremberg).

Un autre procédé tient à la fois de l'aération directe et de la ventilation artificielle. La ventilation est assurée en partie par des
fenêtres avec ou sans vasistas, en partie par un appel d'air. Il
faut, en effet, une entrée pour l'air pur, une sortie pour l'air
vicié. L'appel d'air se fait, soit par une cheminée d'aération à
fort tirage, soit par une ouverture ménagée au plafond.

Cette ouverture à la partie supérieure de la pièce fonctionne
pendant l'hiver : l'air vicié, étant alors plus chaud et plus léger, monte vers le plafond et est évacué par l'ouverture supérieure. Pendant l'été, l'air chaud stagne vers le plancher, d'où
nécessité d'une seconde ouverture inférieure pour l'été, la supérieure étant alors fermée. Ainsi dans les chambres, pour ce

---

(1) Récemment à l'hôpital Boucicaut, on a essayé dans quelques chambres, un
nouveau mode d'aération, système connu sous le nom d'aérateur Guzzi. Il s'applique aisément dans toutes les ouvertures vitrées sans y faire de changement.
Il est formé de deux montants en fer étamé avec porte-lames où peuvent se vis-
ser des plaquettes en verre. Ces lames sont parallèles entre elles. Leur nombre
varie suivant la hauteur de la fenêtre. L'appareil se meut avec une chaînette et
un bouton d'arrêt. Il peut s'ouvrir à un degré quelconque sans que la pluie pénètre, l'inclinaison des lames se faisant en dehors. Le renouvellement de l'air par
ce système est plus large que par le système Castaing.

GRILLOT.10

mode d'aération, établissement de deux bouches d'aération inférieure et supérieure, nécessité basée sur des expériences prolongées et encore peu connues.

Pour empêcher les courants d'air froid dans la pièce, inconvénient fatal avec un fort tirage, on a cherché à faire passer l'air d'entrée autour ou près du foyer où il s'échauffe. Au sanatorium du Dr Turban, à Davos, une prise d'air avec soupape d'arrêt, pratiquée directement dans la paroi extérieure, amène l'air froid autour des appareils de chauffe où il est chauffé au fur et à mesure. Dans la paroi opposée, une conduite de ventilation avec soupape emmène l'air dans un espace ménagé sous le toit et qui est violemment ventilé. Outre ces appareils installés séparément dans chaque chambre, des vasistas sont ménagés au-dessus des fenêtres et portes de balcon, de sorte qu'il existe une *ventilation triple sans courants*.

A Leysin, au sanatorium du Mont-Blanc, la bouche d'entrée est en bas de la pièce, derrière l'appareil de chauffe. Une tige à crémaillère permet d'augmenter le degré d'ouverture pour l'entrée de l'air extérieur. C'est ce procédé que nous retrouvons à l'hôpital Boucicaut et dans beaucoup d'autres.

Si l'on en croit quelques hygiénistes, ce procédé serait très défectueux. L'air extérieur s'échauffant monte immédiatement vers le plafond et les appels de sortie : aussi le renouvellement se fait-il mal et d'une façon très inégale dans la chambre.

Au sanatorium d'Hauteville, un autre système a été préconisé. Le Dr Dumarest, médecin-directeur de cet établissement, écrit à ce sujet : « Le *chauffage doit être aussi indépendant que* « *possible de l'aération* : pour cela, notre courant d'air pur « venu de l'imposte et *descendant* ne doit pas contrarier le cou- « rant chaud *ascendant* parti du radiateur. Celui-ci, en consé- « quence, ne doit pas se trouver dans l'embrasure de la fenê- « tre (fig. 42). Ainsi l'air du bas de la pièce, respiré par le « malade, est constamment renouvelé et le courant chaud élève « la température des *parois* et *plafonds* contre lesquels il rampe « pour s'évader (fig. 43). Ainsi nous nous rapprochons de l'idéal, « qui est le chauffage par les parois. »

Certains constructeurs opposent une autre théorie. Si l'on place, disent-ils, l'appareil de chauffe dans l'embrasure de la fenêtre devant la bouche d'aération inférieure, l'air extérieur s'échauffe immédiatement. Il monte devant la fenêtre, forme un matelas isolant d'air chaud qui empêche la déperdition par rayonnement de l'air intérieur et chaud de l'appartement.

Dans notre plan, nous avons adopté le système d'Hauteville : cylindre de chauffe non dans l'embrasure de la fenêtre, mais contre le mur du côté opposé au lit. Il nous était impossible de le placer ailleurs, étant donné que nous n'aurions pu ouvrir complètement de haut en bas la porte-fenêtre. Il est bon que cet appareil de chauffe ne soit pas disposé vis-à-vis la tête du

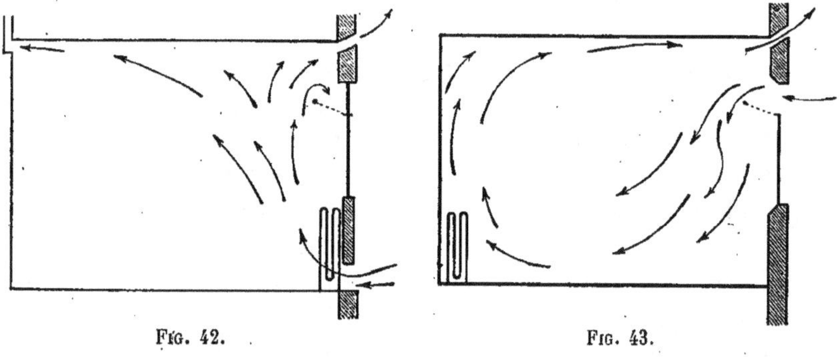

Fig. 42.

Fig. 43.

malade couché pour lui éviter une sensation de congestion, conséquence de la chaleur rayonnante.

Nous n'insisterons pas sur les ventilateurs mécaniques, à ailettes tournant rapidement dans un tambour aspirateur. Ils agissent tous par appel mécanique. Ce sont des appareils chers et inutiles dans une chambre, où la masse d'air projeté importe moins que son renouvellement. Ils ne sont indiqués que pour des salles de réunion ou grandes salles de malades. C'est le cas à l'hôpital Lariboisière. Ces appareils sont très mauvais et condamnés en général.

Que l'aération soit indépendante ou non du chauffage, ce

qu'il faut avant tout c'est permettre à l'air extérieur d'entrer librement. Avec Bouchardat, nous dirons : « Le meilleur moyen « d'aérer un logement, c'est d'ouvrir la fenêtre », et avec Sabourin : « La fenêtre doit être ouverte de haut en bas dans toute « sa hauteur. »

Dans la cure de nuit du tuberculeux, les demi-mesures ne valent rien. Ce qu'il faut éviter, ce sont les brusques courants d'air ; le tuberculeux est de sa nature facilement congestif. Nous verrons comment on doit disposer le lit pour y remédier. Du reste l'abaissement de température est moins marqué qu'on ne pourrait le supposer. « Bennet avait montré en 1880 que, sur « les bords de la Méditerranée, dans une chambre ventilée « ainsi pendant la nuit, le thermomètre ne descend jamais « au-dessous de 10°, même si l'on ne fait pas de feu. Bennet « a vu aussi qu'il n'y avait guère que 1° ou 2° de différence « entre une chambre hermétiquement close et une chambre « ventilée. » (Daremberg.)

Évidemment, quand un tuberculeux arrive au sanatorium, il serait très imprudent d'ouvrir la fenêtre largement la nuit. La cure d'air pendant la nuit, encore plus que celle du jour, doit être faite d'une façon progressive et intelligente. Aussi l'intervention du médecin est toujours nécessaire. Généralement nous avons plutôt remarqué un excès de zèle de la part du malade, excès qu'il est souvent bon de réprimer.

Sabourin ouvre la fenêtre la première nuit de 5 centimètres, la deuxième de 10 centimètres, la troisième de 20 centimètres, et il arrive rapidement au maximum de 45 à 50 centimètres. — Quand le malade est par trop pusillanime, on peut dans les débuts ouvrir un peu la fenêtre derrière les rideaux tirés pardessus. On peut aussi, et ce peut être une bonne précaution, interposer parfois un paravent de 1ᵐ,50 de haut entre la fenêtre et le lit. M. Belouet a fait placer aux fenêtres du sanatorium d'Angicourt une tige en fer à encoches, de maniement facile, qui permet d'augmenter progressivement le degré d'ouverture.

MODE DE CHAUFFAGE

La question du *chauffage* dans les chambres de tuberculeux n'est pas sans préoccuper avec raison l'hygiéniste. Les différents modes de chauffage sont : 1° les cheminées; 2° les poêles; 3° les calorifères; 4° l'eau chaude; 5° la vapeur; 6° l'électricité.

La *cheminée* est « l'appareil de chauffage le plus simple, « c'est aussi celui qui assure le mieux la ventilation, qui mo- « difie le moins l'air de l'appartement » (Langlois). Elle présente plusieurs inconvénients : l'inégale répartition de la température de la pièce (le chauffage, comme le conçoit Trélat, devant avoir pour but de maintenir à une certaine température les parois et non d'élever la température de l'air); de plus une ventilation parfois trop forte avec courants d'air très nuisibles; enfin le prix de revient du bois.

Les *poêles* sont des appareils détestables, ils dessèchent l'air de la chambre et l'altèrent par des émanations d'acide carbonique ou d'oxyde de carbone.

Les *calorifères,* ou chauffage à air chaud, envoient l'air par des gaines placées dans les murs ou sous les planchers, conduites souvent chargées de poussières qui sont projetées dans la chambre par les bouches « de chaleur ». Ils dessèchent encore plus l'atmosphère que les poêles.

Le *chauffage à eau chaude* donne une chaleur douce, constante, qui n'altère pas l'air. Mais l'installation est chère, la déperdition de la chaleur est assez rapide quand la canalisation est étendue : aussi ce système ne convient qu'à de petits pavillons. De plus la pression du liquide dans les tuyaux amène souvent de grands ennuis.

Au sanatorium le meilleur mode de chauffage est la vapeur à basse pression. Elle présente de grands avantages : chaleur douce et constante quand on règle convenablement, grande vitesse de circulation de la vapeur, production énorme de calories. C'est du reste le procédé le plus répandu. Nous verrons à ce propos comment et où doit être installé l'appareil de production.

Les surfaces chauffantes sont des cylindres en fer ou fonte. Leur nombre varie avec la dimension de la pièce. Il est bon que le radiateur soit mobile pour faciliter le nettoyage. Au sanatorium Turban à Davos les cylindres sont dans une caisse isolante avec tiroir mobile, placée contre la paroi des chambres.

Au sanatorium bâlois de Davos-Dorf, les corps de chauffe sont en évidence contre les murs de la chambre sur le passage de l'air d'entrée. Il est en effet préférable de ne pas dissimuler les appareils dans des recoins, réceptacles habituels de poussières variées. A Leysin, dans chaque chambre, radiateur (vapeur à basse pression), de grandeur variable suivant la capacité de la pièce et se réglant à volonté. Nous croyons bon d'adopter dans notre plan-type ce procédé de vapeur à basse pression avec appareil de chauffe à tuyaux, la surface de chauffe étant ainsi plus étendue.

On doit toujours maintenir dans la chambre du tuberculeux une température constante. Elle doit être de $+16°$ environ. « Le « phtisique ne doit pas chauffer sa chambre au-dessus de $15°$ « à $16°$, afin de ne pas être éprouvé par un trop grand change- « ment de température en sortant » (Daremberg).

Le chauffage par l'électricité. — Si un courant électrique passe à travers un fil bon conducteur de l'électricité, non seulement il échauffe le fil, mais il émet toujours en même temps des *radiations calorifiques*. Tel est le principe du chauffage électrique. Procédé des plus conformes avec les données de l'hygiène moderne. Comme avantages : échauffement de l'air de la pièce sans y créer de courants d'air, pas de dégagement de poussières ou de fumées nuisibles, pas d'émanations de gaz délétères. Les surfaces chauffantes sont des radiateurs à chaleur obscure ou lumineuse de 10 ampères, pour une chambre ordinaire cubant de 50 à 60 mètres cubes.

Nous avons vu fonctionner ce mode de chauffage dans quelques chambres du sanatorium du Dr Turban à Davos. Ce procédé semblait donner de bons résultats. Mais on objectait à sa généralisation l'installation très coûteuse dans un établissement important et la consommation énorme d'électricité. Le chauffage électrique pourra rendre des services dans un sanatorium quand l'installation fournira un grand rendement d'électricité, par exemple par suite de la présence à proximité d'une chute d'eau.

REVÊTEMENT DES MURS

Les matières le plus communément employées pour recouvrir les murs sont : l'étoffe, le papier, le bois, la peinture.

1° *L'étoffe*. — Au sanatorium, les tentures épaisses ou les tapisseries doivent être absolument exclues. Elles constituent des réceptacles à microbes. Elles s'imprègnent des odeurs, des microbes de toute nature et les conservent, devenant ainsi un des plus redoutables agents de contamination. Il faudrait passer les tentures à l'étuve après le passage de chaque tuberculeux pour en détruire les germes. Dans ces conditions leur emploi est impraticable.

Exception doit être faite pour certaines toiles d'un usage assez courant actuellement. Elles ont le double avantage de résister aux chocs, et de pouvoir être lavées, non seulement à l'éponge, mais à la brosse.

Au sanatorium de Gorbio (Alpes-Maritimes) les murs des chambres sont tapissées avec *la Salubra*, toile spéciale richement décorée, résistant à tous les lavages et fabriquée à Bâle par la Société pour la fabrication des toiles peintes salubres. A Hauteville, même revêtement. L'effet en est très agréable.

Au sanatorium bâlois de Davos-Dorf les parois des chambres sont tapissées. Ces tentures sont fort jolies. Elles sont en tissu de lin, avec ou sans dessins, très résistant, qui se lave à la brosse et au savon et se colle comme du papier. Ces tentures sont d'un prix plus élevé que la peinture à l'huile, mais très agréables et d'un grand confort, s'harmonisant fort bien avec l'ameublement en sapin couleur acajou.

2° *Le papier*. — Son adhérence au mur est obtenue par une couche de colle plus ou moins putréfiée. Des décollements partiels se produisant fatalement, des cavités se forment dans lesquelles pullulent les insectes parasites. L'adjonction d'antiseptiques à la colle destinée à faire adhérer le papier, tels que les acides borique ou salicylique, ne suffit pas pour prévenir les putréfactions possibles. Le changement de papier à chaque désinfection serait trop onéreux et même sans grande efficacité : le papier, comme l'étoffe, s'imprègne des microbes et poussières en suspension dans l'air de la chambre, et si le mur n'est pas parfaitement sec, il se pourrit facilement. Son plus grand inconvénient est de ne pas être lavable. Or, nous ne craignons pas de trop le répéter, dans un sanatorium il faut laver les murs au départ de tout tuberculeux quelle qu'ait été la durée de son séjour dans la chambre.

On a pu remédier à ces inconvénients du papier ordinaire en l'enduisant de préparations spéciales qui supportent assez facilement le lavage. Nous avons remarqué notamment dans certaines villas dépendant du Curhaus de Davos des chambres tapissées en papier Liberty pégamoïd du plus gracieux effet.

3° *Le bois.* — Le revêtement en bois de la chambre du tuberculeux serait le procédé idéal, permettant le mieux de lutter efficacement contre les variations thermiques. Avantage précieux dans certains sanatoriums de grande altitude.

Le bois dans ce cas présente cependant des inconvénients tels que son emploi est forcément limité. Il reste toujours un peu hygroscopique, il est attaquable facilement par certains insectes, il augmente les chances d'incendie. Il se forme souvent derrière le bois des cavités qui communiquent avec l'extérieur par un joint. Enfin son prix de revient est trop élevé, sauf dans certains pays où les pins abondent, par exemple en Suisse.

Ainsi au sanatorium de Dr Turban à Davos les murs sont recouverts d'un placage de sapin verni, d'une teinte brun noyer. Au plafond, placage de la même teinte. Dans l'emploi du sapin comme revêtement des murs nous recommandons de laisser au bois sa teinte jaune naturelle. Outre l'effet, la chambre y gagne en intensité lumineuse.

En général les boiseries ne sont guère employées au sanatorium que dans les salles de réunion lambrissées, le plus généralement sur une hauteur de 1ᵐ,50 à 2 mètres. Il est bon d'éviter la recherche de sculptures inutiles réceptacles de poussières.

4° *La peinture.* — C'est incontestablement moins meublant, mais l'œil s'y fait très bien. Ce procédé tend de jour en jour à se généraliser dans les services hospitaliers comme au sanatorium. On peut employer deux genres de peinture : à la chaux ou à l'huile.

Le badigeonnage à la chaux a le grand inconvénient d'être fort laid, mais il est plus hygiénique. Il laisse les parois perméables à l'air et, étant peu coûteux, il peut être fréquemment renouvelé. La peinture à la chaux a toutefois le désavantage de retenir les poussières sur ses aspérités et de ne pas se laver à l'eau chaude et au savon.

Aussi la peinture à l'huile est-elle préférée. C'est le procédé de beaucoup le plus hygiénique et antiseptique. La peinture vernissée, quel que soit le nom qu'on lui donne, actuellement employée, est à base de gomme dure. Elle résiste aux variations de température, à l'action des désinfectants usuels, aux acides étendus d'eau.

On lui a reproché la difficulté de son emploi, son prix, son caractère peu décoratif. Le premier obstacle tend à disparaître, car l'emploi de la peinture vernissée se vulgarise chaque jour et on peut trouver maintenant à peu près dans toutes les petites villes un entrepreneur capable de s'en servir. Elle peut s'employer indifféremment sur bois, métal, ciment, chaux, plâtre, pierre..., etc. L'essentiel est de s'assurer, avant d'appliquer la peinture, que le mur est sec.

Les frais de premier établissement sont un peu plus élevés que si l'on employait le papier peint, mais l'entretien est moins coûteux. La peinture tient fort longtemps lorsque les fonds sous la peinture ont été bien établis.

Enfin il est possible d'atténuer l'impression de froid produite par le ton clair et uniforme de la peinture en exécutant en haut du mur, soit un galon d'un ton plus soutenu en camaïeu, soit au pochoir une petite bande décorative. On peut également simuler, à 0^m,60 du sol, un petit lambris bas d'un autre ton que celui de la pièce et au-dessus du lambris formant cimaise un galon semblable à celui qui est peint sous le plafond.

Dans les sanatoriums de Leysin une partie des chambres à coucher ont, au lieu de tapisseries en papier, les murs recouverts d'une peinture vernissée qui supporte le lavage. A l'hôpital Boucicaut le *ripolin*, peinture laquée spéciale, a été employé partout, dans une teinte vert clair un peu monotone.

LE SOL DE LA CHAMBRE

Au Sanatorium la condition essentielle pour le plancher des chambres comme pour celui des salles de réunion, c'est l'imperméabilité. Le plancher doit pouvoir se laver très facilement et supporter la désinfection par voie humide à une température assez élevée.

C'est qu'en effet au sanatorium, comme dans toute agglomération de malades, le balayage à sec est un des meilleurs modes de propagation de la tuberculose. Dans nos vieux hôpitaux parisiens, le malade trouve plus commode de cracher par terre que dans le crachoir. Crachats desséchés, poussières bacillifères, bacilles s'accumulent à l'aise dans les joints des parquets. Le balai de crin arrive à propos pour les disséminer dans toute la salle où souvent aucune fenêtre n'est ouverte. Il en était généralement ainsi autrefois dans nombre de nos hôpitaux. Aussi voyait-on assez souvent un malade soigné pour une fracture de cuisse devenir tuberculeux à l'hôpital et retourner chez lui infectant sa famille, créant ainsi un nouveau foyer de tuberculose.

Les vieux hôpitaux persistent encore, mais l'hygiène a obtenu quelques droits. Les parquets de l'Hôtel-Dieu, si bien cirés et si reluisants chaque matin, ont vécu. Bientôt, partout la serpillière humide remplacera le balai de crin, cher au personnel hospitalier.

Le lavage répété n'est vraiment efficace que si le plancher est imperméable. Dans quelques grands sanatoriums à l'étranger et dans la plupart des petits sanatoriums français, le plancher est en bois. On emploie généralement des lames de chêne (sanatorium de Leysin) ou de sapin non ciré. Or le parquet naturel a des inconvénients notables : il ne permet pas un lavage abondant, les lames de parquet s'écartent et ces rainures deviennent des nids à poussière d'un nettoyage fort difficile.

Pour éviter l'accumulation des poussières dans ces rainures et dans l'espace situé au dessous ou *entrevous,* on a cherché à imprégner les planchers de substances organiques liquides et étanches. Les différentes substances employées sont l'encaustique, l'huile de lin, l'huile de résine, le coaltar. Le goudron est le plus généralement usité. Mais néanmoins l'étanchéité reste imparfaite (1).

Dans certains sanatoriums, notamment à Angicourt, pour rendre le parquet de sapin imperméable, on a eu recours à un procédé qui consiste à appliquer sur un sol imperméable les lames de parquet trempées dans une solution chaude de paraffine. La paraffine, imbibant le bois, comble les interstices entre deux lames. On peut laver chaque matin le parquet à la serpillière et le lavage lui donne un aspect luisant qui ferait penser qu'il s'agit d'un parquet de chêne passé à la cire. Ce procédé n'est pas sans inconvénients. Des fentes se produisent entre les lames malgré la paraffine. En outre ce produit, étant éminemment combustible, augmente les dangers d'incendie.

C'est pour éviter les grands inconvénients du plancher en bois que l'on a vu se développer depuis quelques années en Allemagne l'industrie d'un produit spécial : le *linoléum.* Il a l'avantage d'être imperméable. Son élément principal, l'huile de lin, oxydée naturellement à l'air, recouvre complètement les

-----

(1) A Gorbio, le plancher de toutes les chambres, en bois du Nord, est recouvert d'un enduit antiseptique.

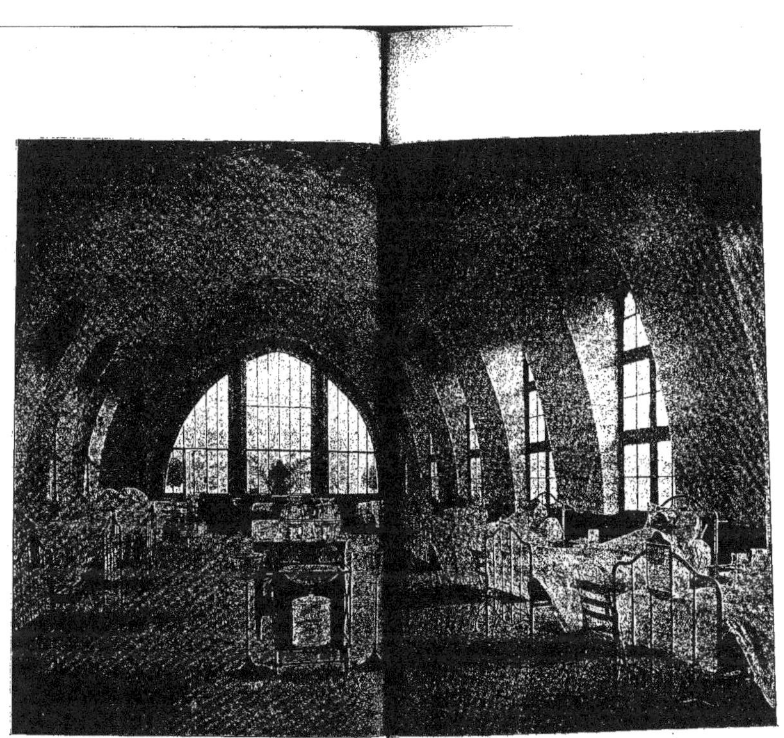

Fig. 44. — Hôpital Boucicaut. Intérieur d'une salle de malades.

autres éléments constitutifs (farine de liège et couleurs terreuses) et forme avec eux une masse homogène qui n'absorbe absoment rien. L'eau, les résidus de toutes sortes, les poussières restent à la surface, et il est facile de les enlever par un lavage à la brosse, avec addition ou non de désinfectants. On peut employer les désinfectants ordinaires, sauf les substances corrosives ou les dissolvants de l'huile, tels que les lessives, la soude, la benzine, l'alcool...

Le linoléum doit être appliqué sur un sol bien uni et sec. Dans un grand nombre de sanatoriums allemands ou suisses, le linoléum est d'un emploi courant dans les chambres. Il est appliqué directement sur un plancher en chêne (Heiligen-Schwendi), ou en sapin (Davos-Dorf, Sanatorium bâlois, Arosa). Au sanatorium de Hohenhonnef le sol des chambres est en plâtre recouvert de linoléum. Mais plâtre et bois ont le grand inconvénient d'être hygroscopiques ; aussi est-il préférable d'appliquer le linoléum sur une couche de ciment parfaitement lisse.

L'industrie du linoléum s'est tellement développée que l'on a pu donner à ce produit un aspect très confortable par la création de linoléum imprimé. Nous avons remarqué dans certaines chambres de Davos du linoléum imitant un tapis de laine d'un grand confort. Au sanatorium payant, où l'on ne peut se dispenser d'un certain luxe, le linoléum uni ou imprimé, incrusté ou non, pourra être employé avec avantage. Son seul inconvénient est la difficulté des raccords au niveau des angles et points de jonction. Pour les angles il suffira d'appliquer le linoléum au mur sur une hauteur de 4 à 5 centimètres de façon à arrondir les angles et de le fixer sous une baguette en bois courant sur toute la longueur du mur. Mais vers les points de jonction il se produit fatalement des décollements et le linoléum devient un procédé alors insuffisant. On emploie aussi le linoléum comme revêtement des murs, mais le prix de revient est assez élevé.

Dans certaines contrées du Midi, notamment sur le littoral, le sol se fait (par économie !) en carrelage de marbre. Dans le

Midi, dans les villas particulières, les carreaux en terre cuite sont d'un usage courant. Ces carreaux en terre s'usant et se désagrégeant assez vite, donnent une poussière nuisible aux malades. Il est vrai que sur notre littoral, on trouve fort hygiénique de recouvrir ces carreaux d'épais tapis absolument fixes. Il faut que plusieurs générations de tuberculeux les aient imbibés de bacilles et usés *jusqu'au carreau* pour en obtenir le renouvellement. Il serait bon d'obtenir la suppression de ces tapis bacillifères dans les appartements des villas méditerranéennes.

La mosaïque forme un sol très imperméable. Mais, par suite de l'affaissement des plafonds ou du plancher, il se produit de nombreuses crevasses. Il faut en éviter l'emploi dans les chambres de malades. Son prix de revient serait du reste trop élevé. On l'emploie beaucoup à l'étranger dans les salles à manger ou salles de bains. La mosaïque contient du carbonate de chaux ; aussi se dissout-elle sous l'action des acides (1).

Au sanatorium, nous croyons que le *grès cérame* est appelé à rendre de grands services. Le grès cérame est également très employé en Allemagne dans les chambres de malades. Ces carreaux de grès, préparés de telle façon qu'ils ressemblent à la faïence, s'assemblent entre eux sans se disjoindre et supportent tous les désinfectants. Leur usage se généralise dans les nouveaux hôpitaux de Paris.

A Boucicaut, notamment, les salles sont d'une désinfection très facile, grâce au plancher formé de ces carreaux en grès et à l'enduit de peinture laquée qui recouvre murs et plafonds. Avec le grès cérame, on arrondit les angles des chambres en imitant une plinthe arrondie en ciment. On a prétendu que le grès cérame avait l'inconvénient d'être trop froid au toucher. Nous n'avons jamais remarqué d'observations à ce sujet à l'hôpital Boucicaut.

---

(1) Dans un sanatorium populaire le sol des chambres, corridors et salles de réunion, peut être fait en *ciment*. Il a l'avantage d'éviter tout joint, notamment au niveau des murs ; d'être d'un nettoyage facile ; et surtout pour une surface considérable, de coûter beaucoup moins cher que le grès cérame.

Si l'on emploie les carreaux de grès dans les chambres de malades au sanatorium, on pourra remédier à l'impression de froid en employant des carpettes mobiles, qu'on enlève, nettoie et qui permettent de laver le sol. Il faut proscrire absolument l'emploi de tapis fixes. Dans un sanatorium pour riches, où il faut tenir compte des exigences des malades, les carpettes mobiles seront utiles. Un autre procédé trop coûteux pour se généraliser est le chauffage des planchers à la vapeur. Ce procédé est employé au Curhaus de Davos dans la grande salle à manger et dans les salles de bains. A l'hôpital de la ville de Hambourg, dans chaque pavillon, les planchers sont chauffés par une série de tuyaux. Ces tuyaux sont suspendus dans des caniveaux en dalles de ciment et briques de 75 cent. $\times$ 75 cent., situés immédiatement au-dessous des planchers en mosaïque sur dallage en ciment, qu'ils supportent du reste. L'air des caniveaux s'échauffe au contact des tuyaux et porte l'ensemble de ces planchers à une température qui atteint en moyenne 20 degrés à la surface.

LE PLAFOND

Il faut supprimer toute anfractuosité. Les moulures sont inutiles : elles retiennent la poussière et se lavent difficilement. Donc, au *plafond comme au plancher, partout des angles arrondis.* Pas de corniche sous le plafond ; une gorge unie évite l'angle formé par l'intersection du plafond et des parois verticales. Pas de rosaces, pas d'angles en carton-pâte. C'est dire qu'au sanatorium il faut renoncer aux plafonds à petites poutres dits « à la française » et supprimer les saillies des grosses poutres en bois

Dans quelques établissements, notamment chez le Dr Turban à Davos, le plafond est fait d'un placage de sapin. Le plus souvent, on le fait en plâtre. Mais le plâtre se crevasse assez vite, l'humidité produit des décollements, enfin il ne permet pas le lavage. Il est donc nécessaire que le plafond comme les murs soit recouvert d'une peinture vernissée quelconque.

MOBILIER ET ACCESSOIRES

Le mobilier, comme la chambre, doit être d'un nettoyage facile. Les meubles doivent pouvoir être soumis au lavage sans le moindre inconvénient. Aussi, grande simplicité dans leurs dessins ; pas de moulures ni de sculptures compliquées et anfractueuses, pas d'appliques en métal tourmenté. Il ne peut être question de faire du style au sanatorium. La simplicité n'est certes pas ennemie du confort ; il suffit de visiter quelques établissements modernes de tuberculeux pour en être convaincu.

La composition du mobilier ne diffère pas sensiblement de celui d'une chambre ordinaire. Dans un sanatorium populaire bien compris, comme à Hauteville par exemple, l'ameublement comprend par malade : un lit en fer avec sommier métallique, deux matelas, traversin, oreiller, deux couvertures de laine et un couvre-pied ; une armoire montée sur pieds élevés ; une table de nuit ouverte ; une table à toilette ; une glace ; une table de travail ; deux chaises. Le mobilier est en hêtre verni uni. Les objets de toilette sont en métal émaillé blanc d'un nettoyage facile.

L'*armoire individuelle* est d'une nécessité absolue. Mais il est peut-être préférable de la placer dans le corridor à chaque étage. En tout cas elle sera munie d'un système de fermeture accessible au médecin pour la surveillance.

La *table de toilette* n'est pas nécessaire dans un sanatorium populaire. De grands lavabos communs, dans des locaux séparés, à proximité des chambres et en quantité suffisante, sont bien préférables.

Dans un sanatorium riche, par exemple à Leysin, le mobilier comprend : un lit, généralement en fer, une table de nuit fermée en bois, une table de travail, une bibliothèque, une commode servant de table à toilette. La table de toilette particulière s'impose.

Lit et Garniture.

Le lit peut être en bois ou en fer. Le lit en chêne ou acajou verni avec moulures ne peut être préconisé; il ne peut supporter une désinfection fréquente. A Davos-Dorf, au sanatorium bâlois, le lit est démontable, en sapin verni avec sommier métallique à cadre; le lit, comme les autres meubles, est en mélèze, d'un aspect très propre et très agréable à l'œil. Le prix de revient est, paraît-il, peu élevé.

Dans une villa dépendant du Curhaus, nous avons été frappé par le confort de certaines chambres également très hygiéniques. Lit et meubles sans moulures sont en sapin d'une espèce particulière, recouverts d'une peinture émail bleu gris à moulures en creux bleu ciel. Le lit est facilement démontable et, comme les autres meubles, d'une désinfection aisée.

Les meubles en sapin, pitchpin de Norvège ou mélèze, enduits d'un vernis spécial, pourront être très économiques et en même temps fort hygiéniques dans certains pays où ces essences d'arbres prédominent.

Au sanatorium moderne, c'est le lit en fer que l'on emploie généralement.

Le lit à dossier carré avec rampes et boules de cuivre est élégant et meublant. Ses inconvénients sont : son prix de revient et la difficulté de son entretien, occasionnée par le nombre des ornements en cuivre.

Dans un sanatorium populaire, le modèle le plus pratique est le lit en fer à dossier cintré, tel qu'il est employé à l'hôpital Boucicaut et au sanatorium d'Hauteville. L'entretien est des plus aisés. La peinture du lit doit être en ton clair, donnant de la gaîté et rendant l'entretien plus facile.

Le sommier doit être entièrement métallique, que le lit soit en sapin ou en fer. Le sommier peut être à lames (modèle Herbet), en fils tressés, ou à ressorts avec cadre en fer. Les deux premiers modèles nous semblent préférables, car il est

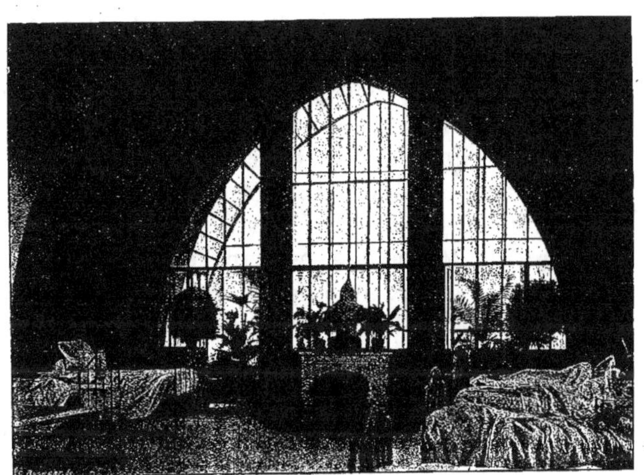

Fig. 45. — Hôpital Boucicaut. Le lit du malade.

inutile de les recouvrir de toile ; l'air y circule librement et le nettoyage en est très facile.

Le vieux sommier en bois recouvert de toile et à ressorts devrait être banni de toute habitation : c'est un réceptacle de poussières et de vermine. La *paillasse*, remplie de feuilles de maïs ou de paille, a au moins l'avantage d'être détruite facilement par le feu et renouvelée sans grands frais.

Donc, sommier métallique, de préférence à lames.

Le matelas peut être en plume, en laine ou en crin. Les matelas de plume, si répandus dans nos campagnes, doivent être abandonnés. Ils sont trop mous ; or, ce que l'on recherche dans le sommeil, c'est un repos salutaire et non un amollissement nuisible. Le matelas de plume a l'inconvénient d'être trop chaud ; il provoque des sueurs chez le phtisique, sueurs toujours nuisibles.

La laine des matelas contient une grande quantité de substances azotées et sulfurées et devient un terrain propre aux fermentations. Aussi, ces matelas doivent-ils être fréquemment refaits, les enveloppes changées, la laine battue et cardée et, encore mieux, désinfectée. A Leysin, on emploie le matelas de crin. Ces matelas nous semblent moins chauds, par suite moins congestifs, et plus propres que la laine.

Les traversins et les oreillers doivent être également en crin. Chez certains tuberculeux et chez beaucoup de personnes normales, l'oreiller de laine congestionne la tête et occasionne des rêves pénibles et fatigants.

Les draps de lit seront en toile de lin. On ne saurait assez recommander de les aérer le matin : aussi est-ce une précaution très salutaire d'obliger les malades à découvrir entièrement le lit pendant une heure ou deux.

Les couvertures de laine sont le meilleur revêtement pour la nuit. Elles doivent être très larges pour éviter tout refroidissement au tuberculeux, quand la température s'abaisse. Il ne faut pas multiplier les couvertures de laine ; leur poids excessif peut occasionner des sueurs au malade.

Nous croyons préférable d'employer les édredons, d'un puissant effet pour la conservation du calorique. Les édredons en duvet léger, sec, et volumineux, tels qu'on les faisait autrefois, valent mieux que les couvre-pieds modernes, certainement plus élégants, mais moins hygiéniques où l'air ne peut circuler.

Disposition du lit.

Dans notre plan, la fenêtre est dans un coin de la chambre, et non au milieu. Le lit n'est pas placé face à la fenêtre, mais du côté opposé. Nous avons cru diminuer ainsi les dangers, du reste fort problématiques, du courant d'air. La fenêtre, se trouvant vis-à-vis la porte, il arrive une ventilation très faible et sans courant d'air froid, le radiateur de chauffe étant interposé entre la fenêtre et cette porte.

Table de nuit.

Les tables de nuit existent ouvertes ou fermées.

La table de nuit fermée, très employée, devrait être bannie du sanatorium. Quelque soit son élégance, malgré le soin apporté à son revêtement intérieur, ce modèle devient bientôt sale. Dans tous les cas, il est toujours d'un nettoyage très difficile.

Dans la plupart des hôpitaux parisiens, on emploie un appareil en fer, fort incommode, fermé sur trois de ses côtés. L'administration de l'Assistance publique a préconisé, récemment, l'emploi de tables de nuit en métal, dont toutes les faces sont mobiles et fixées par un bouton d'arrêt. La mobilité extrême des faces rend ces tables souvent incommodes; leur obturation partielle les rend toujours malpropres.

La table de nuit entièrement ouverte est très recommandable. Le modèle employé à l'hôpital Boucicaut est très élégant et très propre. Il se compose de quatre montants en fer creux, reliés sur la hauteur par deux cours de traverses en fer. Ces traverses supportent deux tablettes de faïence blanche. Il est préférable pour le coup d'œil et la propreté de peindre les armatures en fer d'un ton vert clair.

PAS DE TENTURES DANS LES CHAMBRES

Pas de rideaux au lit.

Les rideaux, chers aux sœurs hospitalières dans nos vieux hôpitaux, sont interdits au sanatorium.

Ils retiennent la poussière dans leurs plis nombreux. Ils empêchent l'arrivée de l'air vivifiant jusqu'au malade pendant la nuit. Les rideaux contribuent à augmenter la moiteur si fréquente et si nuisible chez le tuberculeux. Dans quelques pays, le moustique étant endémique, on emploie, pendant les grandes chaleurs, des rideaux en gaze légère, dits moustiquaires. Leur emploi est nécessaire.

Toutes tentures décoratives doivent être également supprimées.

Réceptacles à poussières, leur plus grand inconvénient est d'arrêter les rayons solaires et de diminuer énormément l'intensité lumineuse de la chambre. Le tuberculeux doit vivre dans la plus grande lumière. Pour éviter l'arrivée directe d'un soleil trop chaud, on peut mettre aux fenêtres de petits rideaux en cretonne, blancs, ou d'un ton très clair et lavés fréquemment. On les pose sur un simple bâton avec anneaux.

Pas de cadres dans les chambres.

Ils arrêtent trop facilement les poussières et gênent le nettoyage. Beaucoup de chambres de sanatorium deviennent ainsi un petit musée, peut-être artistique; mais un tel encombrement est peu recommandable.

INSTALLATION ÉLECTRIQUE

1° Éclairage électrique.

Dans chaque chambre, il faut placer une lampe électrique au plafond. Le nombre de bougies variera avec l'étendue de la pièce. Ajoutons-y une lampe mobile avec pied, pouvant être placée indifféremment sur la table de nuit ou la table de travail.

Dans un sanatorium populaire, comme pour gens aisés, il faut obliger les malades à éteindre les lampes à une heure déterminée. Raison d'économie, mais aussi certitude que le malade profite de la nuit pour se reposer.

2° *Sonnette d'alarme.*

Un bouton ou sonnette électrique est placé dans chaque chambre à la tête du lit. Il correspond à un grand casier individuel pour chaque étage et la personne de garde peut répondre aussitôt à l'appel.

Telle doit être la chambre du malade tuberculeux. Les conditions exigéees sont celles de toute chambre hygiénique, avec quelques exigences toutes particulières que nous avons cru utile de développer.

Ce type de chambre ne doit pas se réaliser seulement au sanatorium, mais partout où habite un malade atteint d'affection contagieuse comme la tuberculose. Ces notions d'hygiène doivent toujours être prises en sérieuse considération dans la construction des maisons modernes. Faites du style, mais faites aussi un peu d'hygiène.

CHAPITRE V

DES MOYENS DE DÉSINFECTION DES EAUX-VANNES ET DES MATIÈRES DE VIDANGES

L'évacuation et la destruction bactérienne des eaux usées et des matières de vidange constitue sans contredit un point capital dans l'hygiène du sanatorium. Si cette question est négligée ou mal résolue, toutes les mesures sanitaires recommandées perdent de leur valeur. Et certains critiques diront : le sanatorium par ses eaux de déchet peut devenir une source d'infection pour les pays voisins. Bien que l'on ait démontré que ce danger est plus fictif que réel, l'objection peut être soulevée par l'opinion publique mal éclairée et constituer un obstacle sérieux à la généralisation des sanatoriums dans les différentes parties du territoire français. Dans ces conditions, il est naturel de voir les hygiénistes s'occuper de cette question avec l'intérêt le plus vif et le plus justifié. Les pouvoirs publics eux-mêmes, pénétrés de l'importance, de la valeur thérapeutique et sociale du sanatorium, exigeront que tout établissement de ce genre quelle qu'en soit l'importance offre une garantie suffisante aux habitations ou pays avoisinants. Décrire et discuter les moyens de désinfection des produits de déchet, eaux et vidanges, nous semble à l'heure actuelle compléter le but du sanatorium, école d'hygiène publique et privée.

Nous étudierons successivement les procédés de désinfection employés à notre époque ; nous verrons l'application qui en a été faite et chercherons à en faire ressortir des conclusions pratiques.

I. — **Procédés physiques.**

DÉVERSEMENT AUX COURS D'EAU

Le système le plus répandu, c'est le *déversement direct des eaux et vidanges dans les cours d'eau*. C'est le procédé le plus employé dans les anciens sanatoriums étrangers et dans beaucoup de petits sanatoriums français. Les égouts aboutissent directement aux cours d'eau, généralement à quelques centaines de mètres au-dessous du village voisin.

Autrefois à Paris les égouts, construits perpendiculairement au cours de la Seine, venaient déboucher dans toute la traversée de la ville. Actuellement, grâce aux collecteurs parallèles au fleuve, on a pu éviter la pollution dans Paris même. Mais elle se produit en aval et crée un danger sérieux pour les rivevains. — A Munich et en particulier au sanatorium municipal de cette ville, à Harlaching, les eaux d'égout sont déversées dans l'Isar dont le courant est très rapide. Les eaux y sont diluées dans près de quatre mille fois leur volume d'eau du Rhin. Si le danger est nul dans ce cas, comme le prétend l'école de Pettenkofer, en réalité le danger augmente quand le débit du courant diminue pendant l'été. Alors les eaux contaminées sont plus ou moins stagnantes et l'infiltration des sources voisines devient possible. Outre la dilution, Pettenkofer attache une grande importance à l'assainissement spontané des cours d'eau. Le fait est certain. Grâce à des causes multiples d'ordre chimique, physique et biologique, la teneur en bactéries, en matières putrides s'abaisse rapidement; mais la résistance du bacille de Koch doit faire considérer ces eaux ainsi polluées comme malsaines.

APPAREIL DE CLARIFICATION

L'*épuration mécanique* est un procédé de désinfection déjà plus en rapport avec les conceptions et les désirs de l'hygiène moderne. Elle comprend deux procédés souvent associés : la *décantation* et la *filtration*.

Le type est représenté par l'*appareil de clarification* installé dans un grand nombre de sanatoriums allemands par la compagnie générale *Erich Merten et Cie* à Berlin.

Les eaux de déjection sont conduites dans l'appareil de clarification au moyen d'un *système de canalisation pneumatique*. Dans un *puisard* qui sert à séparer par voie de sédimentation les matières tenues en suspension se trouve l'*éjecteur* destiné à enlever les eaux. Celles-ci entrent par un tuyau de communication dans l'éjecteur. Quand il est rempli, il se produit automatiquement une pression d'air qui chasse les eaux et les envoie au moyen d'un tuyau enfoncé dans le bassin de clarification. Aussitôt que l'éjecteur est vide, la pression est interrompue également d'une façon automatique. Pour éviter un refoulement des eaux sales pendant la période de remplissage, les ouvertures sont munies de clapet. L'éjecteur fonctionne automatiquement et n'exige aucune surveillance. Parmi les nombreux avantages de ce système de canalisation, il y a lieu de signaler son indépendance absolue de la conformation du terrain, car il est seulement nécessaire de partager la localité selon sa configuration en sections plus ou moins grandes et de placer des éjecteurs sur les points les plus bas. On peut, en outre, se servir de tuyaux de faibles dimensions, qu'il suffit de placer à l'abri de la gelée et qui n'exigent que rarement un rinçage complet. Personne en outre n'a l'occasion d'entrer en contact avec les eaux de déjection.

Les eaux arrivent ainsi à l'*appareil de clarification*. Il se compose :

1° D'un *bassin de sédimentation*. Les eaux de déjection le traversent avec une vitesse assez faible pour que les matières qui s'y trouvent en suspension se déposent en quantité aussi considérable que possible ;

2° De là les eaux ainsi clarifiées traversent :

— Un autre *bassin garni de cailloux* pour les débarrasser de ce qu'elles pourraient contenir encore de matières solides.

— Puis un *filtre de sable* destiné à ménager surtout les autres parties de l'installation, c'est-à-dire :

— Les *filtres de coke* ou *chambres d'oxydation* où les eaux sont abandonnées à elles-mêmes pendant plusieurs heures. Pendant qu'un filtre à coke fonctionne l'autre se repose, de façon à pouvoir être soumis à une régénération par voie biologique et chimique (filtration intermittente).

3° L'*eau* qui sort des appareils est ensuite *dirigée dans des fossés* par lesquels elle *pénètre peu à peu dans le sol*. Comme elle est débarrassée de toutes les matières grasses mucilagineuses que contiennent toujours plus ou moins les eaux de déjection, il n'y a pas à craindre que la surface des canaux d'irrigation se bouche.

Ce procédé d'épuration mécanique, comprenant d'abord une décantation des parties solides, puis une filtration plus ou moins complexe, est très usité à l'étranger.

Au sanatorium bernois d'Heiligen-Schwendi, on a adopté simplement le système diviseur avec fosse de décantation. Là pas de filtration artificielle.

Au sanatorium de la Croix-Rouge sur le lac de Grabow, près d'Oranienbourg, la purification des eaux d'égouts (détritus variés et matières fécales) se fait en partie au moyen d'une irrigation du sous-sol et en partie au moyen d'un bassin de clarification (système biologique) fourni par la maison Merten. Ce bassin se trouve situé au sud-ouest sur des dunes, d'où les eaux une fois clarifiées se réunissent à celles qui ont servi à l'irrigation du sous-sol. Tous les détritus, y compris les matières fécales, sont d'abord réunis dans un premier bassin situé entre l'établissement et le bassin de clarification où ils sont envoyés au moyen d'air comprimé d'après le système Merten. Vu la grande perméabilité du sol, l'eau se perd par voie d'infiltration avant de gagner le voisinage du lac. La force motrice est fournie par une machine à vapeur.

Au sanatorium de l'arrondissement d'Altena (Westphalie), près de Lüdenscheid, les eaux sont conduites par des tuyaux en brique dans des bassins de clarification.

Au sanatorium « Sonnenberg » de l'arrondissement de Sarrebrück, l'écoulement des eaux se fait par voie d'irrigation après clarification mécanique préalable.

A l'hôpital de la ville de Hambourg, à Eppendorf, les eaux de déjections de tous les pavillons, excepté la section des maladies contagieuses et épidémiques, sont dirigées après clarification préalable dans le réseau d'égouts municipal. Les déjections franchement infectieuses, telles que les selles des typhiques, le sputum des tuberculeux..... sont l'objet d'une désinfection soigneuse dans leurs récipients respectifs.

Dans certains sanatoriums allemands, l'appareil clarificateur est modifié en ce sens que la matière filtrante est de la *tourbe*.

Ainsi au sanatorium populaire de Planegg, près Munich, pour les filtres on emploie la poussière de tourbe.

Au sanatorium populaire de Ruppertshain, dans le Taunus, les lieux d'aisance sont à la tourbe. On y vide aussi les vases de nuit et les crachoirs. Les eaux des bains et des cuisines sont conduites au sud des bâtiments, passées au filtre et déversées sur les prés situés au-dessous. On étudie en ce moment un autre procédé pour l'enlèvement des matières fécales.

Au sanatorium d'Albertsberg, près d'Auerbach (Saxe), les lieux d'aisance sont aménagés à la tourbe et fonctionnent automatiquement. L'écoulement des eaux se fait au moyen de canaux qui les conduisent sur une prairie tourbeuse où elles s'infiltrent dans le sol. Les crachoirs sont versés aux lieux d'aisance.

L'épuration mécanique est un procédé de désinfection insuffisant et souvent infidèle. Insuffisant, le bacille de Koch résistant deux mois dans l'eau stérilisée et plus de 120 jours dans un milieu en putréfaction ; la décantation seule ne peut donc offrir une réelle garantie contre la pollution des cours d'eau. Procédé infidèle, la filtration sur sable, argile ou charbon, analogue à celle employée pour assurer l'eau d'alimentation, présentant de grandes difficultés. Les filtres sont rapidement encrassés et toutes les matières solubles putrescibles passent presque en totalité. Quant à la filtration par la tourbe, telle qu'elle est employée en Allemagne, les observations de Gartner sont peu favorables à l'emploi de cette substance qui n'agit qu'en milieu acide.

CUISSON DES MATIÈRES FÉCALES

La désinfection des eaux d'égout et des matières fécales *par le feu* est un procédé peu usité à notre époque.

Au sanatorium d'Oderberg dans le Harz, le contenu des crachoirs est mélangé avec de la poussière de tourbe et ensuite brûlé.

La *maison Rietschel et Henneberg de Berlin* a fait construire des appareils pour la stérilisation des matières fécales, appareils basés sur la *cuisson* de ces produits.

L'appareil « *à cuire les matières fécales* » consiste essentiellement en un vase en fonte de forme cylindrique, pourvu d'un couvercle mobile ainsi que d'un tuyau et d'un appareil de chauffage qui sert à la cuisson du contenu. Le dernier appareil est formé soit par un double fond où arrive la vapeur sous pression, soit par un foyer direct au charbon. On a donc deux formes d'appareil : l'un est un appareil à cuire les matières fécales à vapeur sous pression, l'autre un four de cuisson à foyer direct. Les deux appareils fonctionnent également d'une façon sûre et rapide, dix minutes environ après l'ouverture de la soupape à vapeur ou l'inflammation du contenu du vase à cuire. Une cuisson de cinq minutes suffit pour assurer la destruction certaine de tous les germes des matières fécales. On ajoute à la masse 5 pour 100 de potasse afin que la cuisson se fasse sans odeur et que le résidu puisse être abandonné en liberté par le plus court chemin.

Le *Dr A. Bréchot* a imaginé un appareil qui, grâce à une incinération prompte et parfaite, permet la destruction absolue des matières de vidange sans contact avec l'atmosphère :

Description de l'appareil et fonctionnement.

L'appareil se compose d'une tinette T d'un genre spécial placée à la façon habituelle à la partie inférieure des conduites amenant les matières. Cette tinette T comporte un foyer comme le montre la gravure.

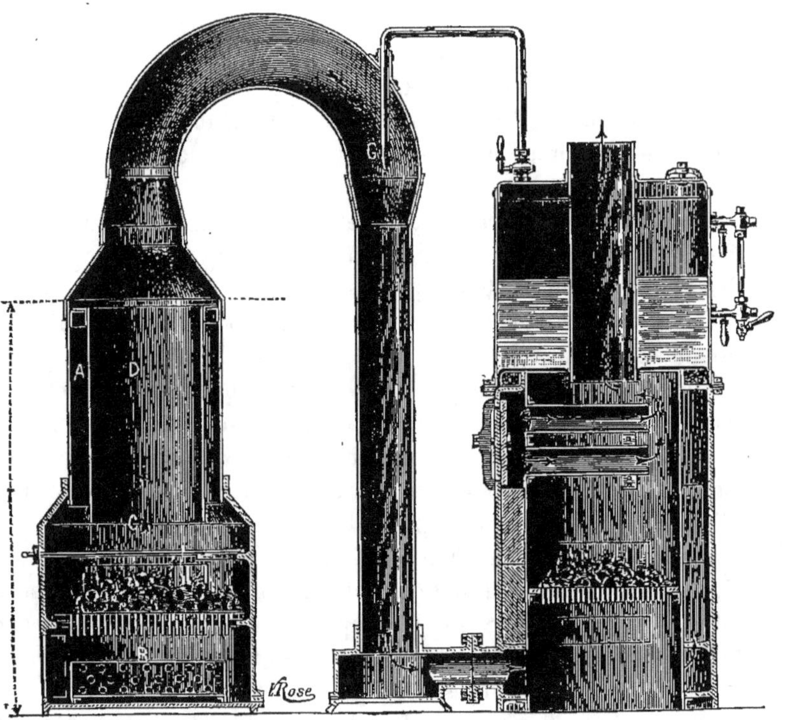

FIG. 46.

Les matières liquides sont séparées pendant la chute des matières solides et s'écoulent par l'espace libre A dans le réservoir B où elles se désinfectent avant de se rendre à l'égout ou partout ailleurs ; les matières solides sont retenues sur un filtre à charbon C.

Les difficultés rencontrées jusqu'ici avaient été de trouver un tirage suffisant qui permit de brûler ces matières complètement sans odeur ni fumée. Le dispositif présenté permet d'atteindre ce but, grâce à un tirage intensif produit par une trompe à eau ou à vapeur G. En effet, lorsque le réservoir D où s'accumulent les matières solides est plein, on raccorde la partie supérieure de la tinette au moyen de tuyaux aménagés à cet effet et hermétiquement clos, à un carburateur portant les gaz à une température telle, que les principes nuisibles et miasmes contenus soient complètement détruits. Puis on allume le charbon C qui repose sur la grille du foyer ; le feu se communique aux matières et les gaz provenant de la combustion de ces matières sont envoyés par la trompe G au dit carburateur. Celui-ci se compose d'un foyer intérieur à double enveloppe, disposé de telle façon que les gaz circulent autour de ce foyer sur des briques réfractaires ; une série de chicanes forcent ces gaz à séjourner un temps suffisant au contact de ces briques. Ces gaz se rendent ensuite, en passant dans des tubes réfractaires rougis à blanc, en I au-dessus de ce foyer, activent fortement le tirage de ce deuxième foyer qui, par cela même, porte les briques et les tubes à une température très élevée, suffisante pour détruire les miasmes délétères dont nous avons parlé.

Toutes les matières sont ainsi réduites en cendres absolument inoffensives. L'opération se fait sans la moindre odeur et sans aucune fumée.

On peut dans une agglomération d'individus : hospice, caserne, collège, etc., avoir plusieurs tinettes placées au bas des conduites principales ; un seul carburateur est suffisant pour toutes ces tinettes.

Si on admet que *60 kilos de matières correspondent à 400 individus,* on voit qu'une seule tinette sera suffisante pour 400 individus en faisant l'incinération tous les jours.

Nota. — Il est à remarquer que cette opération est très peu coûteuse et revient à 1/2 centime par homme et par jour.

ll. — **Procédés chimiques.**

ÉPURATION MÉCANICO-CHIMIQUE

Ce traitement des eaux-vannes est basé à la fois sur l'action mécanique, c'est-à-dire décantation ou filtration, et l'action chimique. Les substances chimiques employées ont autant pour but de précipiter les matières insolubles que de servir à l'oxydation et par suite à la transformation du dépôt formé.

Ce double procédé mécanique et chimique, expérimenté ces dernières années à Francfort, a été appliqué au sanatorium de Falkenstein dans le Taunus en 1883, et plus récemment au sanatorium lyonnais d'Hauteville dans l'Ain.

Sanatorium d'Hauteville.

(Extrait de l'organisation au sanatorium d'Hauteville. Dr Dumarest, 1900.)

L'organisation des égouts comprend *deux systèmes de canalisation* parallèles, fermés, et entièrement distincts.

1° Le premier reçoit les eaux des toits, les eaux pluviales, les caniveaux de la terrasse et les eaux de la buanderie (le linge est désinfecté à l'étuve avant d'être lavé), ainsi que les bornes-fontaines extérieures et les robinets de purge des machines.

2° Au deuxième aboutissent les water-closets, lavabos, bains, les eaux de toilette et de cuisine, les eaux des laboratoires, enfin le contenu de l'appareil à désinfecter les crachoirs, bien qu'il soit déjà stérilisé.

Ce dernier égout aboutit à une fosse en maçonnerie du fond de laquelle part un tuyau de plomb de $0^m,04$, destiné à régulariser le débit qui doit être constant au niveau de l'appareil épurateur.

Au delà de cet appareil, les deux égouts se réunissent pour n'en former qu'un seul qui va se déverser au prochain torrent.

Appareil épurateur. — Cet appareil imaginé et construit par M. *Howatson* est basé sur :

1° La *filtration par des matières appropriées.*

2° *L'oxydation du « servage »* à l'aide d'une substance oxydante mélangée aux couches filtrantes. Cette substance est un peroxyde de fer (oxyde magnétique, *ferozone*) qui jouit de la propriété d'absorber des volumes de gaz considérables. L'oxygène se régénère par le simple contact de l'air atmosphérique et se restitue ensuite graduellement au fur et à mesure du passage du servage. D'après le rapport du P⟨r⟩ Pouchet au Comité consultatif d'hygiène de France (29 juillet 1895), ce ferment de la nitrification se développe avec une intensité remarquable dans la masse filtrante et les éliminations s'élèvent à 80 pour 100 des matières organiques et à 99,5 pour 100 des microbes.

L'appareil installé à Hauteville est capable d'épurer une masse totale de 15 mètres cubes par 24 heures. Il exige une main-d'œuvre d'une heure environ par jour, à un homme. Cet appareil est reporté à une certaine distance devant l'établissement.

Sanatorium de Falkenstein.

(Extrait du rapport de M. Belouet sur « Quelques hôpitaux en Allemagne ». Paris, 1892.)

Ce système, dû à l'architecte H. Lindley en 1883, fonctionne dans la perfection et les eaux traitées ne révèlent à l'analyse aucun principe dangereux.

Fort simple et relativement peu coûteux, il pourrait s'appliquer heureusement dans certains de nos établissements situés hors Paris.

Toutes les eaux de l'établissement, aussi bien les eaux ménagères que celles des cabinets d'aisances, les eaux de toilette, etc., sont réunies dans une sorte de collecteur général, où sont aussi projetées les matières fécales.

Toutes ces eaux sont dirigées sur un petit bâtiment bien isolé

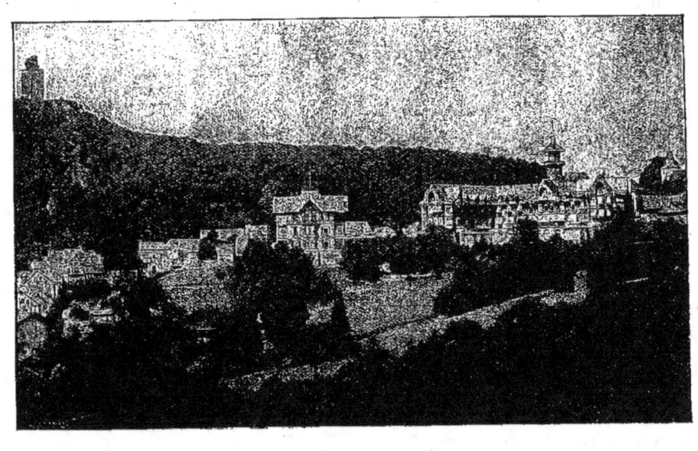

dans les bois et renfermant deux bassins en ciment, d'une dimension suffisante pour recevoir chacun toutes les eaux sales produites par l'établissement en l'espace de 24 heures. Ces deux bassins sont mis en communication par un siphon qui se trouve dans une sorte de petit caveau étanche et facilement accessible.

Dans ce caveau est un récipient renfermant une solution concentrée de *sulfate d'alumine,* dont le prix en Allemagne est fort peu élevé. Ce récipient est en communication avec le siphon au moyen d'un tube de petit diamètre par lequel le sulfate d'alumine est aspiré et se mélange au passage avec les eaux qui vont remplir le deuxième bassin. De ce second bassin, où elles ne séjournent que 24 heures, les eaux sont amenées par une canalisation dans un autre bâtiment semblable au premier, mais renfermant quatre bassins de décantation où elles peuvent reposer au moins 48 heures.

Au bout de ce temps, les matières en suspension ont été précipitées par le sulfate d'alumine, et les eaux sortent de leur bassin relativement claires et dépourvues de tout principe nuisible. Elles s'écoulent alors dans la propriété, où elles accomplissent encore à l'air libre un assez long parcours, et de là regagnent par les fossés des routes les ruisseaux voisins.

Les matières précipitées au fond des bassins sont enlevées tous les huit jours environ, mises en cavaliers dans la prairie voisine et recouvertes de terre, sur laquelle on sème des plantes vivaces. Au bout d'un an ou deux, ces cavaliers sont démolis, et la terre en est répandue dans la propriété ou bien transportée dans les champs avoisinants.

Depuis 1883, ce système fonctionne à la grande satisfaction de l'établissement et des voisins immédiats.

ÉPURATION CHIMIQUE PURE

Le traitement des eaux-vannes en général et des matières fécales en particulier par les substances chimiques usuelles « ne « répond pas aux trois desiderata des hygiénistes : débarrasser

« l'eau des matières organiques, — supprimer les germes pa-
« thogènes, — être d'un emploi économique. La chaux, l'alun,
« les sels de fer constituent la base de toutes ces méthodes,
« mais, en réalité, on obtient ainsi une certaine clarification,
« non une purification réelle » (Langlois, Précis d'hygiène).

Le *lait de chaux* très employé autrefois est mélangé avec les
matières fécales au fur et à mesure de leur arrivée dans des
bassins dits d'épuration. La chaux est un bon désinfectant.
Mais son action pathogène ne se manifeste qu'à des doses suffisantes, 500 grammes par mètre cube pour tuer les germes.
Elle a un double inconvénient, sans compter son prix de revient. Elle ne précipite pas les matières organiques dissoutes
et par suite son action sur elles est très limitée. De plus, son
action est éphémère, car elle se transforme rapidement en carbonate. De là, la nécessité de décanter immédiatement l'eau
épurée.

On préfère généralement le *sulfate de fer*. Il précipite en
quantité les matières organiques et les bactéries sont tuées
rapidement ou entraînées par le précipité. Quatre à cinq cents
grammes de sulfate de fer sont nécessaires par mètre cube.

De tous les agents de désinfection, le meilleur, non seulement pour les crachats, mais surtout pour le contenu des fosses
d'aisances, est certainement le *sulfate de cuivre*. Son prix est
modéré, 0 fr. 60 le kilogramme.

D'après Langlois, « en vingt-quatre heures, on obtient une
« désinfection suffisante avec 7 grammes à 8^{gr},50 de sulfate de
« cuivre pour 1 000 centimètres cubes de matières, soit 7 kilo-
« grammes à 8^{kgr},500 pour un mètre cube ».

Ce procédé est surtout avantageux pour les selles typhoïdi-
ques et cholériques plus fluides et plus sensibles par leur nature
bactérienne à l'action du sulfate de cuivre. Chez les tuberculeux les selles sont beaucoup plus résistantes à l'action de ce
procédé.

Dans un sanatorium, les procédés purement chimiques ne
peuvent être que temporaires, employés, par exemple, comme
désodorisants, ou considérés comme complément indispensable

de l'épuration mécanique, telle qu'elle est usitée à Falkenstein et à Hauteville.

III. — **Procédés biologiques.**

ÉPURATION BIOLOGIQUE ARTIFICIELLE

Fosse Mouras. — L'épuration bactériologique pure, c'est-à-dire basée sur l'action dissolvante et transformatrice des microbes anaérobies, est représentée dans son type le plus simple par la *fosse Mouras.* Système ingénieux d'origine française, qui a servi de point de départ à la vulgarisation des fosses dites septiques, très employées à l'étranger surtout en Angleterre.

Les fosses Mouras constituent une sorte de tout à l'égout. Elles se composent d'une fosse étanche dans laquelle plongent un tuyau de chute et un tuyau d'amenée d'eau. Elles ont, en outre, un trop plein par lequel s'écoule l'excès d'eau. Leur inconvénient principal est de nécessiter, pour leur bon fonctionnement et pour empêcher le dégagement d'émanations nauséabondes, une quantité donnée d'eau. Sinon la fosse Mouras redevient une fosse fixe avec tous ses inconvénients.

Le principe de la fosse Mouras est appliqué au *sanatorium bâlois populaire de Davos-Dorf* :

Chacun des deux systèmes de water-closets et lavabos représente une tour, qui aboutit à une fosse Mouras.

Celle-ci se compose d'une tonne en fonte, d'une contenance de deux mètres cubes environ. La *fermentation* qui s'y développe à l'obscurité détruit les bacilles et le contenu se divise spontanément en *trois zones* :

Le dépôt qui occupe le fond et doit être évacué (tous les trois ans) ;

Les parties solides (papiers) surnagent et se résolvent peu à peu en petits fragments ;

Le tiers moyen est liquide et s'échappe par le tube de départ qui rejoint à quelque distance le conduit provenant directement des bains et de la cuisine.

L'égout collecteur qui en résulte est déversé dans le torrent de la Fluela.

(Extrait de l'hospitalisation des tuberculeux à l'étranger. — DUMAREST.)

Filtres aérobies. Lits bactériens. — *Dibdin,* chimiste anglais, pensant que les bactéries contenues dans les eaux d'égoût sont les agents actifs de l'épuration, a fait établir à Barking près de Londres une série de « *filtres aérobies* ». Filtres formés d'un lit de coke recouvert de cailloux et ayant une hauteur de un mètre. Les matières insolubles des eaux sont d'abord précipitées

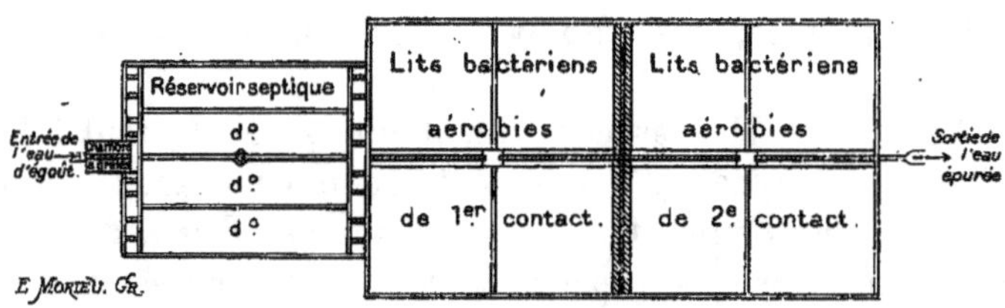

FIG. 48. — Schéma d'une installation par réservoirs septiques avec double contact sur lits bactériens-aérobiens.

(Extrait d'un rapport du Dr Calmette, de Lille, sur les procédés biologiques d'épuration des eaux résiduaires. *Revue d'hygiène,* 20 mars 1901.)

par la chaux et le sulfate ferreux. Les eaux, ainsi décantées, traversent les filtres et sont drainées par un système de tuyaux en terre cuite. Mais ces filtres ne peuvent fonctionner que d'une façon intermittente pour permettre aux aérobies de détruire le dépôt formé par les matières en putréfaction : de là leur nom de « *lits bactériens* ». Sans ce repos les filtres s'encrassent et le colmatage les empêche de fonctionner.

Fosses septiques et lits bactériens aérobies multiples. — *Cameron* a modifié le système Dibdin en ce sens qu'il lui emprunte les filtres aérobies. Mais les eaux d'égout séjournent d'abord, 24 heures en moyenne, dans des *fosses septiques* « *septic tank* » analogues à la fosse Mouras. Ces fosses constituent un excellent milieu de culture pour les microbes anaérobies qui y solubilisent les matières insolubles. Ces *produits* sont définitivement *oxydés dans les lits bactériens sous l'action des aérobies.* L'épuration est alors complète.

C'est ce procédé mixte (fosse septique ou septic tank et lits bactériens aérobies multiples) qui est mis en usage *dans la ville de Manchester.* Il est connu sous le nom de *procédé bactérien anaérobie avec double contact aérobie.* :

— Les eaux d'égout traversent d'abord une chambre à grilles où elles déposent leurs parties lourdes (sables, pierres, etc.);

— De là elles parcourent une série de fosses septiques *ouvertes,* analogues aux bassins de décantation. Sous l'action de la fermentation anaérobie rapide qui s'y développe et grâce à l'abondant dégagement de gaz qui en est la conséquence, ces fosses se recouvrent bientôt d'un enduit épais qui forme une croûte à la surface. Colmatage naturel, indispensable pour la solubilisation complète des matières insolubles dans ces fosses. Après 24 heures de séjour dans le septic tank, les eaux traversent successivement des lits bactériens aérobies. Vastes bassins remplis de scories ou de mâchefer où l'eau est répartie en couche mince sur la plus large surface possible. Là, sous l'action de l'oxygène de l'air et des microbes nitrifiants, les matières organiques, dissoutes préalablement dans les fosses septiques, passent à l'état d'ammoniaque et de nitrates. Quant aux germes nocifs, au sortir des lits aérobies à double contact, leur nombre n'est plus à la sortie que de 5 à 10 pour 100 du nombre total des germes de l'eau brute oscillant entre 5 millions et 7 à 10 millions par centimètre cube.

Mais ce système, comme celui de Dibdin ou de Cameron, a l'inconvénient de ne fonctionner que d'une façon intermittente. Il faut aux lits bactériens des périodes de repos fréquentes et prolongées. Sinon les microbes aérobies nitrifiants, privés d'air, finissent par disparaître.

On a cherché en Angleterre à remédier à cette intermittence obligatoire et à obtenir une oxydation rapide et continue des matières organiques de l'eau d'égout. Les *systèmes (Wittaker-*

Bryant ou Ducut) utilisés sont peu pratiques. Leur installation est coûteuse et la nécessité d'amener l'eau à une température déterminée pour activer la fermentation est un obstacle à leur vulgarisation.

ÉPURATION PAR LE SOL

C'est un fait d'expérience très ancien que les eaux sont susceptibles de s'assainir spontanément par leur passage à travers le sol. Il existe en effet dans la terre des microorganismes, algues ou bacilles spéciaux qui oxydent constamment les matières organiques ; amenant l'azote organique et l'ammoniaque à l'état de nitrites et de nitrates (ferments nitreux et nitrique), le carbone à l'état d'acide carbonique, oxydant l'hydrogène pour former de l'eau. C'est la *théorie biologique de la nitrification* que Pasteur entrevoyait et que Schloesing et Müntz ont définitivement établie. Cette épuration n'est possible que dans certaines conditions : le sol doit être perméable et très poreux, l'irrigation intermittente, pour permettre à l'eau d'amener aux microbes aérobies l'oxygène de l'air nécessaire pour les phénomènes d'oxydation. L'alcalinité des terres est aussi une bonne condition.

Le procédé le plus simple d'épuration par le sol est *la filtration.*

Au sanatorium populaire de Loslau (Haute-Silésie) les eaux d'égout, qui sont préservées autant que possible d'un mélange avec les eaux pluviales, sont conduites à environ 400 mètres de l'établissement sur une pente boisée où elles se déversent.

Au sanatorium municipal de la ville de Berlin à Malchow, une conduite enlève les eaux de déjection et les conduit sur un terrain éloigné.

L'épuration par ce procédé est très illusoire. La filtration n'a pas lieu d'une manière permanente ; le sol étant rapidement saturé, les phénomènes d'oxydation cessent de se produire.

L'*irrigation* est un procédé supérieur. Son but est double :

épurer les eaux-vannes, utiliser leurs richesses en matière organique (Langlois).

Au sanatorium de l'office d'assurance de Berlin à Beelitz, près de Postdam, il est prévu l'établissement d'un champ d'irrigation situé à 3 kilomètres de l'établissement.

Au sanatorium Sophie à Tannroda, près de Weimar, les matières fécales sont recueillies dans des tonneaux en fer et employées dans l'agriculture. Les eaux sales sont conduites au moyen de tuyaux dans la vallée où elles servent à l'irrigation, après avoir été débarrassées au préalable de leurs éléments putrides dans des bassins.

L'*épandage,* tel qu'il est pratiqué à Gennevilliers et à Achères, n'est qu'une forme très inférieure d'irrigation. Ce procédé tend à devenir de jour en jour plus défectueux, étant donnée la dis-proportion considérable entre la capacité des eaux-vannes affluentes et la puissance absorbante et par suite épuratrice du terrain. L'avenir est aux procédés biologiques moins coûteux et utilisant moins de terrain.

SYSTÈME MIXTE : FOSSES SEPTIQUES ET PUITS ABSORBANTS

M. Belouet, architecte de l'Assistance publique de Paris, a préconisé un système mixte :

Fosses septiques où les matières organiques solides en suspension se liquéfient et où les eaux subissent un commencement d'épuration par les bactéries ; *puits absorbants,* foncés dans les sables, pour achever l'épuration bactérienne.

Ce procédé est employé au sanatorium de la ville de Paris à Angicourt.

Le but est de remplacer le tout à l'égout. Toutes les eaux et produits excrémentitiels du sanatorium sont collectés dans un conduit qui se dirige vers la partie Sud-Ouest de l'établissement. Ces produits arrivent dans un *puisard étanche* situé à 150 mètres environ de l'aile gauche du sanatorium.

Sanatorium d'Angicourt (Oise)

EAUX-VANNES

Fosses septiques et puits absorbants.

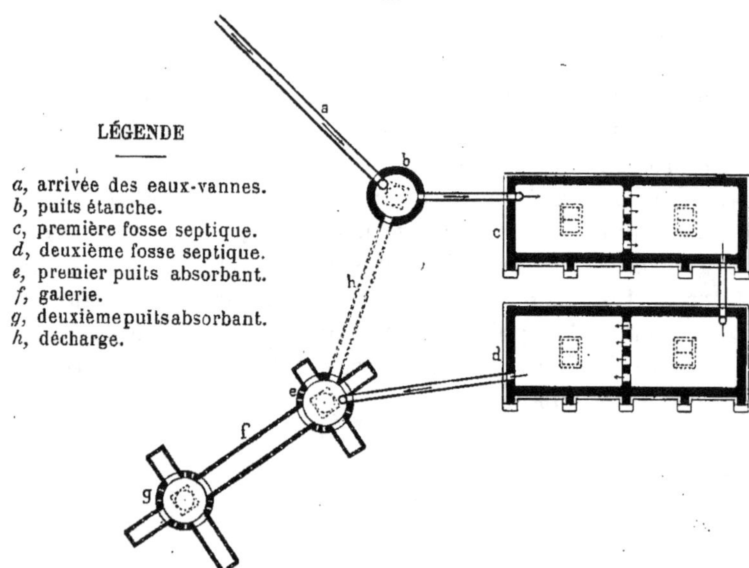

Fig. 49. — PLAN.

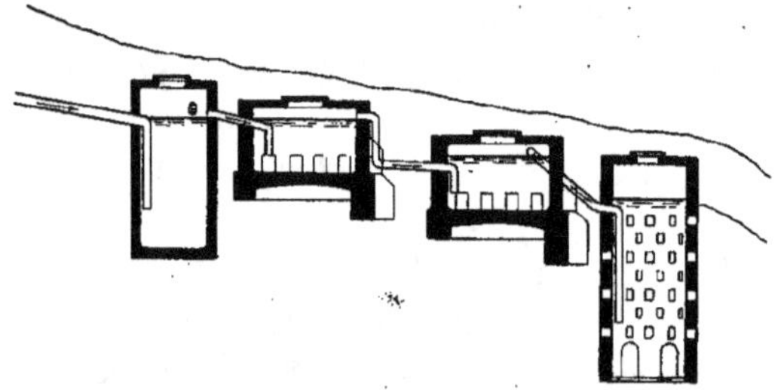

Fig. 50. — COUPE.

Échelle de 0,01 p. mètre.

Vu la distance du puisard, la grande inclinaison du conduit principal (le puits étant en contre-bas), les eaux-vannes arrivent avec force et *très diluées* à un mètre du fond du puisard. Grâce à cette disposition en siphon, la force d'arrivée des eaux est brisée et la violence du courant ne peut empêcher l'action des bassins de sédimentation.

De plus les parties inertes des eaux-vannes, sable, etc..., se déposent dans ce premier puits. Quand le dépôt arrivera jusqu'à l'orifice du conduit le siphon cessera de fonctionner. Mais par un regard situé à la partie supérieure du puits on pourra le nettoyer facilement.

De ce puits part en haut un tuyau qui va à un premier *bassin de décantation double*. Ces réservoirs ne sont que des *fosses septiques étanches et fermées*. Par siphonnement ils sont reliés à un deuxième bassin de décantation double situé en contre-bas du précédent. Dans ces *bassins* dits de *sédimentation* les parties lourdes et très divisées se déposent tranquillement. Ce milieu est alors favorable à l'action épuratrice et longue des anaérobies. On a pu constater que l'eau sortant du deuxième bassin est très claire, mais d'une fétidité extrême. Fétidité qui ne se manifeste pas extérieurement, les bassins, comme tous les autres puits, hermétiquement clos, étant revêtus d'une couche de terre assez épaisse.

De la partie supérieure de la deuxième fosse septique un tuyau amène les produits clarifiés et beaucoup moins pathogènes dans un premier, puis un deuxième puits d'une profondeur de huit mètres. Dans ces *puits dits absorbants* la masse liquide traverse les parois et est absorbée par le sol. Pour augmenter la surface d'absorption, de chaque puits partent des galeries latérales. L'absorption se fait facilement : on a pu constater après quelques mois d'usage qu'aucun produit liquide n'arrive jusqu'au second puits absorbant. Le terrain choisi est en effet très propice. Il est formé sur près de 25 mètres de haut par du sable spécial, sable de verre qui se laisse facilement traverser.

Pour éviter l'afflux trop grand dans les bassins et les puits de l'eau pluvial venant des toits, M. Belouet a imaginé un dispositif spécial. Le premier puisard collecteur et régulateur est relié au premier puits absorbant par un conduit direct dit de décharge. Cette décharge en cas d'orage fonctionnera quand le trop-plein sur le premier bassin coulera à tuyau demi-plein. Cette communication directe n'a aucun inconvénient pour l'épuration des produits putridès. Dans ces cas, du reste rares, la dilution des matières est extrême et rien ne trouble le repos nécessaire aux bassins de décantation (1).

De l'étude de ces divers moyens de désinfection des eaux-vannes et des matières fécales on peut conclure que, dans l'application qui doit en être faite au sanatorium, trois procédés surtout sont à recommander.

L'incinération des matières fécales, avec les modifications apportées par M. Bréchot (suppression des odeurs et fumées), a l'avantage de se conformer au principe de l'hygiène : destruction complète des germes nocifs.

Le système de M. Belouet, *fosses septiques et puits absorbants,* a donné d'excellents résultats à Angicourt. Mais sa vulgarisation est impossible. L'application de ce procédé nécessite une conformation spéciale du terrain : il doit présenter une pente assez forte pour l'écoulement successif des eaux dans les puits et bassins étagés. Il faut de plus que le sol soit suffisamment perméable pour l'absorption, sans être cependant trop perméable afin d'éviter les infiltrations rapides à l'extérieur.

Le procédé le plus en vogue à notre époque est sans conteste celui de la *fosse septique avec double contact aérobie.* Mais, au sanatorium, il faudra établir les fosses septiques à une assez grande distance de l'établissement pour écarter toutes possibilités d'émanations. A cet égard, il semble plus rationnel de ne

---

(1) Dans un sanatorium il sera nécessaire à l'avenir d'éviter la concentration de toutes les eaux en une seule canalisation. La désinfection des produits nocifs sera d'autant plus facile que l'on agira sur une quantité moins grande de liquide. Il nous semble en particulier bien inutile de réunir les eaux pluviales venant des toits aux eaux des bains ou des water-closets.

pas laisser les lits aérobies à l'air libre, et de les fermer complètement.

MM. Calmette et Launay, dans leurs études récentes sur l'épuration bactérienne des eaux d'égouts en Angleterre, ont émis des conclusions en faveur du procédé de la fosse septique avec double contact aérobie. Nous reproduisons ces conclusions, analogues du reste à celles du Local Government Board.

1° Surface nécessaire à l'épuration biologique de 100 000 mètres cubes d'eaux-vannes par jour.

1. — *Réservoirs septiques.*

3 hectares 33 ares de surface.

3 mètres de profondeur.

(Capacité totale étant égale à la production journalière des égouts).

2. — *Lits bactériens aérobies.*

Surface : 22 hectares.

11 lits : 1er contact.

11 lits : 2e contact.

Profondeur de chaque lit : un mètre.

Disposition : placer lits 2e contact en contre-bas des premiers pour que l'eau y soit amenée facilement par distributeurs automatiques ou autres.

Remplissage : on les remplit trois fois par jour avec des alternatives de 1 heure de remplissage, 2 heures de plein, 1 heure de vidange, 4 heures de repos à vide.

2° « Dans l'état actuel, le procédé bactérien qui nous paraît « le mieux satisfaire aux conditions d'une bonne épuration est « celui du traitement par réservoir septique suivi du traite- « ment par un double lit de contact » (Launay).

1. — *Economie de terrain.*

La surface totale nécessaire pour épurer 100 000 mètres cubes par 24 heures doit être de 25 *hectares* 33.

Avec l'épandage par le sol perméable, en comptant sur l'épuration maxima possible de 40 000 mètres cubes d'eau d'égout par hectare et par an, il faudrait pour obtenir le même résultat :

$$\frac{100\,000^{m3} \times 365 \text{ jours}}{40\,000^{m3}} = 900 \text{ } hectares.$$

Ce procédé permet donc d'épurer environ 36 fois plus d'eau d'égout sur une surface égale.

2. — *Avantages financiers.*

α. Suppression de la dépense de produits chimiques, de frais d'enlèvement et de transport des boues.

β. Dépense d'entretien réduite à la conservation en bon état des bassins et lits de scories (durée de ceux-ci 3 ans au moins sans être renouvelés).

γ. Comparaison du prix de revient de cette installation avec les anciens systèmes d'épuration chimique par la chaux et le sulfate de fer (rapport de M. Chambers Smith).

A Sutton on épure par jour 500 000 gallons, soit 2 250 mètres cubes.

Le coût total de l'épuration chimique avec épandage consécutif était de 190 francs par jour, soit environ 70 000 francs par an. Il est maintenant avec le système biologique de 52 francs par jour, soit 19 000 francs par an, avec épandage consécutif.

A Orwestry pour 10 000 habitants on épure chaque jour 1 360 mètres cubes. Coût total de l'installation : 45 000 francs. Dépense par an : 2 000 francs.

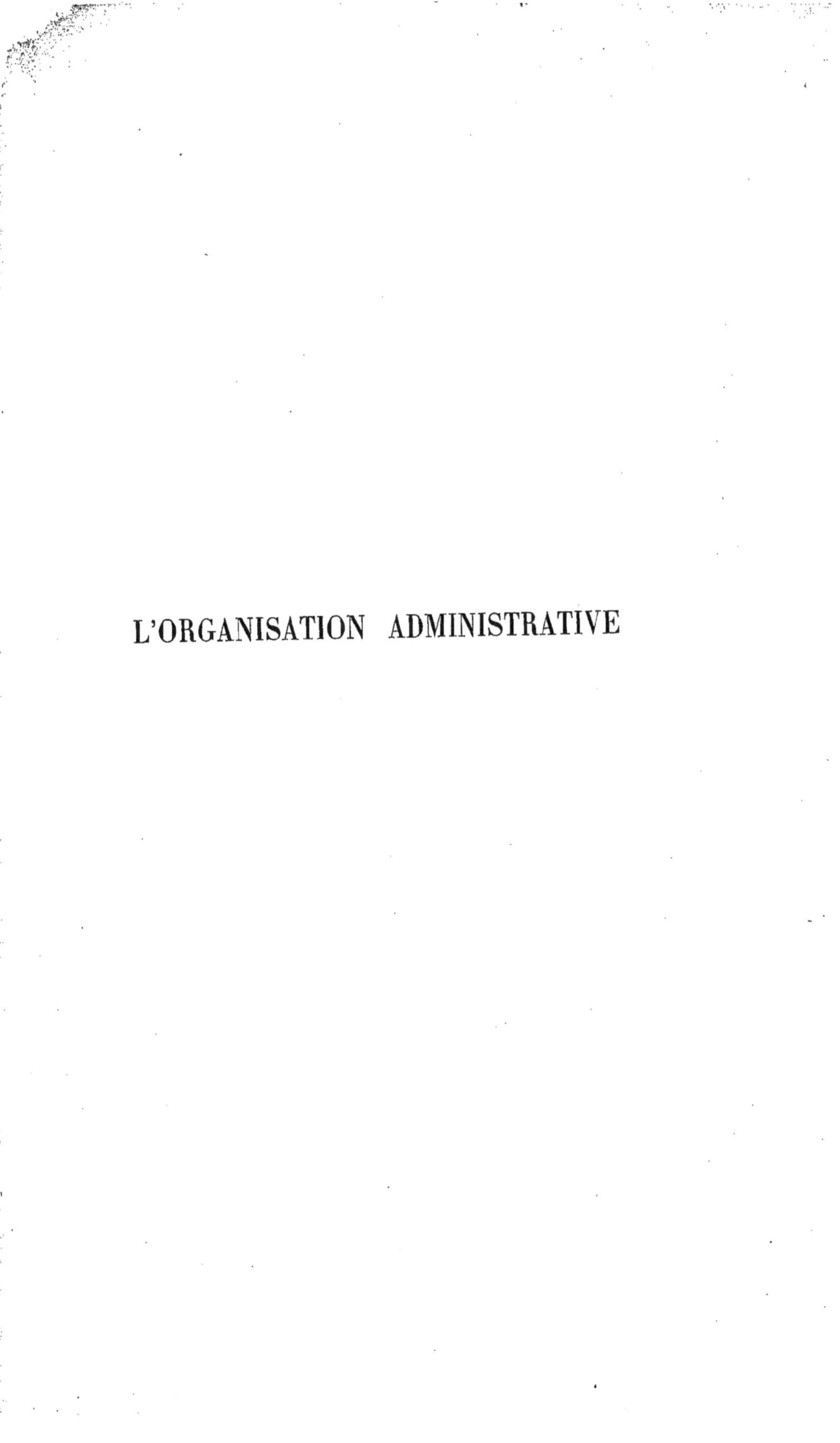

L'ORGANISATION ADMINISTRATIVE

CHAPITRE VI

LE MÉDECIN-DIRECTEUR

Être médecin de sanatorium nécessite trois qualités fondamentales et nécessaires. Il doit être : un *clinicien* consommé, un *éducateur* intelligent, un *administrateur* habile.

Exiger toutes ces qualités, c'est assez dire la difficulté de ce rôle. Cette idée n'est pas nouvelle. Detweiler, instruit par l'exemple de Brehmer et par son expérience personnelle, croyait, et non sans raison, que le sanatorium ne vaut que par le médecin qui le dirige.

Ces réflexions justifient le mot de Sabourin : « Tant vaut le médecin, tant vaut le sanatorium. » La difficulté de ce rôle montre combien il est regrettable que le médecin n'ait pas toujours pu se trouver apte à remplir une telle situation. Condition déplorable pour l'avenir et le bon renom du sanatorium.

CLINICIEN

Clinicien consommé, telle est la première qualité qui nous paraît nécessaire.

Tel médecin peut être un thérapeute éminent, connaître à fond la pathologie du foie ou de l'estomac, tout en étant un *phtisiologue* détestable. Méconnaître la tuberculose pulmonaire au stade de ramollissement ou de cavernes est une erreur rarement commise. Et cependant M. Grancher croit que dans certains cas « chose invraisemblable, mais vraie, le diagnostic de

« la tuberculose naissante est souvent plus facile que celui des
« tubercules conglomérés » !

C'est en général à la période de début, à la phase de germination si bien décrite par le Pr Grancher, que le diagnostic est
épineux. Tantôt le seul signe est une inspiration rude et grave,
localisée et fixe au sommet d'un poumon, sous la clavicule ;
tantôt une respiration saccadée ; d'autres fois de la faiblesse du
murmure vésiculaire. La toux, l'expectoration, la submatité, la
bronchophonie n'apparaissent souvent que tardivement dans
cette période que Bayle définissait « phtisie occulte ». Attendre
la découverte du bacille de Koch dans l'expectoration ou l'ap-
parition des râles crépitants devient alors une grande faute préjudiciable au tuberculeux. Aussi M. Grancher conclut-il : « Le
« diagnostic précoce, fait à la période de germination, est d'au-
« tant plus utile, qu'à ce moment la thérapeutique est souvent
« toute puissante pour arrêter l'évolution du processus tuber-
« culeux ».

C'est assez dire combien est grande la responsabilité du
médecin. En clinicien habile, il devra ne pas laisser échapper
les moindres signes capables de lui faire pressentir la lésion
envahissante. Souvent ce que son oreille n'a pu déceler, le sens
clinique, un tact spécial indéfinissable le lui fera deviner. Et
puis, quels inconvénients un diagnostic trop précoce aurait-il ?
« Pour le malade, ceux d'une thérapeutique qui se résumera le
« plus souvent en une bonne hygiène, une forte alimentation,
« et quelques révulsifs. Ce n'est pas un grand malheur ! »
(Grancher). Déceler le mal au début, n'est-ce pas du reste la
préoccupation fort légitime des phtisio-thérapeutes étrangers ?
Aussi ne faut-il pas s'étonner de les voir choisir de préférence
ces candidats à la tuberculose : jeunes filles chloro-anémiques,
enfants scrofuleux, jeunes gens surmenés par une vie trop
hâtive ou un travail excessif. Les statistiques y gagnent, il est
vrai, mais la tuberculose voit diminuer ses victimes.

Reconnaître la tuberculose chez son hôte, le médecin du
sanatorium y arrivera par un examen approfondi et la mise en
observation. Alors seulement commencera vraiment son rôle de

médecin de sanatorium. Il devra suivre la marche de la maladie chez son malade généralement bientôt amélioré ; il devra lui instituer un traitement approprié.

La marche du traitement est constatée surtout par l'examen clinique et les pesées.

L'examen clinique ne doit pas être trop fréquent. Autrement, les différences souvent insaisissables cesseraient d'être perçues. Cet examen se fait tous les quinze jours. Dans beaucoup de sanatoriums les malades ne sont auscultés régulièrement que par série tous les mois.

C'est dire qu'il est d'une nécessité absolue pour le médecin d'examiner lui-même ses malades. Les observations les mieux rédigées ne valent pas l'examen personnel répété. Les résultats de la quinzaine ou du mois, il les consigne en quelques mots dans l'observation individuelle ou les indique sur un schème clair et simple (modèle Lasègue).

L'examen clinique est complété par des *pesées régulières*. On ne saurait assez insister sur l'utilité et la régularité de ces pesées au sanatorium. Par les pesées, le puériculteur reconnaît si le nouveau-né a une alimentation saine et suffisante. De même le phtisio-thérapeute voit comment le tuberculeux se comporte et profite du traitement. Ces pesées se font très régulièrement, tous les huit jours de préférence. Les résultats seront consignés sur une courbe de poids *ad hoc*. Le médecin doit être présent à ces séances. S'étant assuré auparavant du bon fonctionnement de la balance il vérifie avec soin les résultats individuels et les consigne sur la feuille.

Clinicien, le médecin sera thérapeute. Au sanatorium il applique à tout malade le traitement hygiéno-diététique : cure d'air, repos, alimentation appropriée. Là surtout son tact clinique se manifeste.

Dans l'application de la *cure d'air* il sait à la prudence allier une grande fermeté. Le jour, par exemple, il n'autorise le séjour à la galerie de cure après dîner qu'après entraînement progressif. La nuit il laisse d'abord les impostes ouvertes avant d'arriver à ouvrir la fenêtre dont il augmente peu à peu le degré d'ouverture.

Il sait montrer à ses malades l'*importance du repos* au lit s'ils sont fébricitants, ou sur la chaise longue s'ils sont valides.

Cette inaction forcée, souvent difficile à obtenir, il doit en assurer l'exécution. Chez les malades valides, s'il ordonne les promenades, il faudra en fixer l'heure, la durée, l'itinéraire sur un chemin plat ou plus ou moins accidenté.

L'*alimentation* enfin est réglementée par le médecin avec beaucoup de précision et d'à-propos. C'est souvent là un grand écueil contre lequel viennent échouer ses tentatives. L'anorexie si fréquente chez le tuberculeux, il la combattra avec patience et ténacité. Daremberg n'a-t-il pas écrit : « L'estomac « est la place forte des phtisiques, et l'alimentation leur grand « moyen de défense. » Et ailleurs « les phtisiques qui ne man- « gent pas ont une dyspepsie nerveuse avec intégrité des fonc- « tions de l'estomac ». On arrive donc toujours à faire manger le tuberculeux sinon par la persuasion, du moins par une alimentation appropriée.

Suralimentation est en effet un mauvais terme dont on a souvent abusé. Il est préférable de lui substituer ces termes d'*alimentation de choix, alimentation généreuse*. L'absorption des aliments doit être réglée d'après la puissance individuelle d'assimilation. Si le gavage est parfois utile, dans les cas d'anorexie absolue et irréductible, une alimentation bien appropriée aux goûts et aux préférences de chaque malade est beaucoup plus nécessaire. Au médecin de diriger cette alimentation.

Son rôle de thérapeute, le médecin ne l'exerce pas seulement par l'application du régime hygiéno-diététique préconisé par Brehmer et Detweiler. Il le complète encore par l'*administration en temps opportun de médicaments*.

Au sanatorium, en général, on fait fort peu de thérapeutique médicamenteuse. La preuve en est dans le peu d'importance que l'on attache à l'installation d'une pharmacie. Quelques médicaments d'un usage courant et c'est tout. Si une prescription un peu compliquée devient indiquée, on a souvent recours au pharmacien du pays ou de la localité voisine. Nous avons eu l'occasion de constater ce fait assez fréquent à l'étranger.

Le Dr Exchaquet me disait qu'à Leysin il n'admettait pas en principe les médicaments. Ceci ne l'empêchait pas du reste d'ordonner quelquefois du cinnamate de soude en injection intraveineuse ou de prescrire du cacodylate de soude. C'est qu'en effet dans un sanatorium pour gens riches, souvent exigeants et imbus de préjugés, le médecin doit être thérapeute malgré lui et opportuniste à l'occasion. Un médicament en vogue peut avoir un grand effet pour l'amélioration et la guérison du malade, car il faut tenir toujours grand compte du moral avec ce genre de malades si impressionnables et si nerveux.

ÉDUCATEUR

Clinicien et thérapeute consommé, le médecin de sanatorium doit être encore un *éducateur* intelligent. Il me paraît que c'est là le côté le plus ardu et le plus beau de son rôle.

Éducateur de ses malades, il le sera en cherchant à *adapter leur intelligence à l'hygiène du sanatorium* et en s'efforçant de *modifier leur état d'âme* très particulier. Pour remplir avec succès ce rôle d'éducateur, le médecin ne doit ignorer aucun détail de l'hygiène et du fonctionnement du sanatorium ; il aura de plus une connaissance parfaite de l'état d'âme très spécial du tuberculeux.

Le Pr Landouzy disait qu'un *sanatorium* était une *maison d'éducation*. Brehmer, dans la conception qu'il s'en faisait, n'y voyait-il pas surtout une *école d'hygiène* dont le traitement hygiéno-diététique était la caractéristique.

Tous les efforts du médecin doivent tendre à donner à ses malades des principes d'hygiène indispensables pour sa guérison.

Le tuberculeux a en général une hygiène déplorable, qui se manifeste surtout chez le tuberculeux riche. Nous aurons l'occasion de montrer à quel point le home-sanatorium est un terrain propice pour développer ces mauvais principes. Le médecin de sanatorium a donc une véritable transformation hygiénique à opérer parfois chez ses nouveaux hôtes.

L'hygiène du sanatorium ne consiste pas seulement dans l'application progressive et continue de la cure d'air, entrecoupée par des promenades réglées, facilitée par une alimentation appropriée au tempérament et à l'estomac du malade. Il y a encore certains points dont l'exécution aide singulièrement au traitement et facilite la guérison.

Le médecin apprend au tuberculeux où et comment il doit cracher. Insister sur ce fait semble futile et c'est pourtant de première importance. Si le tuberculeux cavitaire savait cracher, que d'entérites secondaires il éviterait! Ne diminue-t-il pas par son expectoration vicieuse la résistance de son tube digestif, place forte de l'organisme?

Que se passe-t-il dans une ville comme Paris? Les trottoirs sont transformés en vastes crachoirs, sans cesse balayés par une robe traînante ou la balayeuse municipale agissant à sec. Dispersion des bacilles dans l'atmosphère, absorption par le passant, tuberculisation. — A Davos, ville de tuberculeux par excellence, il en est autrement. Il est interdit de cracher dans les rues sous peine d'amende. Certes, nos grands principes de liberté égalitaire se révolteraient de tels procédés. Demander aux Parisiens de ne plus cracher par terre, comme le conseillaient récemment les affiches trop fragiles et mal rédigées du Conseil municipal, étonne et surprend. Si la mode n'autorise pas encore la création de crachoirs fixes et artistiques dans nos rues et avenues, on pourrait obtenir cependant de cracher de préférence sur la chaussée ou mieux dans le ruisseau. A Davos, par exemple, tout tuberculeux se sert de son crachoir de poche et avec une telle habileté que cette petite manœuvre, fort simple, passe souvent inaperçue. Le temps n'est pas encore venu où nos Parisiennes porteront en breloque un élégant crachoir hygiénique.

Grâce à ces principes développés chez les habitants d'une ville telle que Davos, la contamination est beaucoup moins à craindre que dans une ville comme Paris (1). Aussi ne peut-on

---

(1) Miquel s'est livré, en 1884, à une expérience de laquelle il résulte que dans la rue de Rivoli, à Paris, où la poussière est fréquemment soulevée, le dixième d'un centimètre cube d'air ne contenait pas moins de 550 000 bactéries de toutes sortes, pathogènes et saprophytes.

comprendre cette objection faite au sanatorium : il crée un danger pour le voisinage. Un tel établissement où de tels principes d'hygiène sont appliqués, loin d'augmenter la mortalité du pays où il est établi, ne peut au contraire que l'améliorer. Les statistiques de Falkenstein ont permis de vérifier l'exactitude de ce fait. Ce qui est à craindre, c'est le home-sanatorium ou la station libre dirigée par un hôtelier quelconque. Là, pas de direction médicale efficace ; les moyens de désinfection sont à peu près nuls. Une telle station est un véritable danger permanent pour la localité.

Si l'expectoration est réglementée au sanatorium, *la toux* ne l'est pas moins. Le tuberculeux a souvent une toux sèche, quinteuse, sans expectoration. Toux d'origine nerveuse facile à empêcher.

Observez les tuberculeux à table dans un sanatorium. Il est très rare que vous entendiez cette toux sèche et fatigante. Par amour-propre, ne voulant pas paraître malade, le tuberculeux arrive naturellement à ne plus tousser, alors que quelques jours plus tôt, lors de son arrivée, il ne pouvait s'en empêcher. Le médecin agit du reste beaucoup sur son esprit par la persuasion.

L'hygiène du vêtement, le malade l'apprend au sanatorium. Le jour il évite, grâce à de petites précautions élémentaires, le refroidissement fatal à certaines heures. La nuit, sur les conseils de son médecin, il évite de trop se couvrir, et est rapidement étonné de voir cesser les sueurs fatigantes, disparition aidée par une aération et une ventilation intelligente de la chambre où il dort.

Ces principes d'hygiène semblent à certaines personnes d'une application fort difficile. Et les objections surgissent pour montrer l'impossibilité de réussite du sanatorium ! Le Français ne pourra jamais se plier à un tel régime, il s'en lassera vite, jamais il ne voudra aller au sanatorium ou y rester. Or, que se passe-t-il à Leysin, où la grande majorité des malades est composée de Français ? Je me rappelle l'impression de calme et de solitude que j'ai éprouvée une après-midi, arrivant près du sanatorium du Mont-Blanc à Leysin. C'était l'heure de la cure dans la véranda. Le silence était si grand que je crus un moment l'établissement inhabité. Je fus vite détrompé et étonné. Une centaine de malades étendus sur leur chaise longue faisaient leur cure avec une tranquillité parfaite, un calme impressionnant. C'étaient des Français. J'ai trouvé qu'à Leysin, surtout au sanatorium du Mont-Blanc, la discipline était plus méthodique qu'à Davos, station fréquentée par les Russes, Allemands ou Italiens. La cure du soir se fait tranquillement et sans bruit, l'ordre le plus complet y règne. Quand l'heure du coucher arrive, chacun obéit à la consigne qui n'a rien à faire avec le caporalisme. Pas de traînards dans les salles ou les couloirs.

Si le Français obéit aussi bien à la règle de l'établissement, il n'y a pas lieu d'en être étonné. Le tuberculeux français est avant tout désireux de guérir. Si le médecin lui fait comprendre la nécessité et le mode d'application du traitement hygiénodiététique ; si le malade trouve dans l'aménagement du sanatorium un confort suffisant, il suivra scrupuleusement les prescriptions médicales.

Le médecin pour être obéi doit avant tout avoir la confiance absolue de son malade. Il ne le peut sans une connaissance très exacte du caractère, de l'état d'âme du tuberculeux.

Le *tuberculeux* est d'un naturel généralement *défiant.* Comme tous les malades atteints d'affection chronique il se renferme en lui-même, pense sans cesse à sa maladie et se livre fort peu. Cette défiance est surtout très caractéristique chez le tuberculeux riche. Au début, si vous lui témoignez quelques preuves d'affection, il n'hésite pas à supposer que toutes vos actions ne sont guidées que par l'intérêt. Défiance du reste assez compréhensible, car il n'est pas rare que ce tuberculeux riche n'ait été à un moment donné la proie d'un charlatan habile et intéressé. Un tel tuberculeux a-t-il par exemple des difficultés d'argent avec sa famille ? Il se figurera que vous avez d'étroites relations avec ses parents, dont vous ignorez le plus souvent l'existence. Voulez-vous installer une garde auprès de lui, garde ou domestique que vous estimez pour son honnêteté et son habileté? Votre malade sera convaincu que vous agissez ainsi pour le surveiller plus étroitement.

Le tuberculeux pauvre est d'un naturel moins défiant. Habitué depuis longtemps à une vie de misère et à un isolement absolu, il a tendance à voir dans son médecin un sauveur. Il n'a pas à craindre du reste que l'intérêt qu'on lui témoigne soit inspiré par un désir de captation de fortune.

Avec un peu de tact et de sagacité le médecin de sanatorium arrive vite à démêler l'attitude qu'il lui convient de prendre vis-à-vis du nouveau venu. *L'aptitude à juger du caractère des malades* est une des plus précieuses qualités morales nécessaires à un tel médecin. Profitant du changement de milieu et de l'isolement relatif où se trouve son hôte, il cherchera dès le début à établir une confiance réciproque. Il interrogera son malade sur ses antécédents, sa famille, ses occupations. Si des connaissances communes et imprévues les relient, l'intimité sera rapide.

Le tuberculeux devenu confiant n'hésite plus à découvrir à son médecin, devenu pour lui un ami et un conseiller, ses peines morales, ses ennuis et ses espérances. Sombre et taciturne, il retrouve sa gaieté d'antan. Il a confiance dans le traitement suivi au sanatorium. Un tel malade est déjà à moitié guéri.

Grande en effet est l'influence du moral sur la guérison du tuberculeux. On ne saurait trop le répéter. Confiant, il accomplira avec zèle les moindres prescriptions; l'émulation aidant, il profitera rapidement du traitement et offrira ainsi aux progrès de la tuberculose un organisme nouveau et résistant. Défiant ou démoralisé, l'appétit cessera, il dépérira; l'issue fatale sera prompte. Ces faits sont d'observation banale chez le médecin habitué à vivre dans un milieu de poitrinaires.

Quand le médecin a la confiance de son malade, une question fort importante se pose. Doit-il lui avouer quelle est la nature exacte de sa maladie de poitrine? Autrefois le mot de tuberculose causait un tel effroi que le médecin traitant n'osait le prononcer. La famille opposait du reste une résistance formelle à un tel aveu. Les temps ont bien changé et les idées se sont modifiées. On sait que la tuberculose est guérissable. Guérison prouvée par les observations cliniques, les démonstrations anatomo-pathologiques, les statistiques des sanatoriums étrangers et français. Pourquoi alors hésiter à avouer au tuberculeux le mal dont il est atteint, « *ce mal qui ne répand plus la terreur* » ? Si le malade est inintelligent ou phtisique avancé, un tel aveu serait inutile et souvent dangereux. Mais s'il s'agit d'une tuberculose au début chez un malade intelligent, le médecin n'a pas le droit de lui cacher son diagnostic. Connaissant sa maladie, sachant qu'il peut guérir, le tuberculeux n'hésitera plus à faire le nécessaire et à suivre fidèlement un traitement, dont il n'aurait pu comprendre auparavant le but, la nécessité et la longue durée. Le tuberculeux riche est surtout très exposé à ignorer sa maladie. Il n'est pas rare malheureusement de voir quelques médecins peu scrupuleux ou timorés lui cacher la vérité. Arrive-t-il alors que ce tuberculeux trompé rencontre un clinicien moins intéressé qui n'hésite pas à lui avouer ce que d'autres lui dissimulaient, grande sera la reconnaissance de ce malheureux.

Quoi qu'il en soit, un tel aveu nécessite beaucoup de ménagements de la part du médecin. Là encore question de tact et de prudence.

Obtenir la confiance de ses malades est donc de première importance pour le phtisio-thérapeute.

Psychologue, il deviendra éducateur, cherchant à modifier les défauts du poitrinaire.

Le plus grand défaut du phtisique c'est l'*égoïsme*. M. Letulle, dans une étude approfondie sur la psychologie du phtisique, écrit :

« Morne indifférence, silencieuse tristesse, solitude de l'âme,
« terreurs viscérales trop tôt justifiées, autant de facettes d'un
« seul et tyrannique sentiment, l'égoïsme, la grande raison,
« l'unique refuge, la seule vraie comme la dernière passion du
« poitrinaire ! ». La raison de cet égoïsme, c'est l'instinct de la conservation. M. Letulle l'explique ainsi : « Au point de vue

« psychologique, on peut affirmer sans crainte d'erreur que, de
« toutes les maladies, la tuberculose est celle qui entretient le
« mieux et exalte au plus haut degré possible la « contempla-
« tion suggestive du moi », véritable affection morbide de
« l'âme, profondément incurable à l'ordinaire. « Moi, toujours
« moi, et moi seul, quoiqu'il advienne. » Là est le véritable
« état d'âme de la grande majorité des poitrinaires. Notons que
« cet « égoïsme aigu », bien explicable à la vérité, n'est pas à
« proprement parler une maladie de l'âme, une psychose. Il lui
« suffit d'être tout simplement la mise en lumière non d'un
« vice, mais d'un instinct, l'instinct de conservation, que
« l'homme bien portant parvient plus ou moins à refréner par
« l'éducation, et à assouplir par sa volonté, ses vertus et son
« travail. Aucune des autres affections chroniques qui déci-
« ment la déplorable humanité, cancer, goutte, syphilis, né-
« phrite, ne développent à ce degré l'égoïsme instinctif de
« l'homme. »

Cette exagération du « moi », ce développement excessif
de la personnalité, inspirés par le besoin, l'instinct naturel de
conservation, a chez le tuberculeux des manifestations variées.
Hypnotisé par sa maladie, le malade se désintéresse plus ou
moins du monde extérieur, s'analyse sans cesse, étudie les
moindres changements qui se produisent dans son organisme
et en aggrave singulièrement l'importance. J'ai connu un tuberculeux riche qui avait l'habitude de s'ausculter lui-même
avec un stéthoscope approprié. S'observant ainsi sans cesse il en
arrivait vite à une exagération voisine de la neurasthénie, et
fort peu agréable pour le médecin traitant. Au sanatorium le
malade est distrait, sa journée médicale est assez chargée pour
diminuer cette exagération de la personnalité.

Cet égoïsme se manifeste autrement dans la classe pauvre.
Effrayé par l'idée de l'hôpital, le tuberculeux à la charge de sa
femme et ses enfants n'hésite pas à dépenser leurs dernières
ressources, autant par insouciance que par égoïsme. Lui conseille-t-on l'hôpital? Il accuse les siens de vouloir se débarrasser de lui, sans égard pour les privations continuelles que

fait depuis de longs mois sa famille pour le soulager et le distraire.

Malade condamné ou non, il veut jouir avant tout. « Jouir de « l'heure présente, sans vouloir, un seul instant, en calculer les « conséquences, sans songer à en connaître les moyens, voilà « la dominante psychique du tuberculeux » (Letulle).

Que d'étudiants jeunes et fortunés avons-nous connus qui, obsédés par ce désir de jouissance sous toutes ses formes, tuberculeux avérés et condamnés, n'hésitaient pas à abréger leur existence de plusieurs années pour jouir encore et toujours plus ! Manifestation indiscutable d'un égoïsme insensé.

Comme conséquence fréquente de l'instinct de la conservation, surgit un autre défaut du phtisique : la *jalousie*. Elle se manifeste dans toutes les classes de la société. La jalousie, écrit M. Letulle « chez les poitrinaires, peut aller jusqu'à la vésanie « et l'on ne compte plus les exemples de femme jalouse, phti- « sique avancée, assassinant son mari et se suicidant sur le « corps de sa victime « pour être bien sûre de ne pas être « oubliée de lui. »

Chez les malades d'hôpital, la jalousie n'est pas rare. Avez-vous un entretien un peu plus long, sur un ton plus affectueux avec telle malade, ses voisines ne tardent pas à manifester leur susceptibilité jalouse.

Au sanatorium, ce sentiment se manifeste également. Le médecin a le devoir de chercher à en diminuer les occasions. Tâche difficile dans un établissement où le médecin doit vivre de la vie commune, dans un contact intime et prolongé avec ses hôtes. C'est en effet une nécessité pour le bon fonctionnement du sanatorium que le médecin vive dans le milieu de ses malades. Ainsi, il doit toujours prendre ses repas en commun avec eux. Les phtisio-thérapeutes étrangers l'ont bien compris, et presque partout le médecin est chef de table. Excellent moyen pour établir une intimité nécessaire entre les malades et leur médecin, devenu leur confident et leur ami.

Le sanatorium devient alors une véritable maison de famille, dans la bonne acception du terme.

La plus grande cordialité y règne, et le visiteur de passage en rapporte toujours une impression inoubliable.

Cette vie en commun n'est-elle pas en effet une garantie de paix et de gaieté au sanatorium ?

Dissiper la tristesse du tuberculeux est indispensable. Le poitrinaire est très sujet à la tristesse.

C'est dans le Home-sanatorium que l'on voudrait tant (par intérêt) mettre à la mode, que cette observation est facile à faire. Seul, entouré de domestiques indifférents, cerné par des hommes d'affaires, émissaires de parents à succession, le tuberculeux riche vit dans la solitude la plus déplorable au milieu d'un décor et dans un climat dont il ne peut guère apprécier les charmes et les bienfaits.

Triste, s'il est riche, pauvre, il ne l'est pas moins. Le spectacle de nos tuberculeux d'hôpital est toujours pénible. Les conversations sont monotones ; cherche-t-on à leur procurer quelques distractions, la gaieté est factice, elle ne trouve pas d'échos.

Quelle différence au sanatorium ! J'entends un sanatorium bien organisé et surtout bien dirigé. Je me rappelle l'impression que me produisit un soir après dîner une visite chez le Dr Turban, à Davos. Le dîner avait pris fin, les hôtes du sanatorium réunis sur la terrasse s'amusaient aux préparatifs d'un feu d'artifice. M. Turban les charmait par quelques historiettes, au milieu d'un décor égayé par de multiples lanternes vénitiennes. Dans tous les groupes régnait une gaieté franche et cordiale.

Éducateur éminent, M. Turban comprenait que la tristesse est ennemie de la guérison ; il savait l'éviter.

Le médecin doit offrir à ses malades le plus de distractions possible. Il les intéresse par d'instructives promenades aux environs ; il organise de petites fêtes de famille et cherche à en multiplier les occasions.

Pour combattre la tristesse du malade on a installé à Davos une salle de théâtre très élégante et fort gaie. La scène est couronnée d'un gracieux motif d'architecture. Au centre de ce motif, des génies soutiennent un écu portant l'inscription :

« *Hilares mox sani* » (La gaieté donne bientôt la santé). Trois autres sentences du même genre se lisent au-dessus des portes.

La troupe de théâtre engagée par le Cursaal cultive surtout la comédie allemande, sans cependant renoncer au drame classique. On y donne encore des concerts ; les œuvres de Verdi, Haydn, Schubert y sont exécutées. On y organise aussi des conférences et fêtes de bienfaisance. Ainsi, pour Noël, chaque année une grande fête suivie de bal est donnée.

Les malades sont très heureux d'assister à ces petites fêtes et de contribuer à leur organisation. Comme distractions, nous signalerons encore tous les plaisirs de l'hiver : patinage, courses en ski, glissades, courses en traîneaux ; mais ces jeux d'hiver, comme le tewnis en été, ne sont recommandables qu'aux tuberculeux valides non congestifs. Il faut, en général, éviter tout exercice violent et toujours se conformer aux prescriptions du médecin. Nous voulions seulement montrer aux phtisio-thérapeutes l'importance des distractions variées dans un milieu de malades où la tristesse doit être soigneusement évitée.

Dans quelques cas, il est nécessaire que son rôle d'éducateur, le médecin au sanatorium l'exerce d'une façon plus intime, quoique discrète. Le tuberculeux est le plus souvent un névrosé, conséquence presque habituelle de toute maladie chronique. Comme névrosé, c'est un *éréthique génital*. Les sentiments affectifs atteignent généralement une grande intensité. Quand le tuberculeux est devenu phtisique, cachectique, l'amour, s'il a encore la force d'en ressentir les effets, n'est dirigé que par l'égoïsme.

C'est même assez fréquent chez beaucoup de tuberculeux, quelque soit le degré de leur maladie. « L'amour, s'il en res-« sent, à quelques rares instants, les émouvantes approches, « ne sera que de l'égoïsme extériorisé : pas un instant il ne « s'agira d'un sacrifice réel de lui-même fait à l'âme sœur choi-« sie par son désir » (Letulle).

Dans quelques cas, la jeune poitrinaire est susceptible d'avoir de belles envolées passionnelles. La beauté du sacrifice ne lui reste pas inconnue. La connaissance d'une mort prochaine et toujours redoutée est rarement assez forte pour diminuer l'élan de sa passion. Cet état d'affectivité exagérée n'est pas sans se manifester au sanatorium. On y flirte beaucoup, on y voit naître de véritables passions, prélude d'un mariage prochain.

Au sanatorium populaire, l'intervention du médecin n'est certes pas inutile. Mais au sanatorium riche, les conventions sociales ont plus d'influence, le bon ordre de l'établissement en souffre fort peu. Au médecin de réprimer des sentiments intempestifs, conséquence fatale de la vie en commun dans ce milieu particulier.

Nous voyons ainsi combien est parfois difficile le rôle du médecin dans un sanatorium. *Développer l'intelligence de ses malades en vue du but à atteindre, réformer leur caractère ou l'assouplir : tel est son rôle d'éducateur.*

Pour le remplir, il lui faut une grande sagacité pour discerner rapidement le caractère de chacun ; il doit être encore patient et sévère. *Il sera patient,* d'une patience à toute épreuve, envisageant moins l'offense faite à sa personnalité que le but à atteindre. A une grande patience, il *joindra une fermeté inébranlable.* Dans une conférence à Nancy, pour l'œuvre lorraine des tuberculeux, M. le Pr Brouardel disait : « Mieux vaut un « médecin grincheux, avec une discipline sévère, qu'un médecin « aimable et complaisant qui laisse péricliter cette discipline. »

Dans les attaques nombreuses dirigées contre le sanatorium *établissement fermé,* le principe de la discipline a été particulièrement visé. A notre époque, où il semble difficile d'accepter une autorité quelconque, bonne ou mauvaise, on a cherché à ridiculiser cette discipline en la traitant de *caporalisme.*

Aucune pression n'est cependant exercée sur l'esprit du malade pour le faire entrer au sanatorium. S'il y reste, c'est de son plein gré, et il est toujours libre d'en sortir. Si la discipline existe, n'est-ce pas dans son intérêt. Cette phrase du règlement intérieur pour les malades au sanatorium d'Hauteville est-elle inspirée par un désir de captation.

« La discipline du sanatorium n'a pas d'autre but que de « préserver les malades de ce qui peut leur être préjudiciable :

« chacun d'entre eux doit avoir confiance dans son médecin, et
« s'en faire l'auxiliaire, non seulement en suivant toutes les
« règles de l'hygiène et de la discipline, mais en s'opposant aux
« infractions que pourraient y commettre les autres pension-
« naires. »

ADMINISTRATEUR

Tels doivent être dans un sanatorium populaire ou riche les
devoirs du médecin : clinicien et éducateur intelligent. Si ses
devoirs sont précis, ses droits ne le sont pas moins. Le médecin
au sanatorium doit être un PARFAIT ADMINISTRATEUR, avoir pour
l'accomplissement de ses actes une liberté sans bornes. Il doit
être MÉDECIN-DIRECTEUR du sanatorium.

Aussi M. le Pr Brouardel disait-il dans sa conférence à Nancy :
« Le bon médecin ne suffit pas ; il faut aussi qu'il ait les mains
« libres, qu'il soit maître chez lui et maître absolu, et non pas
« l'esclave d'une administration tatillonne ou de règlements
« qu'il n'a pas faits. »

Cette notion est de première importance pour le succès d'un
sanatorium. Dans certains milieux administratifs règne une
tendance excessive à restreindre le rôle du médecin à celui de
clinicien.

Si cette opinion est admissible dans un hôpital ordinaire, il
n'en est certes pas de même dans un sanatorium.

Administrateur libre de ses actes, le médecin a comme tel un
rôle bien déterminé. Dans la description des services généraux,
nous avons insisté sur l'importance qu'il faut accorder à l'organisation de la cuisine. Le médecin doit en avoir la surveillance
absolue, exercer sur elle le contrôle le plus minutieux et
continu. Loin de nous, la prétention absurde de vouloir transformer le médecin de sanatorium en maître d'hôtel. On ne
saurait même assez protester contre certaine tendance qui pourrait se propager à l'étranger et pénétrer en France, tendance à
faire d'un tel médecin un hôtelier, « *un marchand de soupe* ».

Son rôle administratif consiste avant tout à vérifier chaque jour la qualité des aliments de ses malades, à s'assurer de leur bonne préparation. Je ne craindrai même pas d'ajouter que bon administrateur thérapeute, connaissant l'estomac comme le poumon de ses clients, il cherchera à donner à chacun une nourriture appropriée, à leur faire préparer « des petits plats ». Alimentation adaptée au goût de chacun, n'est-ce pas le meilleur de tous les remèdes et aussi le plus économique?

Donc nécessité absolue pour le médecin de contrôler matin et soir les menus des repas ; nécessité d'en faire assurer la variété et la bonne préparation ; nécessité de prescrire dans certains cas des menus spéciaux suivant l'état d'anorexie, l'assimilation stomacale insuffisante du tuberculeux.

C'est pour ne s'être pas rendu compte de ce rôle du médecin chargé du soin de tuberculeux (à l'hôpital comme au sanatorium) que des difficultés administratives surgissent chaque jour dans ces établissements. Nous le répétons : les tuberculeux ne sont pas des malades ordinaires. Ils ne guérissent pas avec un julep-tolu-codéine ou une préparation de digitale. Leur meilleur remède, c'est une alimentation saine, variée, abondante. Pourquoi vouloir enlever au médecin ce rôle si important pour la guérison de ses malades?

Est-ce à dire qu'au sanatorium aucun contrôle ne doive être exercé sur les actes du médecin-directeur? Nous ne le croyons pas. Un médecin est souvent très mauvais administrateur. Plus philanthrope qu'économiste, il pourrait ne pas tenir toujours compte de l'état budgétaire et des ressources de l'établissement. Pour cette raison il est nécessaire qu'il rende compte de ses actes, en tant qu'administrateur, au conseil d'administration du sanatorium. Liberté absolue du médecin sous un contrôle intelligent ; tel est le meilleur procédé pour équilibrer le budget et rétablir la santé des malades.

Dans ses actes le *médecin-directeur* sera aidé par un *économe*. Le rôle de l'économe consiste à tenir l'état budgétaire de l'établissement, à établir un compte exact des dépenses et des recettes. Il est en même temps trésorier et comme tel responsable de ses actes devant le conseil d'administration. Cet économe est aidé, suivant les besoins et l'importance du sanatorium, par un ou plusieurs employés subalternes. L'économe a un rôle très limité, il ne peut discuter ni annuler les prescriptions du *médecin-directeur*.

Dans un sanatorium populaire la présence d'un ou deux *médecins-assistants* est indispensable. Il est utile dans l'intérêt des malades qu'ils aient un service bien déterminé et suppléent le médecin-directeur pendant ses absences, du reste aussi rares que possible.

Au sanatorium bâlois de Davos-Dorf, le médecin chargé de faire respecter le règlement est obligé de suivre également une ligne de conduite dont il ne peut se départir, étant nommé et contrôlé par le conseil d'administration.

Dans la liste des devoirs du médecin nous relevons:

« Le médecin doit être autorisé à exercer la pratique médicale dans toute la confédération helvétique et doit avoir été attaché, pendant au moins 4 mois, à un établissement fermé pour poitrinaires, soit en qualité de médecin-assistant, soit en qualité de médecin volontaire.

« Il est placé directement sous les ordres de la commission directrice qui lui donne les instructions à suivre et devant laquelle il est responsable, tant au point de vue médical qu'au point de vue administratif.

« Il est nommé par la commission du sanatorium bâlois, après consultation, à ce sujet, de médecins compétents. Il est nommé pour 3 ans et doit, en entrant en fonction, s'engager à y rester pendant ce laps de temps.

« Celui-ci révolu, le contrat qui lie les deux parties peut être annulé par la signification du congé faite six mois à l'avance.

« Le *Directeur* doit consacrer tout son temps au service de l'établissement ; cependant il est autorisé à donner des consultations dans l'étendue de la commune de Davos, mais ce, à la condition que le service de l'établissement n'en souffre pas.

« Il doit, lorsqu'il s'absente (service militaire, vacances) se faire remplacer à ses frais par un médecin agréé par la commission. Une absence de plus de huit jours ne peut être faite sans la permission accordée par la commission.

« Sa *fonction* consiste, en première ligne, à veiller au bien-être physique des malades ; en second lieu, à diriger le personnel administratif et les garde-malades.

« Il doit, à cet effet, visiter tous les malades au moins une fois par jour et, de plus, toutes les fois que le besoin s'en fait sentir, s'informer de leur état ; faire les explorations nécessaires, les pesées, l'examen du sang et des crachats, etc., et recevoir les réclamations et plaintes des malades.

« Il détermine pour chaque malade le régime à suivre, le traitement, les frictions, les bains, les douches, les médicaments à prendre ; l'heure et la durée du lever, du repos, des sorties ; aucun malade ne doit quitter l'établissement sans son consentement spécial.

« Il règle la sortie des malades renvoyés dans leurs foyers, et il peut aussi, avec l'assentiment de la commission, renvoyer prématurément des malades qui se conduisent mal ou qui refusent d'obéir aux prescriptions médicales. Dans le cas où la durée du séjour d'un malade excède trois mois, il doit adresser à la commission une demande de prolongation motivée.

« Il doit non seulement se préoccuper des soins à donner au corps, il *doit encore chercher à occuper et à distraire les malades dans la mesure du possible.* Il peut demander à ceux dont l'état le permet de prendre part aux travaux domestiques.

« Il doit surtout veiller à ce que l'ordre et la propreté règnent partout et faire tous les efforts possibles pour arriver à faire prendre aux malades des habitudes hygiéniques tant au point de vue du corps qu'à celui de l'esprit et de façon à ce qu'ils les portent dans leur existence ultérieure.

« Il doit également veiller à ce qu'il soit accordé les consolations de la religion aux malades qui en ont besoin.

« Il tient pour chaque malade un journal où il consigne l'histoire de la maladie. A la fin de chaque exercice il rédige un rapport détaillé.

« *Au point de vue administratif*, il dirige toute la marche de l'établissement. A cet effet, il lui est adjoint un administrateur qui est chargé de l'économie domestique, de la comptabilité, ainsi que de la correspondance commerciale.

« Le directeur fixe l'ordre du jour et les sorties des garde-malades et du personnel de la cuisine ; il accorde ou refuse les permissions demandées par ceux-ci ; il établit, avec l'approbation de la commission directrice, les règlements nécessaires ; *il fait le menu* ; il fixe l'époque et l'heure où l'établissement doit être chauffé. Il doit avoir en vue, en tout cela, autant le bien des malades que les intérêts financiers de l'établissement.

« Il engage et congédie la partie du personnel qui n'est pas nommé par le conseil d'administration.

« Il représente l'établissement devant les autorités communales et régionales ; il sert d'intermédiaire entre elles et le conseil d'administration.

« Il propose à la commission les modifications qu'il croit nécessaire d'apporter soit à l'administration, soit aux bâtiments et il lui adresse également les propositions relatives aux réparations et achats d'objets mobiliers, dont le montant dépasse 200 francs.

« Il doit, en cas d'événement extraordinaire, en informer immédiatement la commission, et dans les cas graves et pressants, prendre conseil des délégués domiciliés à Davos.

« A la fin de chaque année il rédige un rapport annuel sur toute la marche de l'établissement, ainsi que sur les recettes et dépenses, avec la justification de celles-ci.

« Il lui est alloué, comme honoraire, la somme de 4 000 francs par an, qui peut être augmentée jusqu'à concurrence de 5 000 francs. Il a, en outre, droit à un logement composé de 5 pièces dans l'établissement même, au blanchissage du linge, au chauffage, à l'éclairage et à la table (exception faite pour les boissons spiritueuses) pour lui et sa famille ; il prend part aux repas des malades, pris en commun.

« La commission se réserve expressément le droit de résilier le contrat qui la lie au directeur avant la fin de l'engagement, dans le cas où les agissements du médecin-directeur léseraient gravement les intérêts de l'établissement.

« Le médecin-directeur est aidé dans sa tâche par un assistant. »

Telle est l'organisation médicale du sanatorium populaire bâlois de Davos-Dorf. Nous avons tenu à publier in extenso ce règlement. Il résume, confirme et complète ce que nous avons déjà dit sur le rôle du *médecin-directeur* au sanatorium.

Chez le Dr Turban à Davos-Dorf, le *médecin-dirigeant* est le Dr Turban. Il a un assistant et un économe administratif. Toutes les demandes de renseignements et d'admission doivent être adressées au médecin-dirigeant de l'établissement.

A Feydey-sur-Leysin tous les sanatoriums sont sous le contrôle d'une seule commission. Le Dr Exchaquet est seul *médecin-directeur* des établissements. Il est aidé par un médecin (chargé des malades de l'hôtel du Mont-Blanc et de la pension de Chamossaire, mais non directeur) et par plusieurs médecins assistants.

Au sanatorium d'Hauteville le médecin-directeur (Dr F. Dumarest) a la haute autorité sur tous les services médicaux et administratifs. Lui seul est responsable devant le conseil d'administration. Il a comme auxiliaire un médecin assistant et un interne exclusivement chargés des services médicaux.

Un économe aidé par des commis d'économat surveille tous les services, tient la comptabilité et assure la vie matérielle des malades et du personnel.

Brehmer à Goerbersdof avait été le premier un défenseur convaincu de l'importance du rôle administratif du médecin phtisio-thérapeute. Detweiler à Falkenstein a suivi et appliqué les principes du maître. En France, depuis l'expérience faite par Sabourin d'abord au Canigou, et actuellement au château de Durtol (Puy-de-Dôme), le médecin dans les petits sanatoriums français existants est généralement maître chez lui. Aussi ne peut-on comprendre pourquoi cette notion primordiale en phtisio-thérapie n'a pas eu gain de cause à Angicourt. Lors du projet primitif, la première commission avait décidé qu'il n'y aurait qu'un médecin-directeur. Plus tard l'Assistance publique de Paris décréta qu'il fallait nommer un directeur. Faute grave à notre avis, car elle enlevait au médecin une partie de son indépendance et rend difficile et insuffisante l'application du régime hygiéno-diététique raison d'être du sanatorium.

En terminant cette étude, nous ferons une remarque importante à notre avis et résultant de notre observation. Dans un sanatorium populaire, le logement du médecin doit être dans le bâtiment central. Cette disposition rend la surveillance plus facile à toutes les heures du jour et de la nuit.

Au sanatorium riche, l'habitation du médecin doit être absolument séparée. Les malades exigeants veulent être chez eux. Ils seront heureux de ne pas sentir à chaque instant un contrôle continu et fatigant.

CHAPITRE VII

STATUTS DE L'ŒUVRE
DES SANATORIUMS POPULAIRES DE PARIS (1)

TITRE PREMIER

But, siège et composition de l'Association.

ARTICLE PREMIER. — L'Association d'assistance dite **Œuvre des Sanatoriums Populaires de Paris**, fondée en 1900, a pour but :

1° De créer des sanatoriums populaires destinés à soigner les tuberculeux, ou d'en favoriser la création ;

2° D'entretenir des tuberculeux pauvres et adultes dans les sanatoriums populaires ;

3° De secourir la famille de ces tuberculeux que l'absence de leur chef, soigné au sanatorium, laisse momentanément dans le besoin.

L'Œuvre a son siège à Paris, boulevard Saint-Germain, n° 93, ou en tout autre lieu, en France, qui serait désigné par le conseil d'administration.

ART. 2. — L'Association fait appel à l'esprit de solidarité des particuliers et des collectivités ; elle exerce son action par bulletins, publications, brochures, mémoires, lettres de propagande, conférences et tous autres moyens propres à atteindre son but.

ART. 3. — L'Association se compose de membres adhérents, titulaires, protecteurs, donateurs, bienfaiteurs et fondateurs perpétuels.

---

(1) Epreuve de statuts déposés au Conseil d'État en vue de la reconnaissance d'utilité publique. Le libellé de ces statuts a été rédigé conformément aux obligations réclamées par la jurisprudence, ce qui fait que ces statuts pourraient servir de modèle pour associations semblables.

§ 1. **Sont membres adhérents** : toutes les personnes ayant adhéré aux présents statuts et ayant été agréées par le Conseil d'administration.

Le versement d'une somme de cinquante francs, ou d'une cotisation annuelle pour chaque membre adhérent est obligatoire ; cette cotisation ne pourra être inférieure à cinq francs par an.

§ 2. **Sont membres titulaires** : les personnes versant une cotisation annuelle de cinquante francs, ou une somme de cinq cents francs une fois payée.

§ 3. **Sont membres protecteurs** : les personnes qui versent une cotisation de cent francs par an ou une somme de quinze cents francs une fois payée.

§ 4. **Sont membres donateurs** : les personnes qui versent une cotisation de deux cents francs par an ou une somme de trois mille francs une fois payée.

§ 5. Toute personne qui verse la somme de cinq cents francs par an, ou fait don d'une somme de cinq mille francs une fois payée, reçoit le le titre de **membre bienfaiteur** ; en versant au moins mille francs par an ou dix mille francs une fois donnés, elle reçoit le titre de **fondateur perpétuel**.

§ 6. Toute personne qui, par des fêtes, collectes, quêtes, etc., apporte à l'Œuvre une somme quelconque, pourra obtenir le titre de protecteur, bienfaiteur ou fondateur perpétuel selon l'importance de la somme par elle recueillie ; ce titre sera décerné par le Conseil d'administration.

ART. 4. — La qualité de membre de l'Association se perd :

1° Par la démission ;

2° Par la radiation prononcée pour motifs graves par le Conseil d'administration, la personne intéressée ayant été, au préalable, appelée à fournir ses explications, sauf recours à l'assemblée générale sur un rapport du Conseil d'administration.

TITRE II

Administration et Fonctionnement.

ART. 5. — L'Association est administrée par un Conseil composé de onze membres élus pour six ans par l'assemblée générale, au scrutin secret, et à la majorité des suffrages des membres présents ou représentés à l'assemblée.

Par dérogation à cette disposition, le premier Conseil d'administration sera composé comme il suit :

Prince d'ARENBERG ; Pr LANDOUZY ; M. Paul MIRABAUD ; M. René FOURET ; M. Émile BOIVIN ; Comte de MONTALIVET ; M. Robert COTTIN ; Dr AMODRU ; Dr LETULLE ; Dr Pierre MERKLEN ; Dr SERSIRON.

En cas de vacance, le Conseil pourvoit au remplacement de ses membres, sauf ratification par la plus prochaine assemblée générale.

Le conseil se renouvellera par sixième à raison de un ou deux de ses membres à la fin de chaque année, de manière que le renouvellement soit complet après chaque période de six ans.

Pour la première application de cette disposition qui n'entrera en vigueur qu'à l'expiration de l'exercice de 1905, le sort indiquera l'ordre de sortie ; une fois le roulement établi, le renouvellement aura lieu par ancienneté de nomination.

Les membres sortants sont rééligibles.

Le Conseil choisit parmi ses membres un bureau composé d'un Président, de deux Vice-Présidents, d'un Secrétaire général et d'un Trésorier.

Le bureau est élu pour six ans, sauf les effets du renouvellement partiel dont il est parlé ci-dessus ; il est rééligible.

Les médecins-directeurs de sanatoriums populaires, sur convocation spéciale, ont voix consultative au Conseil d'administration.

Nul ne peut être élu membre du bureau s'il n'est Français, majeur, et s'il ne jouit pas de ses droits civiques et politiques.

ART. 6. — Le Conseil se réunit au moins une fois par mois et chaque fois qu'il est convoqué par son Président ou l'un des Vice-Présidents, ou sur la demande de la majorité de ses membres.

La présence de quatre des membres du Conseil d'administration est nécessaire pour la validité des délibérations.

En cas de partage égal des votes, la voix du Président est prépondérante.

Il est tenu procès-verbal des séances.

Les procès-verbaux sont signés par le Président, ou, en cas d'empêchement de celui-ci, par l'un des Vice-Présidents et le Secrétaire général.

Le Conseil peut déléguer tout ou partie de ses pouvoirs soit à l'un de ses membres, soit à toute autre personne, par mandat spécial et pour des objets déterminés.

ART. 7. — Il est créé un Comité médical composé de quinze membres au moins et de vingt membres au plus.

Ce Comité sera tout d'abord composé de quinze membres qui seront :
MM. le Pr Landouzy ; Dr Faisans ; Dr Amodru ; Dr Barth ; Dr Ernest Besnier ; Pr Brissaud : Pr Dreyfus-Brissac ; Dr Hérard ; Dr Legendre ; Dr Letulle : Dr Merklen : Dr Rendu : Pr Terrier ; Dr Thibierge ; Dr Sersiron.

En cas de décès ou de démission de l'un des membres du Comité médical, il sera pourvu à son remplacement par les autres membres dudit Comité eux-mêmes, à la majorité des voix des membres restants ; le Comité pourra également se compléter de lui-même, jusqu'au nombre maximum de vingt sus-indiqué, en désignant de nouveaux membres à la même majorité.

Toutes les questions d'ordre purement médical devront être soumises au Comité médical, et ces questions ne pourront être résolues par le Conseil d'administration qu'après que ce Conseil aura pris connaissance de l'avis émis par le Comité médical.

Art. 8. — Toutes les fonctions de membres du Conseil d'administration et du Comité médical sont gratuites.

Art. 9. — L'assemblée générale composée des membres titulaires, protecteurs, donateurs, bienfaiteurs et fondateurs perpétuels de l'Association, se réunit une fois par an et chaque fois qu'elle est convoquée par le Conseil d'administration.

Son ordre du jour est réglé par le Conseil d'administration. Son bureau est celui du Conseil.

Elle entend les rapports sur la gestion du Conseil d'administration, sur la situation financière et morale de l'année. Elle approuve les comptes de l'exercice clos, vote le budget de l'exercice suivant, délibère sur les questions mises à l'ordre du jour et pourvoit au renouvellement des membres du Conseil d'administration.

Les membres de l'Association admis aux réunions de l'assemblée générale et qui ne pourront y prendre part en personne, pourront s'y faire représenter par un mandataire de leur choix muni d'une procuration, mais à la condition expresse que ce mandataire soit lui-même membre de l'assemblée. Aucun membre prenant part à l'assemblée comme mandataire ne pourra réunir plus de cinq voix y compris la sienne.

Les rapports annuels et les comptes sont adressés chaque année à tous les sociétaires admis aux assemblées, au Préfet de la Seine et au ministre de l'Intérieur.

Art. 10. — Les dépenses sont ordonnancées par M. le Président ou par l'un des membres du Conseil, délégué à cet effet par celui-ci. L'Association est représentée dans tous les actes de la vie civile et en justice par un de ses vice-présidents.

Les quittances sont délivrées ou acquittées par le trésorier, où à son défaut par une ou plusieurs personnes agréées par le Conseil d'administration.

Art. 11. — Les délibérations du Conseil d'administration relatives aux acquisitions, échanges et aliénations d'immeubles, aliénations de valeurs dépendant du fonds de réserve, prêts hypothécaires, emprunts hypothécaires soit avec le Crédit Foncier de France, soit avec d'autres sociétés ou des particuliers, constitutions d'hypothèques, baux excédant neuf années ou à titre emphythéotique, ne sont valables qu'après l'approbation de l'assemblée générale.

Art. 12. — Les délibérations du Conseil d'administration relatives à l'acceptation des libéralités entre vifs et testamentaires sont soumises aux approbations prévues par les dispositions légales sur la tutelle administrative en matière de dons et legs.

Les délibérations de l'assemblée générale relatives aux acquisitions et échanges d'immeubles, à l'aliénation de valeurs dépendant du fonds de réserve et prêts hypothécaires, ne sont valables qu'après l'approbation du gouvernement.

TITRE III

Fonds de réserve et Ressources annuelles.

Art. 13. — Les ressources annuelles de l'Association se composent :

1° Des cotisations et souscriptions de ses membres ;

2° Des subventions pour entretien de malades qui pourront lui être accordées par l'État, les départements, les municipalités, les hospices, les chefs d'industrie ou de commerce, les compagnies ou sociétés financières, les sociétés d'assistance, les sociétés de mutualité, les sociétés d'assurance, les particuliers, ainsi que celles qui pourront lui être remises par les malades eux-mêmes ;

3° Du produit des libéralités dont l'emploi immédiat a été autorisé, ainsi que des ressources créées à titre exceptionnel et, s'il y a lieu, avec l'agrément de l'autorité compétente ;

4° Enfin du revenu de ses biens et valeurs de toute nature.

Art. 14. — Le fonds de réserve comprend :

1° La dotation ;

2° Le dixième au moins du revenu net des biens meubles et immeubles de l'Association ;

3° Les sommes versées pour le rachat des cotisations ;

4° Le capital provenant des libéralités, à moins que l'emploi immédiat n'en ait été autorisé.

Art. 15. — Le fonds de réserve est placé en Rentes sur l'État français ou en obligations nominatives des chemins de fer garanties par l'État :

Il pourra également comprendre toutes autres Rentes, valeurs et titres qui seraient donnés ou légués à l'Œuvre et dont la conservation serait admise par les Autorités administratives compétentes.

Il peut également être employé en acquisitions d'immeubles, pourvu que ces immeubles soient nécessaires au fonctionnement de la Société, ou en prêts hypothécaires, pourvu que le montant de ces prêts, réuni aux sommes garanties par les autres inscriptions-privilèges ou qui grèvent l'immeuble, ne dépasse pas les deux tiers de sa valeur estimative.

Les revenus de cette réserve pourrout être appliqués aux dépenses courantes.

TITRE IV

Modification des Statuts et Dissolution.

Art. 16. — Les statuts ne peuvent être modifiés que sur la proposition du Conseil d'administration ou du dixième des membres ayant le droit de faire partie des assemblées, ladite demande soumise au bureau au moins un mois à l'avance.

L'assemblée extraordinaire spécialement convoquée à cet effet ne peut modifier les statuts qu'à la majorité des deux tiers des membres présents ou représentés à l'assemblée.

L'assemblée doit se composer du quart au moins des membres ayant le droit d'en faire partie.

Si ce nombre n'est pas atteint, une nouvelle assemblée aura lieu dans le délai de quinzaine, elle sera valable quel que soit le nombre des membres présents ou représentés, et une décision pourra être prise à la majorité des membres présents ou représentés.

Art. 17. — L'assemblée générale appelée à se prononcer sur la dissolution de l'Association, et convoquée spécialement à cet effet doit comprendre au moins la moitié plus un des membres ayant le droit de prendre part à cette assemblée.

Si cette proportion n'est pas atteinte, il est procédé comme il est dit en l'article qui précède.

Aʀт. 18. — En cas de dissolution ou en cas de retrait de la reconnaissance de l'Association comme établissement d'utilité publique, l'assemblée générale désigne un ou plusieurs commissaires chargés de la liquidation des biens de l'Association.

Elle attribue l'actif net à une ou plusieurs œuvres d'assistance analogues, publiques ou reconnues d'utilité publique.

Ces délibérations sont adressées sans délai au Ministre de l'Intérieur. Dans le cas où, l'assemblée générale n'ayant pas pris les mesures indiquées, un décret interviendrait pour y pourvoir, les détenteurs de fonds, titres, livres et archives appartenant à l'Association s'en dessaisiront valablement entre les mains du commissaire liquidateur désigné par ledit décret.

Aʀт. 19. — Les délibérations de l'assemblée générale prévues aux articles 16, 17 et 18 qui précèdent, ne sont valables qu'après l'approbation du gouvernement.

TITRE V

Règlement intérieur et surveillance.

Aʀт. 20. — Un règlement adopté par l'assemblée générale et approuvé par le Ministre de l'Intérieur arrête les conditions de détail propres à assurer l'exécution des présents statuts. Il peut toujours être modifié dans la même forme.

Aʀт. 21. — Le Ministre de l'Intérieur aura le droit de faire visiter par ses délégués les établissements fondés par l'Association et de se faire rendre compte de leur fonctionnement.

CHAPITRE VIII

CE QUE COUTE LE SANATORIUM

1° PRIX DE REVIENT DU LIT.

Établir d'une façon certaine les frais de construction, d'aménagement intérieur et d'entretien d'un sanatorium riche ou populaire est impossible. Cette évaluation ne peut être qu'approximative. Et cela, pour plusieurs raisons. Les frais de construction seront moins élevés pour un sanatorium voisin de grands centres, à proximité de voies ferrées, que pour un établissement à 1 800 mètres d'altitude. Les frais de main-d'œuvre sont très variables suivant les localités, les régions de la France. Mais l'économie est réelle toutes les fois que le transport des matières, toujours très onéreux, se fera sur un trajet assez court, par voie ferrée ou voie d'eau.

Les dépenses pour l'aménagement intérieur peuvent ne pas trop varier dans les divers sanatoriums. Il est nécessaire cependant de remarquer qu'au sanatorium riche ces dépenses sont plus élevées, par suite de la nécessité et la recherche obligatoire d'un plus grand confort. Un sanatorium riche a d'ailleurs des frais de construction relativement plus élevés qu'un sanatorium populaire.

Mais la différence devient surtout sensible si l'on compare les dépenses de chaque jour, les frais d'entretien nécessaires pour assurer la vie matérielle des malades. *Ce qui coûte le plus, c'est l'établissement et l'entretien des services généraux.* Mais c'est aussi, nous l'avons dit, ce qui fait la caractéristique du sanatorium. Supprimer ou réduire ces services serait lui enlever l'un de ses principaux éléments si nécessaires à son bon fonctionnement.

Les dépenses journalières seront donc très variables suivant le nombre des malades de l'établissement. Or, « l'expérience a démontré « qu'*un sanatorium pour 100 à 110 malades est le* « *mieux organisable et le plus facile à administrer d'une manière* « *économique* ». (Letulle.)

Que se passe-t-il *en Allemagne* dans les sanatoriums pour ouvriers? Sur 64 établissements populaires, 45 ont cent lits et plus (par exemple Alberstberg 220 ; — Grabowsee dépendance de la Croix-Rouge 150 ; — Vogelsang 150 ; — Ruppertshain 125, etc...), 6 en ont plus de 60. Dans 13 sanatoriums allemands, beaucoup moins importants, la répartition des lits est ainsi faite : un à 57 lits, trois à 50, un à 48, un à 41, un à 36, un à 35, deux à 30, un à 18, un à 11, enfin un à 4. Au total, *5771 lits* pour les sanatoriums ouvriers allemands. Si l'on ajoute *1437 lits* des établissements payants, on voit que *l'Allemagne dispose pour ses tuberculeux de 7 208 lits.*

En Suisse, les sanatoriums populaires (ils ne reçoivent que des tuberculeux curables) sont :

Le sanatorium bernois de Heiligen-Schwendi. . .		110 lits.
— bâlois de Davos. . . . . . ,		86 —
— zurichois de Wald..		90 —
— de Glaris de Braunwald.		26 —
Les deux sanatoriums vaudois de Leysin, *chacun.*		15 —
Le sanatorium neuchâtellois de Malvilliers.. . .		22 —

Les deux sanatoriums vaudois ou asiles de Leysin seront remplacés plus tard par un grand sanatorium dont les fonds sont déjà assez élevés. Un sanatorium populaire pour le canton de Genève est à peu près terminé sur le territoire de Montana dans le Valais.

En France, à Angicourt, le sanatorium atteint actuellement le chiffre de 164 lits et on prévoit, avec l'organisation existante, 184 lits, jusqu'ici réservés uniquement aux hommes. On pense que cet établissement terminé pourra recevoir 400 malades des deux sexes. A Hauteville, on peut soigner 110 malades.

Quelques médecins ont prétendu qu'au delà de 100 à 110 malades, le fonctionnement intérieur d'*un sanatorium populaire* risquait de laisser à désirer. Nous ne le croyons pas et pensons qu'un tel établissement *peut avoir des malades en nombre illimité*. Mais cela à trois conditions : il faut *que les médecins soient assez nombreux* pour n'avoir à examiner qu'un nombre déterminé de malades ; il faut que l'étendue des *services généraux* soit *proportionnée au personnel* de l'établissement, malades et infirmiers ; il faut enfin que les *moyens de désinfection,* l'évacuation et la destruction des eaux-vannes et produits divers soient irréprochables dans leur installation et leur fonctionnement.

Au *sanatorium riche, le nombre des malades doit être limité.* Nous en avons donné la raison en analysant le rôle du médecin de sanatorium. Dans un établissement pour gens aisés, ce doit être toujours le médecin-chef qui examine lui-même ses malades : il les connaît mieux, ses malades lui accordent une plus grande confiance. Le Dr Turban à Davos reçoit de 60 à 70 malades. Le Dr Exchaquet, médecin-directeur des sanatoriums de Leysin, estime qu'il ne faut pas plus de 80 malades dans un sanatorium pour riches ; le médecin peut ainsi les examiner tous les quinze jours. Il nous semble que le nombre de 50 à 60 représente en moyenne un chiffre bien en rapport avec le bon fonctionnement des services généraux et les obligations du médecin envers ses malades.

Un sanatorium doit rester ouvert toute l'année. Dans certaines régions, notamment sur notre littoral méditerranéen, la chaleur excessive du début de juin à septembre, très dangereuse pour les tuberculeux, peut obliger à fermer l'établissement. Cette interruption forcée est très préjudiciable au bon équilibre du budget. L'expérience a été faite dans deux petits sanatoriums français; elle a prouvé qu'un nouvel essai n'était pas à recommencer. Exception faite de cas très particuliers, le sanatorium français doit rester ouvert toute l'année. C'est ce qui se fait en Allemagne et en Suisse. Même avec une diminution des deux tiers des malades pendant la mauvaise saison (si toutefois elle existe), les comptes budgétaires ne souffrent pas trop.

Ayant fait les restrictions précédentes sur le coût d'un sanatorium, évaluation très différente suivant les régions et leurs ressources, nous donnerons quelques exemples du *prix de revient du lit* dans les sanatoriums français existants. Comparant ces résultats financiers avec ceux d'Allemagne, nous verrons s'il y a lieu d'en tirer des conclusions pour la vulgarisation de ces établissements en France.

Le sanatorium d'Angicourt, premier établissement de ce genre créé par l'Assistance publique de Paris, a soulevé beaucoup de critiques, la plupart très imméritées. Nous ne pouvons mieux répondre aux objections faites à propos du prix de construction de ce sanatorium, trop coûteux selon quelques médecins, qu'en citant *in extenso* la réponse de M. Belouet, l'architecte bien connu d'Angicourt. Cet article a été publié récemment dans la *Revue d'hygiène et de police sanitaire*.

« Les dépenses totales pour l'achat d'un terrain, la construction et l'ameublement ont été de 1 447 556 fr. 68. Le nombre des lits budgétaires du premier pavillon étant de 164, le prix de revient du lit ressort actuellement à 8 800 francs environ. Mais si l'on déduit de la dépense totale les frais d'acquisition du terrain et la dépense du coucher, linge, habillement et mobilier, le prix de revient du lit ne dépasse pas 7 450 francs. D'autre part il y a lieu d'observer que sur l'ensemble de la dépense afférente aux travaux d'architecture, des charges relativement lourdes sont résultées de la nature particulière du terrain, de la position des bâtiments, du rétablissement du chemin communal qui coupait la propriété, et de la reconstruction du lavoir de la commune. Ces charges peuvent se décomposer comme suit :

Terrassements extraordinaires, pilotis et
excédents de fondations. . . . .   70 000 francs.
Construction de chemins extérieurs d'accès,
rétablissement du chemin communal et
reconstruction du lavoir de la commune.   .   30 000
                                              ———
                      Ensemble.   .   100 000 francs.

Enfin, et ce point est le plus important, l'on doit tenir compte
que *la plupart des services généraux sont dès maintenant installés pour faire face à une augmentation de la population de
l'établissement.* Les dépenses que nécessitera l'achèvement du
sanatorium peuvent être évaluées approximativement aux
chiffres suivants:

Construction d'un second pavillon de malades. 460 000 francs.
Complément des services généraux.   .   .   . 240 000
Mobilier. 250 000
                                              ————
                                      950 000 francs.

Le total général des dépenses s'élèverait par conséquent
à 2 400 000 francs. Or, le second pavillon pouvant recevoir
240 malades, l'établissement disposera d'un total de 400 lits.
Le prix définitif de revient du lit serait donc de 6 000 francs.
Ce chiffre n'est pas sensiblement différent du prix de revient
du lit des sanatoriums allemands, qui varie généralement de
4 000 à 5 000 marcks, c'est-à-dire de 5 000 à 6 250 francs. »
A Hauteville le comité d'administration de l'œuvre lyonnaise
ouvrit une souscription qui en quelques mois réunit près de
500 000 francs. Cela permit de commencer les travaux en 1897.
Plus tard le ministère de l'agriculture, sur les revenus du pari
mutuel, accordait pour ce sanatorium une somme de 450 000
francs. Avec 950 000 francs environ le sanatorium était construit, aménagé et pouvait le 23 août 1900 recevoir 110 malades.
Le prix de revient du lit coûtait à peu près *8 640* francs.
Le 22 juillet 1900 la ligue de défense contre la tuberculose

dans le Loiret faisait commencer la construction du sanatorium d'Orléans, à dix kilomètres de cette ville sur la commune de Cléry.

L'établissement complet doit recevoir 65 malades et le devis total s'élève à 450 000 francs. Actuellement un seul pavillon se construit pour 20 malades. Cette partie en construction s'élève à 118 000 francs. Quand ce sanatorium sera terminé le lit coûtera environ 6 923 francs.

En Suisse les établissements existants actuellement ont coûté *plus de 5 000 francs par lit.*

A Davos-Dorf dans la Haute-Engadine le sanatorium destiné aux malades nécessiteux de Bâle-Ville, commencé en 1894 et inauguré en décembre 1896, comportait au début 78 lits. Il coûtait 525 000 francs ; le lit revenait ainsi à 6 700 francs environ.

A Heiligen-Schwendi près de Thoune le prix de revient du sanatorium bernois est de 6 000 francs par lit.

En Allemagne le coût du sanatorium se rapproche sensiblement de celui des établissements français. Du rapport de M. Belouet nous tirons les exemples suivants très significatifs :

« Au sanatorium de Schwarzenbarch le lit revient à 4 266 francs. Au sanatorium de Erbprinzentanne près Zellerféld à 5 397 francs. Au sanatorium de Ruppertshain à 5 750 francs. Au sanatorium de Belzig à 6 412 francs et au sanatorium d'Oderberg à 6 250 francs.

D'ailleurs dans certains sanatoriums d'Allemagne la dépense de premier établissement est sensiblement plus élevée. Ainsi pour le sanatorium de mineurs de Sulzhayn (Hanovre) le prix de revient du lit est de 8 000 francs. Il est évalué à *12 000* francs, mobilier non compris, pour les 500 premiers lits du sanatorium que fait construire à Beelitz, près de Postdam, l'établissement d'assurances de Berlin. Et encore convient-il de considérer que la main-d'œuvre et les matériaux sont moins coûteux en Allemagne qu'en France. »

De ces exemples fournis par la France, la Suisse et l'Allemagne nous pouvons tirer cette conclusion :

Le sanatorium sera d'autant plus économique que l'on trouvera sur place les matières premières (pierre, bois, briques, sable...); que les frais de transport seront moins élevés ; que la région fournira plus de ressources pour assurer la vie matérielle de l'établissement.

Sans en faire une règle absolue *on peut évaluer le prix de revient du lit d'un sanatorium riche à 8 000 francs environ ; celui d'un sanatorium populaire à 6 000 francs.*

M. Belouet pense qu'en simplifiant au maximum les frais d'architecture et surtout en concentrant les services généraux, on peut arriver à fixer le prix de revient du lit dans un *sanatorium populaire à 4 500 à 5 000 francs.* Dans ce prix, le terrain et le mobilier sont compris ; mais il ne faut pas que l'acquisition du terrain soit trop élevée ou que sa disposition nécessite des travaux de terrassements énormes, comme ce fut le cas à Angicourt. Il faut de plus que les malades soient nombreux.

3° Prix de la pension au sanatorium

Une distinction immédiate s'impose : *le prix de la journée est absolument différent suivant qu'il s'agit d'un sanatorium pour gens riches ou pauvres.* A cette étude se rattache une question fort intéressante et d'une grande utilité : est-il possible d'établir des *sanatoriums pour la classe moyenne?* Nous verrons quelles conclusions on peut tirer des essais récents faits à l'étranger.

A. — Sanatorium riche. — En général en Suisse et en Allemagne le prix de journée varie beaucoup suivant la chambre, sa dimension, l'étage, l'orientation au Midi, à l'Ouest, voire même au Nord. Partout les repas sont les mêmes.

Chez le Dr Turban à Davos le prix moyen est de 15 francs par jour, ainsi réparti :

1° Le prix de la pension (*chambres non comprises*) est de 11 francs par jour. Dans ce prix entrent le traitement médical, les bains, douches, frictions (avec linge de bain), l'éclairage électrique et le chauffage. Les boissons alcooliques, les eaux minérales, les médicaments se paient à part. Pour les enfants au-dessous de 10 ans le prix de la pension est de 8 francs et pour les domestiques de 6 francs ;

2° Une chambre à un lit se paie de 2 à 6 francs, à 2 lits de 4 à 8 francs par jour, une chambre au Midi avec balcon depuis 3 fr. 50 (3ᵉ étage). Des salons élégants sont à la disposition des malades au prix de 15 à 25 francs par jour. Du 1ᵉʳ avril au 30 septembre une réduction de 1 franc par jour est accordée sur le prix des chambres. M. Turban tient grand compte du reste de la fortune individuelle dans l'évaluation des dépenses journalières. Ceci lui permet de rendre son établissement accessible à des bourses moins favorisées.

Dans les établissements de Davos, comme à Leysin, des dispositions très louables sont prises pour empêcher certaines fantaisies du malade et assurer les avantages de la vie en commun. Ainsi au Curhaus à Davos, pour les repas servis en chambre, l'augmentation de prix est de 3 francs par personne et par jour (0 fr. 25 pour le déjeuner, 0 fr. 75 pour le lunch, et 2 francs pour le dîner). Cependant si les repas en chambre sont ordonnés par le médecin, celui-ci signera l'ordre de service et le menu, et la direction renonce alors à la surtaxe.

Mais ce *qui coûte* généralement dans ces établissements ce *sont les faux frais,* tel le blanchissage. Notons que tout malade doit faire blanchir son linge dans l'établissement, condition nécessaire pour assurer le service sanitaire. Comme détail curieux, nous relevons celui-ci au Curhaus : les hôtes qui achètent hors de la maison des bougies ou du pétrole paient 0 fr. 25 par jour pour l'éclairage.

Nous protestons contre le *prix trop élevé des bains de propreté* dans cet établissement. N'est-ce pas méconnaître leur rôle important dans l'hygiène du tuberculeux ? Ainsi :

Bain chaud dans la chambre à coucher. . . 3 fr.

Bain chaud dans l'établissement de bains. . 2

— la douzaine. . 12

Bain de siège.. . . . . 0 50

Bain de pieds. 0 25

Une douzaine de frictions en chambre. . . 4

Une douzaine de frictions à la douche. . . 4

Qu'en résulte-t-il? La plupart des malades s'abstiennent ou font un usage moins fréquent de ces soins les plus élémentaires.

Dans les sanatoriums de Leysin, à part la pension de Chamossaire plus économique, les prix de la pension sont beaucoup trop élevés. Encore devons-nous remarquer que, grâce à l'intervention de M. Exchaquet, médecin-directeur, ils ont été très améliorés ces dernières années. En général à Leysin on paye de *20 à 25 francs par jour.* Une chambre bien exposée au midi se paye (pension comprise) de 15 à 16 francs. Mais ce qui augmente le prix dans ces établissements comme à Davos, ce sont les frais accessoires. Ces frais d'apparence insignifiante finissent par irriter le malade. Il les juge vexatoires et ils nuisent par leur accumulation au bon renom d'un sanatorium. Leur énumération est longue : ainsi c'est le lait pris à part dans la journée (à Davos le litre de lait se paie 0 fr. 27), c'est la viande crue, ce sont les frictions (0 fr. 50), c'est la pose de ventouses, c'est le vin toujours compté à part dans les sanatoriums étrangers. La viande crue par exemple, considérée comme un médicament, ne doit pas être payée à part. Le malade sanatorié trouverait du reste moins vexatoire d'augmenter légèrement le prix de pension (une habile répartition sur l'ensemble des frais généraux serait facile) plutôt que de payer à chaque instant une longue liste de frais accessoires imprévus. Ce qui coûte le plus dans les sanatoriums suisses, ce sont les bains, les douches et les gardes de nuit.

En France les frais de séjour au sanatorium de Gorbio à 4 kilomètres de Menton, sous la direction du Dr Malibran, varient entre 20 et 30 francs par jour, suivant la chambre.

Dans ces prix sont compris : la chambre, le chauffage central, l'éclairage électrique, la pension et les soins médicaux. L'alimentation comporte : 5 repas dont 2 principaux à midi et demi et 7 heures. Dans ce sanatorium il n'y a aucun supplément à payer pour les modifications de nourriture prescrites par le médecin. Mais boissons, médicaments, bains, frictions, massage se paient à part.

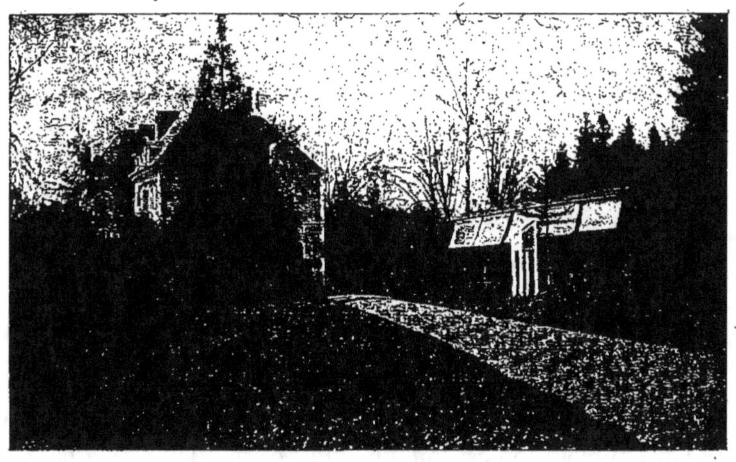

Fig. 51. — Sanatorium de Trespoye (Pau).

Au sanatorium des Pins à Lamotte-Beuvron (Loir-et-Cher) dirigé par le Dr Hervé, le prix quotidien de la pension est de 16, 18, 20 francs suivant les chambres. Ces prix comprennent : les soins médicaux, les *frictions*, les *bains*, l'éclairage et le service. De plus tout malade doit à sa sortie (quelle qu'ait été la durée de son séjour au sanatorium) une somme de 20 francs destinés à subvenir aux frais de désinfection de la chambre occupée. Pendant les mois d'hiver il est perçu 5 francs par semaine pour le chauffage.

Le Dr Crouzet, médecin du sanatorium de Trespoye (Pau), a demandé un prix variant de 16 à 18 francs avec le grand avantage que tous les frais accessoires et obligatoires y sont compris.

De ces exemples empruntés aux sanatoriums de Suisse et de France, nous concluons que le *prix de 20 à 25 francs par jour est beaucoup trop élevé*. Il rend le sanatorium accessible à peu de bourses. C'est qu'en effet le traitement de la tuberculose est long : il entraîne un séjour de trois mois au moins, souvent davantage. Ce traitement doit se répéter parfois pendant trois mois chaque année. Les personnes capables de subvenir à des frais aussi élevés par leur durée et leur répétition constituent la minorité des tuberculeux malades. Au sanatorium riche, il serait préférable que le prix moyen de la journée ne dépassât pas 15 francs. Dans ce prix, les petits suppléments tels que lait, viande crue, frictions, bains de propreté devraient être compris.

Ce *prix moyen de 15 francs* est beaucoup plus facile à obtenir en France qu'en Suisse. En France, je ne parle pas, bien entendu, des grands centres tels que Paris, la vie est fort bon marché. Avec les ressources de la campagne, bases de la nourriture du tuberculeux, l'alimentation au sanatorium français extra-urbain peut être saine, surabondante et variée.

B. — Sanatorium populaire. — Le sanatorium populaire, destiné à assister les tuberculeux pauvres et curables, doit-il être gratuit? A cette question, dans un rapport du 8 septembre 1900 sur l'*Assistance aux tuberculeux en France*, M. Letulle répond :

« Le sanatorium populaire ne peut pas, pratiquement par-
« lant, être gratuit. Ce qui serait possible à un établissement
« considéré en lui-même comme œuvre de charité pour des
« indigents, n'est pas acceptable pour 10, 20 ou 50 établisse-
« ments du même ordre, fonctionnant comme œuvres de bien-
« faisance non pas tant à des indigents, mais à des personnes
« ne disposant pas de ressources suffisantes pour se soigner,
« quatre à six mois durant, sans subvenir aux besoins de leur
« famille. »

Nous envisagerons plus loin une question fort importante, qui est celle de la part proportionnelle, de la rétribution demandée à l'ouvrier, aux sociétés de secours mutuels, aux syndicats, aux œuvres d'assistance ou à l'État. En général, à l'étranger comme en France, le *principe de la gratuité a été rejeté*. L'ouvrier paye ou, à son défaut, son répondant, patron, société mutualiste ou œuvre d'assistance.

Quel est le coût de la journée au sanatorium populaire ? Le compte rendu total de l'Assistance publique de Paris, en l'année 1890, établit le prix de la journée d'adulte dans nos hôpitaux à *3 fr. 39 c. 43*.

Dans un rapport de M. l'inspecteur Gory, nous notons :

« A l'institution Sainte-Périne, qui est une maison de retraite payante, pour 287 personnes le prix de revient de la journée a été en 1898 de 3 fr. 61.

« A la maison municipale de santé de Paris, qui contient 340 lits pour malades, le prix de la journée s'est élevé, dans la même année, à 9 fr. 58. Dans ce prix de journée sont compris, non seulement les frais de nourriture et de traitement des malades, mais toutes autres dépenses : frais de personnel, entretien des bâtiments, etc... »

Mais ces chiffres ne peuvent ni ne doivent servir de terme de comparaison. Le sanatorium populaire n'est ni un hospice pour indigents incurables, ni un hôpital ordinaire : c'est une *maison de cure* où le traitement d'une maladie déterminée doit être long et coûteux. Le sanatorium doit donner à ses hôtes une alimentation plus abondante, plus variée; le prix de la journée devient forcément plus élevé.

Schultzen, rapporteur au Congrès de Berlin en 1899, concluait que les frais d'un sanatorium ayant 110 à 120 lits sont en moyenne de 3 marks (3 fr. 75) par jour et par malade. Il n'est guère possible, disait-il, que ce chiffre puisse être abaissé encore. Letulle estime que le chiffre de *4 francs par jour* et par malade doit être considéré en France comme un minimum. Gory, dans son devis sur un sanatorium de 200 lits, écrit : « Il « est prudent de prévoir une dépense de fonctionnement de « 5 francs environ par jour et par malade; soit une dépense « annuelle de 1 825 francs par malade ou une dépense totale de « 365 000 francs. »

Les dépenses faites depuis plusieurs années à l'étranger, les essais d'Hauteville et d'Angicourt confirment-ils ces chiffres?

En Suisse, à Davos-Dorf (sanatorium bâlois), le prix de la pension et de l'entretien est de 5 francs par jour pour les malades de Bâle-Ville. Pour les indigents, ce chiffre peut être abaissé à 3 francs, et même dans certains cas à 2 francs par jour. A Heiligen-Schwendi (sanatorium bernois), « les fonds nécessaires à l'entretien des malades sont fournis d'un côté par les cotisations des membres participants et fondateurs (5 à 10 francs) et par une subvention de l'État; d'un autre côté, par le prix de pension que payent les malades ou leurs répondants. La somme à payer par le malade oscille entre 1 fr. 50 et 4 francs par jour et elle est fixée pour chaque cas par le directeur ». (Sersiron, *Thèse,* 1898.) A Leysin, j'ai visité deux chalets aménagés pour malades indigents, hommes et femmes, dirigés par un comité spécial dit des Asiles de Leysin et patronés par plusieurs dames. Ces chalets reçoivent de 28 à 30 malades. Pendant l'exercice de l'année 1897 à 1898, la journée de malade homme fut de 2 fr. 84. Pendant l'exercice 1898-1899, la journée fut élevée pour les hommes à 3 fr. 35 ; pour les femmes, elle fut fixée à 1 fr. 76. Cet apport individuel est fort insuffisant, et cette œuvre des plus intéressantes comble ses déficits grâce à des dons, legs ou subventions, qui jusqu'ici ne lui ont pas fait défaut.

En Allemagne, au sanatorium de Grabowsee, près de Berlin, chaque malade doit payer 3 fr. 75 par an (à condition qu'il y ait au moins 80 pensionnaires). Ce sont les 2 000 sociétés affiliées à la Croix-Rouge qui subviennent aux frais et comblent le déficit. Au sanatorium de Königsberg, près de Goslar, la dépense s'est élevée en 1898 à 2,94 marks par malade et par jour. Cet établissement contient 36 lits en hiver et 50 lits en été. A Dannenfels, sur le mont Tonnerre (maison de cure pour la fabrique badoise d'aniline et de soude, à Ludwigshafen, construite pour 18 malades), chaque malade en 1898 coûtait par jour 3,37 marks. Aux sanatoriums de l'Office régional d'assurance de Brunswich : à la maison Marie (30 femmes), les frais se sont élevés en 1899 à environ 2,50 marks par malade ; à la maison Albrecht (76 à 92 hommes), les frais quotidiens ont été de 2,80 marks.

Rien ne peut être plus éloquent ni plus significatif que la statistique suivante empruntée à l'*Office impérial des assurances en Allemagne* (1900). Une distinction a été établie entre les malades soignés pour tuberculose pulmonaire et les malades traités pour autres affections. Nous ne tiendrons compte que des résultats portant sur un traitement continu, d'une durée de six semaines au minimum. Les frais pour un traitement intermittent sont naturellement très inférieurs à ceux d'un traitement continu. Les malades qui ont servi à cette satistique ont été soignés soit dans des sanatoriums où le traitement hygiéno-diététique a été appliqué, soit dans des hôpitaux ordinaires.

TRAITEMENT CONTINU

1° TUBERCULOSE PULMONAIRE

ANNÉES	FRAIS								DURÉE DU TRAITEMENT POUR 1 PERSONNE TRAITÉE — JOURNÉES	
	POUR 1 PERSONNE TRAITÉE				POUR 1 JOURNÉE DE TRAITEMENT					
	hommes		femmes		hommes		femmes		hommes	femmes
	marcs	pf.	marcs	pf.	marcs	pf.	marcs	pf.		
1897.. .	296	00	350	44	4	05	4	04	73	87
1898.. .	307	50	340	95	4	20	4	12	73	83
1899.. .	310	31	418	04	4	25	4	03	73	79

2° AUTRES MALADIES

ANNÉES	FRAIS								DURÉE DU TRAITEMENT POUR 1 PERSONNE TRAITÉE — JOURNÉES	
	POUR 1 PERSONNE TRAITÉE				POUR 1 JOURNÉE DE TRAITEMENT					
	hommes		femmes		hommes		femmes		hommes	femmes
	marcs	pf.	marcs	pf.	marcs	pf.	marcs	pf.		
1897.. .	168	74	149	35	3	25	2	68	52	56
1898.. .	166	57	144	32	3	35	2	78	50	52
1899.. .	156	47	141	13	3	26	2	68	48	53

De ces tableaux, il résulte :

1° Pendant les trois années considérées il n'y a pas de différence appréciable, ni pour les frais de traitement continu d'une personne, ni pour ceux d'une journée de traitement, ni pour la duré du traitement d'une personne :

2° *Les frais pour tuberculose pulmonaire ont été en moyenne presque le double, pendant ces trois années, de ceux relatifs aux autres maladies.* Ils ont été, en effet, pour les hommes inférieurs au double ; pour les femmes ils ont dépassé cette proportion.

Ces différences marquées entre les traitements continus pour les deux groupes de maladies sont dues essentiellement à ce qu'il faut donner aux malades atteints de tuberculose une nourriture plus fortifiante, plus abondante.

La *journée de traitement d'un tuberculeux revient en moyenne à un mark par jour de plus (pour les femmes un peu plus) que pour les autres affections.* Sans compter qu'en cas de tuberculose la durée du traitement est plus longue : environ 21 à 31 jours en surcroît.

Knopf, ayant demandé à plusieurs directeurs de sanatoriums quelle était la dépense journalière du malade dans un établissement bien organisé, où la cure hygiéno-diététique est appliquée intégralement, a obtenu les réponses suivantes :

Dans le 2ᵉ sanatorium (Dʳ Detweiler) pour pauvres près de Fulfremtein le prix de revient est de 3 fr. 6.

Selon le Dʳ Meissen de Hohenhonnef, la dépense sera de 2 fr. 50 à 3 fr. 12.

D'après Römpler de Goerbersdorf 3 fr. 12 à 3 fr. 75.

Pour Turban de Davos, 3 francs ; Trudeau, d'Adirondack cottage sanatorium, 5 francs.

M. Paul Strauss, dans son rapport sur Angicourt, avait établi que le prix de revient serait pour 50 malades de 4 fr. 10 et pour 200 malades de 3 fr. 21.

Pour terminer cette étude sur le prix de revient de la journée au sanatorium populaire, nous ne pouvons mieux faire que de publier les renseignements suivants. Ils donnent la dépense budgétaire par journée de malade au sanatorium d'Hauteville

(Ain) ; ils ont été publiés dans le *Lyon Médical* du 7 avril 1901 par M. F. Mangini, président du Conseil d'Administration de ce sanatorium. « Le sanatorium d'Hauteville abrite aujourd'hui plus de 100 malades. La *journée de malade revient à 4 francs*, sans tenir compte, bien entendu, des frais de premier établissementfournis par la charité, tandis que l'Œuvre reçoit les malades moyennant 2 fr. 50 par jour. Il y a donc de ce chef un déficit annuel de 55 000 francs. »

En résumé dans un sanatorium populaire, en France, la dépense individuelle par jour oscille entre 4 francs et 4 fr. 50.

C. — Sanatorium de la classe moyenne. — Au Congrès de la tuberculose tenu à Berlin en 1899 M. Hohe de Munich faisait la communication suivante : « La lutte contre la tuberculose au moyen des sanatoriums doit se poursuivre non seulement au sein des classes ouvrières ou pauvres, mais aussi des *classes moyennes jouissant d'une certaine aisance*, qui, n'étant pas soumises aux lois de l'assurance obligatoire, ne peuvent ni ne veulent se soigner dans les sanatoriums populaires. C'est dans ce but que, l'année dernière, il s'est formé une société pour la construction de sanatoriums pour tuberculeux des classes moyennes. Ces sanatoriums seront destinés à assurer le traitement des tuberculeux pendant la maladie et la convalescence à des prix très modérés. Une autre société, calquée sur celle de Munich, vient de se fonder à Wiesbaden. » Ce côté de l'organisation des sanatoriums en France offre un grand intérêt ; j'ai entendu souvent beaucoup de malades, ni indigents ni millionnaires, se plaindre de ne pouvoir se soigner dans un sanatorium approprié à leurs ressources. Depuis trois ans le Dr Guelpa de Paris essaye de combler cette lacune dans l'assistance aux tuberculeux de la classe moyenne. Guelpa m'écrivait dernièrement à ce sujet la lettre suivante :

« J'avais été frappé dans ma clientèle privée de ce fait regrettable et douloureux que dans la société, une classe très nombreuse et non la moins intéressante, ne pouvait, au moins en France, profiter du traitement hygiéno-diététique qui, appliqué assez tôt, a une efficacité presque certaine sur l'évolution tuberculeuse. En effet, la classe riche, qui n'a pas à *compter* avec l'argent, peut à volonté se soigner soit dans les stations d'altitude soit dans celles du littoral, où elle trouve les installations les plus hygiéniques et les plus confortables. Ce n'est pas la dépense (toujours supérieure à vingt francs par jour) qui peut lui créer un obstacle.

Les tuberculeux pauvres eux aussi sont depuis quelques années l'objet de la préoccupation des sociétés de bienfaisance privée et publique, et pour eux on a déjà créé et on crée de nombreux sanatoriums.

La classe moyenne se trouvait négligée, ne pouvait participer aux bienfaits du traitement si efficace basé sur un air pur, une bonne alimentation, réglementé par la surveillance constante du médecin. Cette classe ne disposait pas de ressources suffisantes pour séjourner dans les sanatoriums toujours trop chers, apanage des riches; d'autre part elle n'était pas assez pauvre pour se faire admettre dans les sanatoriums populaires.

J'avais été frappé de cette monstrueuse injustice sociale et j'ai voulu faire un essai en faveur de cette classe, tout en cherchant à appliquer aux fortunes modestes les avantages du sanatorium de luxe. J'avais commencé par créer un tout petit sanatorium, où le prix de séjour ne fût que de deux cents francs par mois. Je n'ai pas tardé à me rendre compte que les dépenses étaient supérieures aux recettes. Car il ne faut pas perdre de vue que le sanatorium pour tuberculeux, au point de vue de la dépense alimentaire, n'est pas du tout comparable à une autre maison de santé. Tandis que dans celle-ci, en général, les malades mangent très peu et occasionnent par conséquent à ce point de vue des frais minimes, le tuberculeux par contre doit recevoir une alimentation très abondante, très bonne et très soignée. Un tuberculeux qui fait bien sa cure, surtout dans les premiers mois, mange presque autant que deux personnes saines, et en général son poids s'accroît de une à deux livres par semaine.

Dans mon sanatorium, je me suis préoccupé surtout de ce facteur si puissant dans la cure de la tuberculose, sans cependant perdre de vue les autres éléments utiles du traitement. Et à cause de cela, forcément, j'ai été obligé d'élever à *trois cents francs par mois* le prix du séjour au sanatorium. Mais il faut une *moyenne de dix malades* pour équilibrer les dépenses nécessaires. En dépassant ce nombre, on peut avoir des bénéfices, naturellement bien infimes, mais modestement rémunérateurs.

Pour vous donner une idée sommaire de l'alimentation de mes tuberculeux, je vous communique le résumé du *menu* de chaque jour : Le matin, de 7 heures à 8 heures, premier déjeuner avec café au lait ou chocolat, ou thé et lait, ou potage avec œufs, ou bien œufs à la coque avec pain et beurre.

A 10 heures, lait ou œufs et pain avec beurre. A midi, deux plats de viande, un plat de légumes, un entremets, fromages, desserts, café, thé ou infusion de camomille.

A 4 heures, lait, œufs, pain, beurre.

A 7 heures, même menu qu'à midi, avec la différence d'un potage à la place d'un plat de viande.

A 9 heures du soir une tasse de lait.

Je peux vous assurer que chaque malade, à bien peu d'exceptions près, s'acquitte consciencieusement de sa tâche de réparation organique et de dépense physiologique journalière. Une alimentation de cette nature revient forcément assez cher. Malgré cela, l'expérience me donne le droit de penser qu'avec une grande économie dans les frais de luxe et d'administration, on peut, moyennant *dix à douze francs par jour,* faire fonctionner, avec des bénéfices modestes, des sanatoriums parfaits. »

Le chiffre de douze francs par jour donné par M. Guelpa suppose un sanatorium très petit. Mais si l'on construit un établissement pour soixante malades environ, les frais généraux seront fort diminués et le prix de la pension pourrait être abaissé à *8 francs* par jour. La société des sanatoriums de Leysin (Suisse) ouvrira bientôt un établissement de 100 lits environ et le chiffre de 8 francs par jour ne sera guère dépassé. C'est à peu près dans les mêmes conditions que M. Léon Petit de Paris fondera à bref délai un sanatorium pour malades de la classe moyenne. De tels établissements ont beaucoup d'avenir en France, il appartient à l'initiative privée d'en réaliser la vulgarisation. Riches, pauvres, petits bourgeois pourront recouvrer la santé au sanatorium devenu une grande œuvre d'égalité sociale.

CHAPITRE IX

QUELQUES STATISTIQUES

Si les malades affluent en aussi grand nombre au sanatorium, si les succès de ces établissements sont réels dans les pays étrangers, ce n'est pas simple affaire de mode et de convention. Le sanatorium est bien l'Heilenstadt des Allemands, la *maison où l'on guérit*. Les statistiques étrangères et françaises que nous reproduisons montrent la réalité de cette affirmation.

Il est nécessaire auparavant de donner une explication rapide de ces termes : « guérison absolue », « guérison relative ».

Au sujet de la *guérison absolue* Daremberg s'exprime ainsi :

« Je crois, dit-il, qu'on peut déclarer guéri un ancien tuberculeux qui, pendant dix ans, a repris ses occupations sans avoir un crachement de sang, un accès de fièvre imputable à une poussée tuberculeuse, un crachat bacillaire. S'il a résisté pendant dix ans à quelques bacilles perdus dans un coin de son poumon et probablement morts, car nous avons vu que les bacilles morts sont aussi infectieux, il n'y a aucune raison pour qu'il redevienne phtisique, s'il ne se replace pas dans les conditions où il a subi sa première atteinte. »

La guérison apparente ou relative est un élément important dans l'établissement des statistiques. Quelle est sa valeur? Sabourin s'exprime en ces termes : « Partant de ce fait d'observation que la *guérison apparente*, quand elle est affirmée par le médecin dans les conditions désirables, équivaut neuf fois sur dix, pour ne pas dire toujours, à la guérison confirmée, si le malade *veut* bien suivre l'hygiène du tuberculeux guéri, et que c'est presque constamment de sa faute s'il retombe, ce dont le médecin ne saurait être rendu responsable; on *est parfaitement autorisé à prendre comme criterium de guérison cette guérison apparente.* »

Mais cette guérison apparente, prise comme criterium, ne peut être affirmée qu'aux conditions suivantes :

« Sous la rubrique de *guérison apparente,* écrit le Dr Exchaquet, nous ne classons que les malades qui ne présentent plus de signes physiques de leur affection ou seulement les signes, négatifs pour ainsi dire, qui sont compatibles avec la possibilité d'une guérison définitive. Chez eux la toux, et l'expectoration ont disparu ou l'expectoration, lorsqu'elle persiste, ne contient plus depuis longtemps de bacilles de Koch. »

« Le malade depuis un certain temps, trois mois si l'on veut, n'a plus d'expectoration, ni toux pulmonaire ; il a repris tous les dehors de la belle santé; il ne présente aucune trace de réaction à la suite d'un exercice ordinaire, à la suite de toutes les causes banales qui réveillent cette réaction organique chez le tuberculeux en activité de lésions » (Sabourin).

Aussi Sabourin au Canigou avait-il obtenu comme résultat total 43,8 pour 100 de guérison, Turban à Davos 45 pour 100, guérisons absolues et relatives réunies en un seul tout plus conforme aux données médicales.

STATISTIQUES DE KNOPF

(Nous reproduisons cette statistique telle qu'elle a été publiée par Knopf. Il est regrettable que l'on n'ait pas indiqué pour chaque sanatorium le chiffre absolu des malades soignés.)

NOM DES SANATORIA	RAPPORTEURS	MORTA-LITÉ	GUÉRISONS		AMÉLIO-RATIONS
			ABSOLUES	RELATIVES	
		p. 100.	p. 100.	p. 100.	p. 100.
1. Falkenstein (Allemagne)..	Detweiler	4 à 4,5	14	14	45
2. Hohenhonnef. . . .	Meissen	»	14,51	28,91	»
3. Ruppertshain. . . .	Nahm	»	13	»	77
4. Muskoka (Ontario). .	Elliot	15	16	25	33
5. Skaron, Mass (États-Unis).	Bowditch	»	25		»
6. Goerbersdorf (Allemamagne).	»	»	Guérisons		»
7. Goerbersdorf (Sanatorium Brehmer).. .	Achtermann	7,51	25		50,55
8. Goerbersdorf (Sanatorium Römpler).. .	Römpler	7,5	25-27		50
9. Goerbersdorf (Sanatorium Pückler). . .	Veicker	4	»		72
10. Reiboldsgrün (Allemagne).	Wolff	2,5	»		70,73
11. Davos (Suisse).. . .	Turban	4,36	40		40
12. Nordruch (Allemagne)	Walther	»	30		65
13. Halilu (Finlande).. .	Gabrilowitch	13,5	36,7		33
14. Canigou (France).. .	Sabourin	»	43,8		»
15. Adirondacks, Cottage Sanitar (États-Unis).	Trudeau	»	20-25		30,35
16. Loomis Liberty (New-York).	Stubbert	»	25		50
17. Chestnut Hill (Pensylvanie).	Cohen et Bacon	17 1/3	8		11 1/2
18. Rehburg (Allemagne).	»	28	40		32
19. Haufe Sanatorium Saint-Blasien. . .	Sander	17	67		»
20. Schömberg (Allemamagne). . . .	Baudach	»	82,9		»
21. Malchow (près Berlin).	Reuter	43	40		»

STATISTIQUE DE MANASSE

Résultats obtenus pendant une période de 10 ans (1876 à 1886 dans le traitement de 5 032 malades au sanatorium de Brehmer. Ces résultats ont été extraits de la thèse de Knopf.

DEGRÉS de la MALADIE	NOMBRE de MALADES	GUÉRIS		PRESQUE GUÉRIS		GUÉRIS et PRESQUE GUÉRIS	
			p. 100		p. 100		p. 100
I	1 390	387	(27,8)	430	(31,00)	817	(58,8)
II	1 225	152	(6,83)	325	(14,6)	477	(21,43)
III	1 417	12	(0,48)	33	(2,3)	45	(3,14)
	5 032	551		788		1 339	

Ce qui donne sur un ensemble de 5 032 tuberculeux soignés :

Guéris.	551	soit 11	p. 100
Presque guéris.	788	soit 15,6	
Total (guéris + presque guéris).	1 339	soit 26,6 p. 100	

Dans cette statistique le *pourcentage* a une réelle valeur puisque le total porte sur 5 032 malades.

STATISTIQUES DE LEYSIN

(Extrait du traitement de la tuberculose au sanatorium et à l'asile de Leysin: Revue médicale de la Suisse romande, Dr Exchaquet.)

« Les chiffres que je vais donner, écrit le Dr Exchaquet, n'ont rien d'absolu et traduisent simplement l'appréciation personnelle du médecin qui les livre. Il est donc impossible de comparer entre elles les statistiques des différents établissements et d'opposer par exemple les données de Falkenstein et de Goerbersdorf à celles de Leysin, et je ne le tenterai pas. Je ne puis même pas, pour la même raison, donner pour les 6 années d'existence du sanatorium de Leysin une statistique complète ; et je passe entièrement sous silence la première période où l'établissement cherchait sa voie et n'était pas encore un sanatorium proprement dit. »

1° *Statistique du Dr Burnier sur sa première année d'activité à Leysin, concernant 79 malades tuberculeux.*

Malades du premier degré : 15.

    Guéris.   8

    Améliorés. . . .   5

    Stationnaires. . .   2

Malades du second degré : 22.

    Guéris.   2

    Améliorés. . . .   19

    Stationnaires. . .   1

Malades du troisième degré : 42.

    Améliorés. . . .   21

    Stationnaires. . .   7

    Aggravés. . . .   10

    Décédés.   4

On remarque dans cette statistique : 1° la proportion énorme de malades arrivés au sanatorium à la troisième période de la maladie 42/79, soit plus de la moitié ; — 2° la proportion des guérisons chez les malades arrivés à la première période, 8/15.

2° *Statistiques personnelles du Dr Exchaquet.*

1° Malades traités dans le sanatorium. — *Hiver 1896-1897.*

— Cette statistique porte sur 106 malades, sans distinction du degré de la maladie. Sur ce nombre 20 sont partis en état de guérison apparente, 60 ont été réellement améliorés, 17 sont restés dans un état stationnaire, 4 ont vu leur état s'aggraver et 5 sont morts dans l'établissement. Sur 23 de ces malades arrivés au premier degré 14 ont guéri.

Exercice du 1ᵉʳ mai 1897 au 30 avril 1897. — 146 malades ont été traités au sanatorium (sans compter les malades du sanatorium du Mont-Blanc) dont *33* soit 22,6 pour 100 sont partis en état de guérison apparente et 55 pour 100 améliorés sans être guéris.

Si l'on complète cette dernière statistique (1897-1898) en classant les résultats obtenus d'après l'état des malades à leur arrivée, on trouve les chiffres suivants :

Malades du premier degré : 47.

Guéris.	26
Améliorés. . . .	17
Aggravés. . . .	2
Stationnaires. . .	2
Morts.	0

Malades du second degré : 70.

Guéris.	6
Améliorés. . . .	48
Aggravés. . . .	5
Stationnaires. . .	7
Morts.	4

Malades du troisième degré : 29.

Guéris.	1 (guérison relative).
Améliorés. . . .	13
Aggravés. . . .	5
Stationnaires. . .	8
Morts.	3

Le sanatorium d'Aubrac a été inauguré le 1er juin 1895. Pendant trois ans, on n'a reçu des malades que pour la saison d'été ; depuis deux ans il est ouvert en permanence toute l'année.

Cet établissement avait soigné au début de cette année 80 tuberculeux qui ont fait à Aubrac un séjour moyen de 4 mois.

Malades du premier degré : 12.
    Guérisons absolues. 8
    Guérisons relatives. 2
    Améliorations maintenues. 2

Malades du deuxième degré : 30.
    Guérisons absolues. 5
    Guérisons relatives. 10
    Améliorations maintenues. 7

    Améliorations ayant duré moins d'un an. . 5
    Aggravations et insuccès. 3

Malades du troisième degré : 38.
    Guérison absolue. 1
    Guérisons relatives. 2
    Améliorations maintenues. 14
    Améliorations ayant duré moins d'un an. . 16
    Aggravations et insuccès. 3
    Décès. 2

« Pour nous, écrit le Dr Saunal, comme pour Detweiler et ses élèves, nous proclamons la *guérison absolue* quand il y a rétablissement des fonctions normales de tous les organes et disparition absolue des bacilles dans l'expectoration. Nous affirmons la *guérison relative* quand le malade recouvre le bien-être, quand les organes fonctionnent bien, qu'il n'y a plus de toux et très peu d'expectoration le matin. Quant aux diverses *améliorations*, ce sont des degrés plus ou moins faibles de la guérison relative. »

SANATORIUM DE GORBIO (ALPES-MARITIMES)

La statistique suivante m'a été communiquée par le Dr Malibran, médecin en chef de Gorbio. *Du 1er novembre 1900 au 8 mai 1901,* l'établissement a reçu 47 tuberculeux répartis ainsi suivant les trois périodes de leur maladie de poitrine :

Malades du premier degré : 17.

     Améliorés. . . . 14
     Stationnaires. . . 2
     Aggravés. . . . 1

Malades du second degré : 12.

     Améliorés. . . . 12

Malades du troisième degré : 18.

     Améliorés. . . . 14
     Stationnaires. . . 1
     Aggravés. . . . 3

En résumé sur 47 malades.

     Améliorés. . . . 40
     Stationnaires. . . 3
     Aggravés. . . . 4

SANATORIUM D'HAUTEVILLE (AIN)

Pendant le dernier trimestre jusqu'au 31 mars inclus, 82 malades sont entrés au sanatorium ; 51 l'ont quitté après un séjour de trois mois au moins. Ils se répartissent ainsi :

Ne présentant plus aucun signe de maladie. 10
Guéris en apparence, mais conservant encore quel-
  ques signes légers à l'auscultation. 11
Très améliorés à tous les points de vue.. 19
Amélioration seulement au point de vue de l'état
  général avec lésions du poumon stationnaires. . 6
Peu améliorés. 4
Stationnaires ou aggravés. 1
                                                ——
                            Total. 51

L'augmentation moyenne de poids réalisée par chacun de ces 51 malades, pendant leur séjour au sanatorium, atteint 323^{kgr},380, soit une moyenne de 6^{kgr},333.

Hauteville le 31 mars 1901
Dr F. Dumarest.

Il est intéressant de savoir si les guérisons obtenues au sanatorium ont persisté : Knopf, dans son ouvrage « Les sanatoria », reproduit à cet égard une statistique publiée par Detweiler en 1886. C'est un rapport de 72 cas de guérisons complètes d'une durée de 3 à 9 ans. « On a soigné dans l'espace de dix ans à Falkenstein 1 022 cas de phtisie confirmée, bien démontrée. Sur ces malades, 132 ont été renvoyés comme absolument guéris, 110 comme relativement guéris (1). En 1886, Detweiler écrivit à 99 des 132 malades sortis absolument guéris depuis un temps variant de trois à neuf ans. Il reçut 98 réponses. Nous n'allons nous occuper que de celles-là : 11 malades étaient morts, la plupart de maladies autres que la tuberculose (cette mortalité, comparée à la mortalité générale ne saurait surprendre) ; 12 avaient eu une rechute suivie de guérison ; 3 étaient encore malades. Nous voyons donc que *sur ces 98 cas la guérison s'était maintenue sur 72 malades,* soit une moyenne d'environ 72,5 pour 100 de guérisons confirmées» (Knopf).

____

(1) Voir plus haut pour la définition de ces termes.

Le directeur du sanatorium de Winyah à Ashville (États-Unis), M. le D^r von Ruck, écrivit à 605 malades qui avaient quitté son sanatorium depuis un à trois ans. Il reçut 457 réponses :

67 anciens pensionnaires se sentaient absolument guéris
70   —   —   guéris relativement,

la maladie n'ayant fait aucun progrès.

258 se sentaient toujours améliorés.

62 avaient vu leur état empiré, ou étaient morts.

Nous aurons l'occasion de montrer à quel point ces guérisons persistantes influent sur l'avenir et la dépopulation d'un peuple.

On a beaucoup attaqué la *valeur des statistiques de sanatorium*. Quelques médecins ont même prétendu qu'elles n'avaient aucune importance. Les statistiques que nous avons reproduites ne méritent pas en général ce reproche.

Pour établir en matière de tuberculose une bonne statistique, devant avoir une certaine valeur scientifique, il faut dire : sur tant de malades soignés au sanatorium, on a tant de décès, tant d'améliorés, tant de cas de guérisons relatives ou absolues.

On abuse généralement du « pourcentage ». Ainsi par exemple, pour 18 malades soignés dans une année on arrive à conclure : 5,55 pour 100 de mortalité, 50 pour 100 d'amélioration, 24 pour 100 de non améliorés. Or la tuberculose a une réaction essentiellement différente suivant les individus. Elle évolue différemment, moins d'après l'état local des lésions que suivant l'état général des individus. Le *« pourcentage » n'a donc une réelle importance que si les statistiques portent sur un total de 100 malades au minimum.*

Dans certains établissements les résultats sont excellents, dans d'autres moins favorables. Cela provient le plus souvent de ce que beaucoup de malades vont au sanatorium quand il est trop tard. Un tel établissement n'est pas fait pour les cachectiques, les désespérés. En général, dans les sanatoriums français et les services spéciaux hospitaliers, tels que Boucicaut et Lariboisière, les malades sont admis à une période trop avancée pour obtenir autre chose qu'une amélioration temporaire. On ne saurait trop le répéter. Pour arriver à de bons résultats au sanatorium, « il faut que nous recevions le malade dès le début de la maladie, avant que les progrès de celle-ci n'imposent le repos forcé que les classes dites laborieuses ne s'accordent que lorsqu'il est devenu urgent » (Exchaquet). Évidemment il paraît souvent difficile de refuser à tel malade l'entrée du sanatorium. C'est lui avouer qu'il est perdu, qu'il ne doit plus espérer la guérison mais attendre la mort prochaine.

Ce refus d'admission est d'autant plus difficile en matière de tuberculose que l'on a parfois l'occasion de croire un malade désespéré, moribond et de le voir renaître à la vie et vivre encore de longues années. Mais ces cas sont fort rares ; il faut que la commission médicale chargée d'examiner les malades avant leur entrée au sanatorium soit guidée par ces principes qui assureront le succès d'un établissement. Recevez au sanatorium, maison de cure et non asile d'incurables, des malades réellement curables. Alors vous les guérirez dans la proportion de 50 pour 100 et même de 80 pour 100, si l'on s'en rapporte à l'expérience et au dire de Sabourin.

En examinant les statistiques précédentes, il est facile de se rendre compte qu'elles ne portent que sur des malades ayant suivi un *traitement prolongé*. Une question se pose alors et sa solution n'est pas sans importance. Quelle doit être la *durée de séjour* d'un malade au sanatorium? Quels *moyens de contrôle* le médecin a-t-il à son service?

D'un façon générale, on peut dire que *le séjour du malade au sanatorium ne devrait pas être moins de trois mois, ni plus de six mois.* L'amélioration, premier stade de la guérison définitive, se manifeste assez rapidement chez le nouveau venu au sanatorium. Cette amélioration est beaucoup plus rapide chez le pauvre que chez le malade riche. Il faut en voir la raison principale dans ce fait que l'ouvrier est généralement mal nourri, mal logé, surmené par une vie de travail continu et fatigant.

Le premier signe de l'amélioration, aussi bien dans les sanatoriums que dans les services hospitaliers spéciaux, c'est
l'*augmentation de poids*. Ce fait indiscutable, j'ai pu le constater
pendant le cours de l'année que j'ai passée dans le service des
tuberculeux du Dr Letulle à l'hôpital Boucicaut. Les pesées
étaient hebdomadaires, faites aux mêmes heures, avec les mêmes vêtements, la même balance de précision. Les malades,

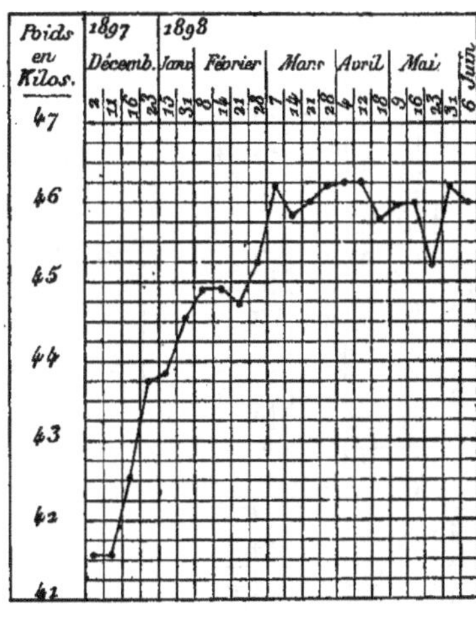

Fig. 52

quel que fut le degré de leur affection, augmentaient très rapidement de poids, sauf dans les cas très rares d'anorexie absolue ou de cachexie avancée. Cette ascension se manifestait
pendant les trois ou quatre premières semaines de leur séjour
à Boucicaut d'une façon surprenante. On voit des malades
reprendre, de la sorte, 7, 8, 9 et même dix livres en quelques
semaines.

Le Dr Exchaquet, dans son sanatorium de Leysin, obtient
des courbes de poids aussi belles que celles de Boucicaut. Et
cependant à Leysin le public est formé de gens qui pouvaient
se soigner chez eux et ne souffraient pas de la faim !

La *courbe de poids individuelle* est le meilleur criterium de
la durée de séjour au sanatorium. Généralement vers la fin du

deuxième mois, l'ascension est moins marquée, plus lente ; la courbe présente un plateau de durée variable. Puis ce sont des oscillations, premier signe de la descente, de la diminution de poids. Quand le malade est arrivé à ce stade de plateau, il a retiré du sanatorium tout le bénéfice que l'on pouvait espérer.

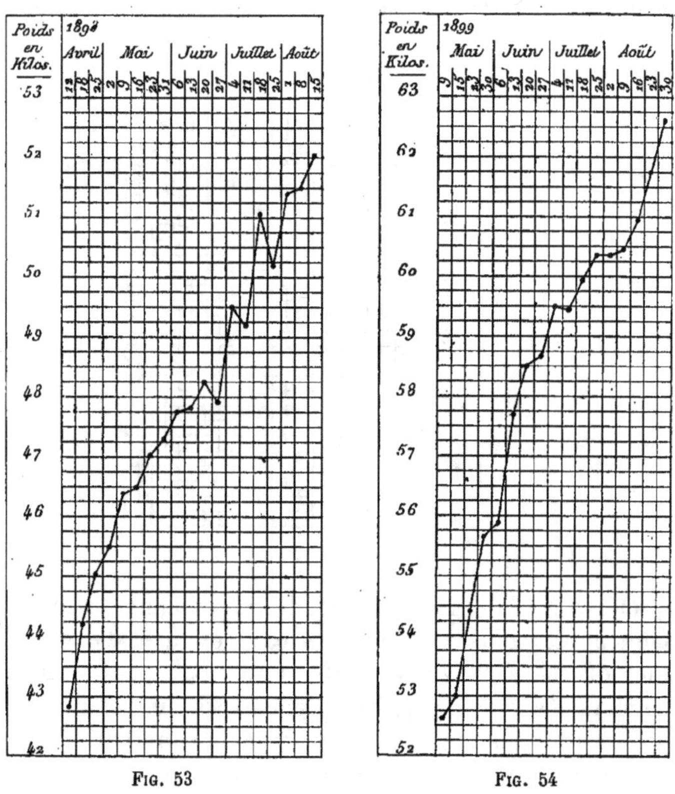

Fig. 53

Fig. 54

Il doit rentrer dans la vie commune. Généralement à cette époque l'expectoration a cessé, les bacilles ont diminué de nombre et même disparu. L'*examen clinique* montre une amélioration notable, sinon une guérison, dans l'état local des lésions. Il est indispensable de tenir compte des modifications pulmonaires pour établir une bonne statistique.

L'*état moral* est aussi un indice utile pour le départ du sana-torium. Vers la fin du 3ᵉ mois ou le 4ᵉ, souvent le malade s'en-nuie, il a moins d'appétit. C'est une nécessité pour sa guérison de changer de milieu.

Tels sont les signes physiques, cliniques et moraux qui doi-vent indiquer la durée de séjour au sanatorium, durée très variable suivant les individus.

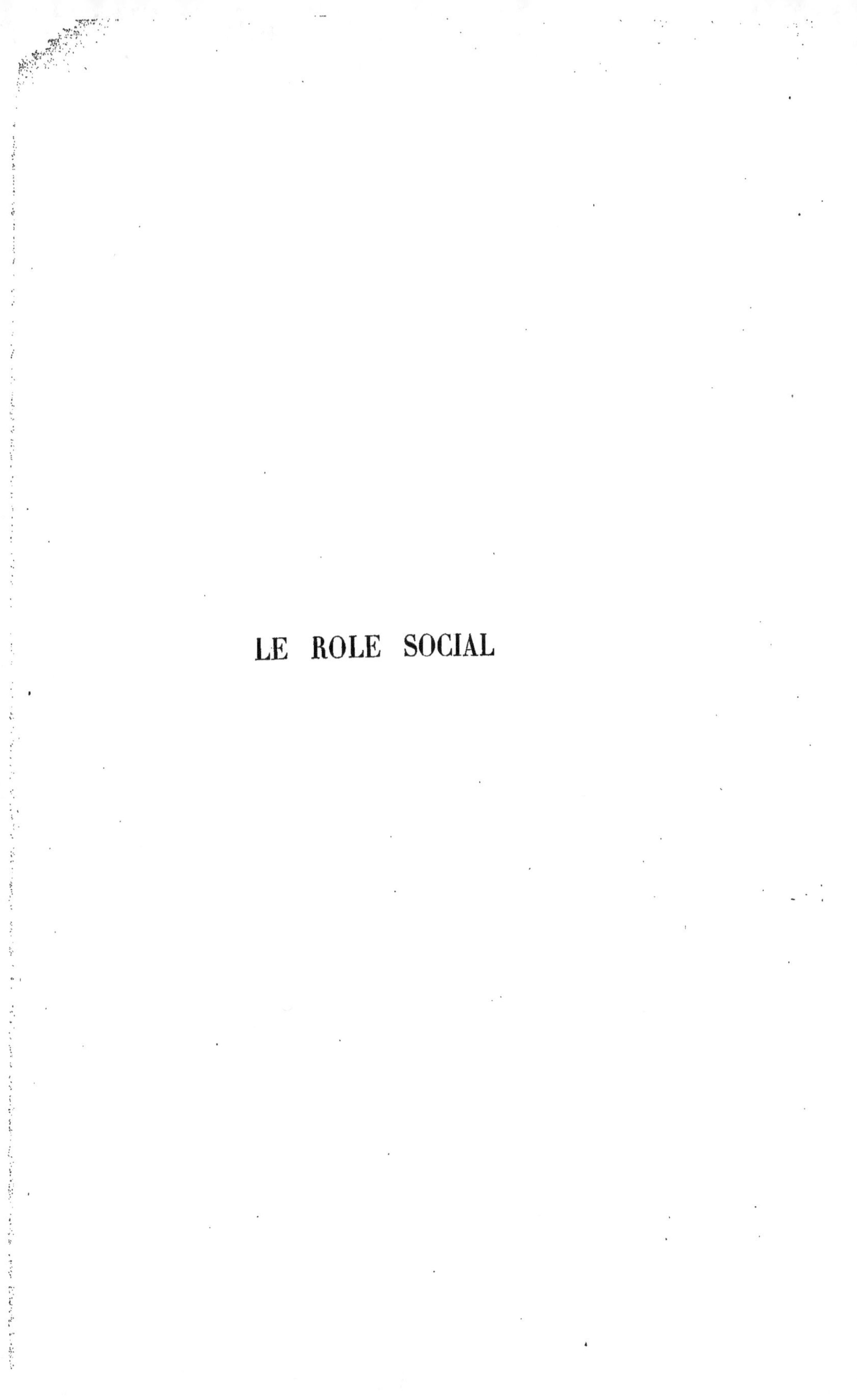

LE ROLE SOCIAL

CHAPITRE X

LE SANATORIUM ET LA SOCIÈTE FRANÇAISE

1. — **Rôle social du sanatorium.**

Le sanatorium est, à notre époque, le meilleur traitement de la tuberculose. Il peut guérir ou améliorer les tuberculeux dans la proportion de 80 pour 100.

ŒUVRE D'ÉCONOMIE SOCIALE

Le premier résultat des sanatoriums, c'est un *rôle* très efficace d'*économie sociale*.

Assurer aux tuberculeux curables, au début de leur maladie, une guérison définitive; donner aux malades plus gravement atteints une guérison relative, n'est-ce pas rendre à l'individu, et ainsi à la société, un service incontestable ?

Que devient l'ouvrier malade en France ? Tuberculeux avéré et avancé, il travaille jusqu'au moment où la tuberculose envahissante paralyse ses efforts. Incapable de prolonger la lutte, il entre alors à l'hôpital, occupe un lit pendant de longs mois, diminue par son inaction prolongée le budget de l'Assistance publique et réduit sa famille à la misère du fait de son incapacité de travail.

Qu'arrive-t-il de l'ouvrier tuberculeux en Allemagne ?

Dans ce pays, comme en Suisse, l'homme est une valeur sociale. Tout tuberculeux hospitalisé devient donc une valeur qui ne rapporte plus à la société; devient aux compagnies d'assurance une lourde charge par son invalidité prolongée. Le malade est dirigé sur un sanatorium, dès le début de sa maladie si possible. Il s'améliore rapidement; au bout de 3 mois environ il a obtenu une guérison sinon absolue du moins relative. Il sort du sanatorium.

L'homme valeur et revenu de la société, grâce à sa guérison relative, reprend la vie commune et son travail. Rendre à la société un être capable de travailler, même avec un repos de trois mois par an au sanatorium, n'est-ce pas préférable à l'invalidité de nos tuberculeux attendant et désirant la mort, transférés sans cesse d'hôpital en hospice?

L'office impérial des assurances en Allemagne établit à cet égard une statistique fort intéresssante.

Le tableau suivant indique la proportion pour cent des personnes traitées avec succès dans les sanatoriums populaires pendant les trois années : 1897, 1898, 1899 :

SÉRIE DES PERSONNES TRAITÉES D'UNE MANIÈRE CONTINUE POUR TUBERCULOSE PULMONAIRE	Sur 100 personnes traitées d'une manière continue — Succès obtenus à la fin du traitement, en sorte que l'incapacité de travail n'était plus à craindre.		
	1897	1898	1899
1. Hommes et Femmes ensemble. .	68	74	74
2. Hommes seuls.	68	74	74
3. Femmes seules.	68	73	73

Quelle a été la durée de cette guérison relative, réduisant l'incapacité de travail et permettant à l'individu de jouer de nouveau un rôle social?

La stabilité des succès obtenus à la fin du traitement pendant chacune des trois années 1897, 1898, 1899, est démontrée par le tableau suivant :

SÉRIE DES PERSONNES TRAITÉES D'UNE MANIÈRE CONTINUE	Sur 100 personnes ainsi traitées et contrôlées					
	Le succès obtenu en					
	1897 a duré jusqu'à la fin de l'année			1898 a duré		1899 a duré
	1897	1898	1899	1898	1899	1899
1. Hommes et Femmes ensemble.	61	43	30	68	48	69
2. Hommes seuls.	60	41	28	68	47	69
3. Femmes seules.	64	50	36	69	50	68

Les succès obtenus et leur stabilité sont assez probants pour montrer toute la valeur de ce rôle d'économie sociale rempli par le sanatorium. La statistique suivante le démontrerait encore s'il en était besoin.

« En Allemagne, depuis l'application rigoureuse des lois d'assurances ouvrières contre la maladie et l'invalidité, l'État constate une diminution notable de la mortalité tuberculeuse. De 1880 à 1897, on compte, par million d'habitants, une diminution de 1 015 décès, soit, pour 56 millions d'habitants, 56 840 individus ayant échappé à la tuberculose pendant cette période de 18 années consécutives.

« En France, par contre, pour la même période de 1880 à 1897 nous comptons, par million d'habitants, 680 *décès en plus*, soit, pour 38 millions, un *écart de* 27 200 *décès en plus*, causés par la tuberculose pulmonaire » (Letulle).

Pour confirmer les résultats obtenus en Allemagne, nous croyons utile de reproduire la statistique suivante du Dr Exchaquet.

Malades traitées dans les Asiles de Leysin (Suisse).
Asile des femmes (année 1898 1899). Dr EXCHAQUET.

Pendant l'exercice terminé au 31 mai 1899 il y a eu 31 admissions à l'asile des femmes.

Comme répartition d'âge, on note :

Au-dessous de 15 ans. 5
De 15 à 20 ans. 8
De 20 à 30 ans. 15
De 30 à 40 ans. 3

Comme gravité des manifestations de la maladie.

Cas légers. 13
État encore bon, mais avec lésions
   plus étendues. 12
Cas graves. 5

Au 1er juin 1898, 9 malades étaient en traitement à l'asile ; avec les 31 entrées c'est un total de 40 malades traitées pendant l'année, dont 14 restaient en traitement au 31 mai 1899 et 26 sorties.

Le tableau suivant montre l'amélioration des malades, suivant leur durée de séjour à l'Asile.

— Très améliorées après un séjour de :

2 mois. 4
3 mois. 1
4 mois. 1
5 mois. 3
6, 7, 8, 10 mois. 4

Total. . . 13

Donc sur 26 malades, 13, soit la moitié, pouvaient être considérées comme guéries ou assez améliorées pour pouvoir reprendre une vie à peu près normale.

— Sorties améliorées après un séjour de :

1 mois (admission temporaire). . 1
2-3 mois. 4
4 mois. 1
6-7 mois. 2
8-9 mois. 2

Total. . . 10

—Stationnaires ou aggravées après :

5 mois.	1
10 mois.	1
20 mois.	1
Total. . .	3

Nous verrons quelles conclusions on peut tirer de ces tableaux concernant la durée de séjour du malade au sanatorium.

Il était instructif de savoir ce qu'étaient devenus ces malades après leur sortie de l'asile.

« En m'informant de l'état actuel des malades sorties en 1898-1899, je relève, dit M. Exchaquet, les chiffres suivants :

« 6 sont mortes dans les premiers mois après leur sortie, soit par suite de complications imprévues (hémoptysie, méningite), soit par les progrès de la maladie.

« 5 ou 6 continuent à se soigner en s'occupant un peu de leur ménage ou en contribuant, par leur travail, à une partie de leur entretien.

« Une douzaine (sur 26), enfin, ont pu reprendre leur vie ordinaire, dont 3 comme domestiques, 5 ou 6 comme ouvrières, couturières ou modistes ; les autres, parmi les plus jeunes, rentrées dans leur famille. »

M. Exchaquet tire de ces statistiques des conclusions très pratiques, prouvant la grande valeur du sanatorium, œuvre sociale.

« La proportion des *malades* qu'on peut considérer comme *guéries,* au *point de vue pratique, c'est-à-dire en état de reprendre une activité normale,* est très encourageante. C'est une réponse suffisante aux pessimistes qui se demandent s'il vaut la peine de faire des frais et des efforts pour conserver à la société des membres inutiles, qui resteront toujours des non-valeurs. Même à ce point de vue strictement économique, qui n'est pas celui qui a présidé à la création de nos asiles, nous pouvons répondre que notre œuvre n'est pas inutile. Même en défalquant les enfants, dont le travail actuel ne compte guère, nous avons encore une dizaine de femmes qui ont pu reprendre le travail qui les fait vivre. Sans notre maison et sans l'appui qui leur a permis de s'y accorder le luxe d'un repos de quelques mois, la plupart seraient tombées à la charge de leur famille ou de la société. » (Exchaquet.)

De l'ensemble de ces statistiques, une conclusion s'impose à tous les esprits. M. Letullé l'expose en ces termes :

« L'intérêt de la société est de conserver ces innombrables légions de tuberculeux qui peuvent guérir et qui, bien traités, lui seront d'un bon rapport, d'une part par leur travail même, de l'autre par la prolongation de leur existence.

« L'État a donc tout avantage à *assister les tuberculeux dès le début même du mal* : ainsi il leur assure une guérison plus prompte, moins dispendieuse ».

ŒUVRE DE PROPHYLAXIE

Le sanatorium populaire, facteur d'économie sociale, est encore un des plus puissants moyens de prophylaxie dans la lutte contre la tuberculose, prophylaxie individuelle et sociale.

Prophylaxie individuelle. — Le sanatorium est la meilleure *école d'hygiène* où le malade reçoit une instruction théorique et surtout pratique. En étudiant le rôle du médecin dans ces établissements, nous avons montré la réforme hygiénique opérée chez le poitrinaire. Nous avons déjà insisté sur les dangers d'une expectoration vicieuse, car les crachats, signes de l'ulcération pulmonaire, sont le moyen le plus constant et le plus sûr de la propagation de l'infection.

Après quelques mois passés au sanatorium, l'ouvrier guéri, revenu dans le milieu social, trouvera tout naturel de continuer à appliquer chez lui, à l'atelier, les principes d'hygiène. Il en a reconnu l'utilité, il en a pris l'habitude. Les enseignements reçus, cet homme les répandra dans son milieu; ses amis, d'abord récalcitrants, se soumettront et l'imiteront. Propagande par l'exemple, la meilleure et la plus profitable.

Ce rôle prophylactique dévolu au sanatorium a une portée beaucoup plus étendue. Au delà de l'individu hospitalisé et transformé, la société apparaît. Le *sanatorium devient une œuvre de préservation sociale*. En effet, cette œuvre puissante enlève le tuberculeux, source continuelle de contagion, à son milieu habituel. Elle l'isole et détruit ainsi un foyer local de contamination. La société se préserve contre l'extension croissante de ce mal destructeur. La préservation de l'individu a entraîné celle de la société. Le sanatorium est alors un moyen tout puissant de *prophylaxie sociale*.

ŒUVRE D'ASSISTANCE

Pour compléter ce rôle économique et prophylactique, le sanatorium populaire s'est donné une tâche plus noble, mais d'exécution difficile : *c'est une œuvre d'assistance*. M. Letulle a montré, dans plusieurs rapports et communications aux sociétés d'assistance, toute la grandeur de ce rôle en cherchant à établir son mode de fonctionnement. Nous sommes heureux de pouvoir contribuer à vulgariser ces idées. M. Letulle en est devenu en France un défenseur convaincu et intransigeant.

L'ouvrier, du fait qu'il est atteint de tuberculose, devient un nécessiteux et comme tel réclame *le droit à l'assistance*.

Un ouvrier tuberculeux qui commence sa maladie pulmonaire n'est pas forcément dénué de toutes resssources au moment précis où nous nous proposons de lui offrir l'assistance. Il travaille et pourrait travailler encore de longs mois dans des conditions, à la vérité, de plus en plus défavorables. Mais au moment où il doit se soigner, il se trouve placé dans l'impossibilité absolue de subvenir aux dépenses que comporte le traitement hygiénique qui lui est proposé : longues semaines de repos sans travail, sans soucis, avec une bonne nourriture et toutes les conditions de bien-être nécessaires à sa cure. *Par le fait de sa cure, il devient un nécessiteux.*

La conclusion s'impose : Toute personne gagnant sa vie et

celle de sa famille par son salaire, mais devenant nécessiteuse par l'obligation matérielle de cesser de travailler, a droit à l'assistance le jour où l'on reconnaît chez elle les signes de la tuberculose pulmonaire.

Ainsi le *droit à l'assistance est acquis du moment que le tuberculeux est un malade, et de plus un nécessiteux.*

Tout individu, pour avoir le droit d'être assisté, devra fournir un certificat médical. Le médecin de son arrondissement ou de la commune où il habite le lui délivrera. Sur ce certificat légalisé le médecin précise son diagnostic, le degré de la maladie, sa date de début, les incidents ou accidents qui ont eu lieu depuis. Ce *dossier médical* est complété par un dossier social. Ce *dossier social*, délivré par la mairie de l'arrondissement ou de la commune, indiquera l'âge, la profession, la condition de l'individu. Il établira qu'il s'agit d'un indigent ou d'un nécessiteux incapable de subvenir par lui-même aux frais de traitement prolongé, conséquence de l'hospitalisation au sanatorium.

Il ne suffit pas de préciser le droit à l'assistance et sa réglementation; reste à tracer le programme de cette grande œuvre d'assistance dévolue au sanatorium.

Les moyens d'assister les tuberculeux nécessiteux doivent s'adresser soit au malade lui-même, soit à sa famille.

L'ouvrier tuberculeux reconnu ou supposé curable est assisté par le sanatorium. Muni de ses dossiers, il est admis à l'établissement après l'examen d'une commission médicale. Le médecin-directeur du sanatorium, bien au fait de l'état de son nouveau venu, lui fait suivre avec méthode et prudence le traitement hygiéno-diététique. Le séjour de l'hospitalisé se prolonge jusqu'à sa guérison absolue ou relative, mais lui permet alors la reprise de son travail, sans danger pour lui et son entourage.

Hospitaliser l'ouvrier tuberculeux au sanatorium n'est résoudre qu'un côté très infime de cette vaste question d'assistance. C'est pour en avoir méconnu toute l'importance que l'on voit surgir toutes ces attaques contre le sanatorium populaire, tel celui d'Angicourt, œuvre de l'Assistance publique de Paris.

Critiques souvent justifiées tenant à ce fait que l'ouvrier est seul assisté et que l'assistance à sa famille n'a pas été prévue ou du moins réalisée.

Assister la famille du tuberculeux hospitalisé est une nécessité absolue.

Voici un ménage d'ouvriers qui pouvait suffire à ses dépenses quotidiennes, grâce au travail du chef de la famille. Malheureusement, cet homme est tuberculeux. Il est à cette période de la maladie où le mal peut s'enrayer par un traitement précoce. Cet homme est cependant encore assez valide pour travailler de longs mois. Philanthropes charitables, vous lui conseillez un séjour de trois ou quatre mois au sanatorium. Cette femme, ces enfants en bas âge, qui les nourrira pendant cette période? C'est votre rôle, œuvre d'assistance. Si vous ne le faites pas, ce malheureux ne pourra écouter vos conseils trop peu pratiques; il mourra à la tâche ou viendra vous demander de le guérir quand il sera trop tard.

Admettez que ce chef de famille consente sur vos conseils à abandonner ses enfants et à se faire soigner dans votre sanatorium. Il ne pourra pas profiter de la cure. Le repos moral, ce calme si précieux pour sa guérison, il ne l'aura pas. Pourrait-il en être autrement? Cet homme que vous contraignez à l'inactivité, que vous engraissez et comblez d'aliments, le remords le torturera. Il verra son intérieur malheureux, ses enfants dans la plus profonde misère lui reprochant son abandon. Père avant tout, ce malheureux ne pourra rester au sanatorium; s'il y restait, la torture morale inévitable le priverait de tout le bénéfice de la cure.

Il faut assister la famille de l'hospitalisé.

Comment cette assistance doit-elle se faire? Quels sont ses moyens d'action? M. Letulle les a indiqués récemment dans son rapport à la Société internationale d'assistance. Toutes les ressources de l'assistance, disait-il, doivent être simultanément mises en œuvre pour faire vivre la famille du malade.

Ce sont d'abord les *secours* à *domicile*. Cette question d'assistance à domicile a une grande portée sociale et nous aurons l'occasion de l'envisager plus loin dans les détails de son organisation. Elle comprendrait soit des secours en argent, soit un apport d'aliments variés et abondants.

Le *placement des enfants* sera un corollaire nécessaire de l'assistance à domicile. Les jeunes enfants scrofuleux, candidats à la tuberculose, seront dirigés sur les hôpitaux marins. Philanthropes prévoyants, évitez avant tout d'envoyer ces enfants dans les dépôts de l'Assistance publique. C'est la mort fatale qui guette sur le seuil ces pauvres petits abandonnés. Là, mal nourris, au milieu d'une promiscuité dangereuse et malsaine, ils seront vite décimés par toutes les maladies infectieuses et contagieuses, apanage du jeune âge. Le dépôt, l'ouvrier tuberculeux, obligé d'aller à l'hôpital, l'a en horreur et c'est une torture morale continuelle pour ce malheureux de savoir ses enfants dans un tel milieu où ils sont classés sous un numéro d'ordre.

Les enfants plus âgés, en âge de travailler et d'apprendre une profession, vous les ferez entrer dans une maison de travail, établissement industriel, ouvroir. Et vous contribuerez à diriger ces êtres dans la vie, en leur assurant la vie matérielle et en développant leur intelligence pour leur bonheur futur.

Quelle que soit la nature des secours matériels que vous procurerez à la famille de l'hospitalisé au sanatorium, *il faudra éviter qu'ils soient insuffisants.* « Ils devraient être calculés de façon à ne pas faire regretter au tuberculeux curable, immobilisé au sanatorium, ce sacrifice temporaire qu'il a fait volontairement de son travail et de ses ressources » (Letulle). Les inconvénients d'une assistance insuffisante à la famille, M. Moeller, médecin-directeur du sanatorium de Belzig, en montre toute la gravité : Le tuberculeux, écrit-il, « revenu chez lui retrouve sa famille dans la plus grande pauvreté et la plus effroyable misère. Le logement (parfois une chambre unique) est tenu sans ordre, dans un état de saleté repoussante. Il a beau vouloir suivre les règles hygiéniques du sanatorium et les conseils que le médecin lui a donnés pour l'avenir en le congédiant. Mais comment faire dans une famille pauvre, surchargée de dettes ? L'amélioration et même la guérison deviennent problématiques ; la cure a été superflue et l'homme, abattu par le mécontentement, incapable de subvenir aux dépenses et de payer ses dettes par son travail, s'il en trouve, retombe plus gravement malade. Souvent même, il se voit obligé d'interrompere sa cure plus tôt, faute d'assistance suffisante aux siens » (Dr Moeller).

Si l'on étudie de plus près cette question d'assistance, les difficultés surgissent dans l'application de ce vaste programme humanitaire. *A qui incombe les charges des frais d'assistance de l'hospitalisé et de sa famille ?*

Ce problème est un des plus intéressants, tout d'actualité dans les discussions sur les assurances ouvrières. Si la législation actuelle ne comprend pas encore tout l'intérêt social de cette question, un jour prochain viendra, nous l'espérons, où l'opinion publique gagnée à la bonne cause l'imposera à nos législateurs et en obtiendra la solution.

En matière d'assistance le problème peut être ainsi posé: *quel est le rôle de l'État, des collectivités ou de l'individu intéressé ? Quelle est la part de chaque personnalité dans les frais d'assistance ?*

L'état. — Pouvoirs publics. — L'État, dans notre pays du moins, ne peut et ne doit jouer qu'un *rôle protecteur.* Ce rôle, il peut l'exercer très différemment. D'abord il serait désirable que dans les lois futures d'assurance ouvrière on reconnût en principe *l'obligation pour les communes d'assurer l'existence de leurs malades* tuberculeux au sanatorium ou dans les hospices spéciaux, d'autre part de *fournir les secours matériels* nécessaires et surtout suffisants *à la famille* pendant la durée de l'hospitalisation du tuberculeux.

Ce rôle protecteur, l'État l'exercerait encore en protégeant toutes les œuvres antituberculeuses qui chercheraient à s'édifier sur des principes charitables et conformes à la loi. Protection s'exerçant soit par des concessions économiques dans les propriétés de l'État, soit par un apport de subsides prélevés par exemple sur le gain du pari mutuel ou de toute autre façon.

Il est rationnel que la majeure partie de ces frais d'assistance soit supportée par les *collectivités*.

Ainsi les bureaux de bienfaisance, dans les crédits qui sont alloués aux indigents, n'ont encore rien prévu pour les tuberculeux. Et c'est cependant ce genre de malades chroniques qui sollicitent et épuisent le plus leurs ressources sans résultat utile. De là, la nécessité de créer des *caisses spéciales* pour secours aux tuberculeux et à leur famille.

Les *collectivités d'État,* comme les postes et télégraphes, voient leurs membres décimés par la tuberculose. Il est urgent pour ces collectivités de créer des *sanatoriums populaires* affectés à leurs employés. Ces sanatoriums seraient soutenus naturellement par les pouvoirs publics, puisqu'ils seraient affectés à des employés de l'État.

L'initiative privée. — A côté de l'État protecteur (dont font partie les bureaux de bienfaisance et les collectivités d'État) il y a l'*initiative privée*.

La générosité est une vieille qualité française, l'initiative privée peut donc être certaine de réussir dans ses projets de philanthropie et de protection sociale.

Les *OEuvres mutualistes* doivent créer des *Caisses antituberculeuses* ainsi que les Sociétés de prévoyance ou toute œuvre de bienfaisance. Quel sera leur rôle et comment pourront-elles supporter leurs lourdes charges ? M. Letulle propose cette solution : « On leur demandera soit de prélever sur leurs ressources actuelles une contribution spéciale, soit de grouper leurs efforts et leurs contributions de la façon qui paraîtra la plus efficace et la moins dispensieuse (*syndicats antituberculeux, réassurances mutuelles...*). » A cet égard l'exemple donné en Allemagne par les « Instituts d'assurance d'invalidité et de la vieillesse » est fort instructif. Une loi réglemente ainsi leur part d'assistance :

« Si l'état de santé d'un malade nécessite un séjour dans un sanatorium et si ce malade a des parents, une famille qu'il a nourrie jusqu'à son départ pour le sanatorium, l'Institut doit payer l'assistance à la famille pendant tout le temps que celui qui a nourri la famille ou les parents séjourne au sanatorium. La chose se fait alors de manière que la caisse des malades « paye l'argent des malades » (Krankengeld) à l'Institut de l'invadilité ; l'Institut donne la moitié aux parents du malade, l'autre moitié est destinée aux dépenses de la cure. »

Mais bien souvent les sociétés mutualistes ou syndicats n'auront pas assez de ressources pour subvenir aux lourdes charges de l'assistance à la famille. Aussi les *œuvres privées d'assistance* ont-elles un grand avenir dans la lutte contre la tuberculose. Leur rôle sera triple dans l'aide qu'elles apporteront à la Société qui fonde un sanatorium :

1° Elles apporteront des subsides de tout genre, argent ou secours en nature, d'abord pour la construction d'un sanatorium, plus tard pour en assurer le bon fonctionnement et soutenir la famille de l'hospitalisé ;

2° Elles feront œuvre de propagande par voies d'affiche, réunions populaires, organisation de concerts, etc. ;

3° Allant assister les malades à domicile, les membres de ces œuvres privées sauront dépister la tuberculose chez leurs pauvres secourus. Ils sauront montrer au tuberculeux la nécessité de se faire soigner au sanatorium, alors qu'il est au début de son mal et encore curable.

Le Patron. — Outre l'intervention de l'État, à côté des collectivités d'État, des sociétés mutualistes, syndicats industriels, œuvres privées d'assistance, le *patron,* chef d'établissement industriel, a un grand rôle à jouer. Sans vouloir entrer dans cette discussion, savoir si le patron doit verser à la *caisse spéciale* par tête d'ouvrier employé, on peut cependant adopter les conclusions suivantes de Moeller :

« Les patrons peuvent prendre une vive part à la collaboration, parce qu'ils connaissent les conditions économiques des malades qui ont été occupés dans leurs établissements, dans leur service, ils savent si le malade est digne moralement de la cure.

« Par l'assistance des patrons et des chefs, il est aussi possible au malade de changer de profession si le médecin le conseille, le trouve indispensable.

« De la puissance des patrons il dépend naturellement aussi de faciliter la reprise du travail aux convalescents et de ménager les forces nouvellement acquises en lui donnant un travail plus facile.

« Une chose très grave est que les patrons puissent réserver aux employés malades leur position jusqu'à leur sortie du sanatorium, et qu'ils leur prêtent des secours jusqu'à ce qu'ils aient recouvré leurs forces et pu reprendre leurs occupations. »

L'ouvrier intéressé. — L'*ouvrier* peut et doit contribuer à son hospitalisation et à l'assistance à sa famille : collaboration basée sur le principe des caisses spéciales ou sur l'affiliation à une société de mutualité moyennant une cotisation relativement faible et proportionnée à son salaire.

Pour que *cette assistance* ainsi définie ait chance de réussir en France *il ne faut pas qu'elle soit obligatoire*. L'assistance obligatoire est possible en Allemagne ; dans notre pays d'indépendants et de frondeurs elle est impossible.

Du reste le droit à l'assistance ne sera pas lui-même une obligation pour l'individu. On ne l'imposera pas. Mais il est probable que si l'on vient proposer au tuberculeux nécessiteux curable d'entrer au sanatorium où il se reposera et se guérira, cet ouvrier sera très heureux d'accepter l'offre s'il est assuré que sa famille n'en souffrira pas et recevra une assistance matérielle suffisante.

Le recrutement général des tuberculeux pour nos sanatoriums n'est pas à craindre, dans les établissements suburbains en particulier. « Si nous conservions quelques doutes à cet égard, l'enquête faite par Sersiron nous les lèverait tous. Il a demandé à 191 tuberculeux, pris dans les salles d'hôpitaux, s'ils consentiraient à entrer dans un sanatorium ; 134 fois le consentement fut immédiat, 18 fois seulement la réponse fut un non catégorique, dû le plus souvent à des raisons de famille, à la crainte de perdre une place, mais rarement à une répugnance contre le sanatorium. Ceux qui restent sont des douteux qui avaient besoin de recourir à des conseils avant de prendre une décision » (Netter et Beaulavon).

Que s'est-il passé en Allemagne lors des premiers débuts du sanatorium ? Une certaine hésitation de la part du malade à entrer dans un établissement *destiné aux tuberculeux*. Mais bientôt les malades curables sortirent guéris, les incurables améliorés ; les demandes affluèrent au sanatorium et actuellement il est impossible d'hospitaliser tous les malades désireux de suivre le traitement. Ce qui se passe en Allemagne pour le sanatorium populaire se produit dans la classe aisée. A Davos, en particulier, le Dr Turban, dans son sanatorium pour gens riches, refuse tous les jours des malades.

Le 14 juin 1901, M. Letulle présentait à la Société internationale d'Assistance à Paris, sous la présidence du sénateur Strauss, un rapport sur l'*Organisation de l'Assistance aux tuberculeux nécessiteux et à leur famille*. La société votait à l'unanimité les conclusions suivantes :

1° La tuberculose constitue, à l'heure actuelle, d'après tous les documents recueillis, un fléau menaçant pour la population française. Il importe en conséquence de la combattre à la fois par l'action publique et par l'initiative privée ;

2° Toute personne gagnant, par son salaire, sa vie et celle de sa famille, mais devenant nécessiteuse par l'obligation matérielle de cesser son travail le jour où l'on reconnaît chez elle les signes de la tuberculose pulmonaire, doit être assistée ;

3° Des allocations de famille seront, en cas de nécessité reconnue, fournies à la famille du tuberculeux curable en traitement ;

4° Toute commune doit être rattachée, dans les conditions de la loi du 15 juillet 1893 :

a) A un ou plusieurs sanatoriums populaires pour le traitement des tuberculeux curables ;

b) A un hospice spécial des maladies des voies respiratoires ;

5° Dans les agglomérations urbaines importantes il y a lieu

de créer des dispensaires antituberculeux (dispensaires spéciaux pour les maladies des voies respiratoires);

6° Il est désirable que les œuvres de mutualité, de prévoyance, d'assistance ou de bienfaisance constituent des caisses spéciales de secours aux tuberculeux et à leur famille.

Mais dans cette œuvre d'assistance aux tuberculeux et à sa famille quelles dépenses faudra-t-il prévoir? Ces dépenses permettront-elles d'espérer que tous les tuberculeux nécessiteux de France puissent être un jour soignés au sanatorium ?

Cette question a été étudiée dans un remarquable rapport de MM. Léon Petit et Letulle présenté au Congrès d'assistance publique de 1900.

Voici les conclusions des rapporteurs :

« Songeons que sur les 150 000 morts annuels par tuberculose, 100 000 au moins reviennent aux pauvres, et que cette mortalité correspond à une morbidité au moins triple, d'où environ 300 000 *tuberculeux vivants* à hospitaliser en France. »

Mais alors quelles dépenses ce chiffre effroyable, peut-être au-dessous de la vérité, entraînera-t-il?

« Un calcul des plus simples répondra. *Pour soigner un tuberculeux au sanatorium et pour assurer à sa famille les secours quotidiens nécessaires, on compte une moyenne de 7 à 8 francs par jour.* Un sanatorium populaire idéal, aussi bien du reste qu'un service de tuberculeux hospitalisés suivant les desiderata de la phtisio-thérapie moderne, compte 100 malades : 100 malades à 8 francs coûtent 800 francs par jour, et 292 000 francs par an. Paris connaît 10 000 tuberculeux au minimum à traiter dès demain, s'il en avait les moyens. 10 000 malades à 8 francs par jour = 80 000 francs et par an 292 *millions.*

Les 300 000 tuberculeux pauvres à traiter ou à assister réclameraient par an un peu plus de *875 millions.*

Admettons que la caisse de secours aux familles des tuberculeux, gérée avec toute la prudence voulue, économise sagement ses fonds et que l'on ne dépasse pas la somme de 400 millions; les soins dus aux malades hospitalisés ne pourraient guère se réduire au-dessous de 400 millions (en comptant

4 francs par jour et par malade). Notons que ces calculs portent sur un minimum et que, plus on tardera à attaquer le mal, plus le nombre des malades indigents ira en augmentant, car chez nous la tuberculose pulmonaire est en progression certaine.

Ainsi l'assistance rationnelle de tous les tuberculeux entraînerait en France une dépense de 892 millions dont 292 millions pour Paris, et dans ce chiffre ne sont pas compris les frais de construction des établissements nécessaires à cette assistance et l'assistance aux familles des hospitalisés. »

(Rapport de MM. Léon Petit et Letulle, 1900).

Telle est la mortalité tuberculeuse, tels sont les frais nécessaires pour en restreindre les désastres. Or qu'a-t-on fait à l'heure actuelle ? La France pour ses 300 000 tuberculeux a comme sanatoriums de tuberculeux adultes (il ne peut être question des œuvres d'Ormesson ou de Villepinte, réservées aux enfants tuberculeux) le sanatorium lyonnais d'Hauteville dans le département de l'Ain, qui comprend 110 lits ; le sanatorium parisien d'Angicourt (Oise) dépendance de l'Assistance publique, qui comprend 164 lits. Ce sont les deux principaux établissements en fonctionnement. Ils sont actuellement exclusivement réservés aux hommes. Aucun secours n'est encore offert au sexe féminin, sauf le sanatorium Alice Fagniez, dépendance de l'hôpital Villepinte, fondé en 1896 à Hyères dans le Var et ayant 32 lits pour jeunes filles ; sauf encore la villa Louise Ruel, créée en 1890 à Cannes (Alpes-Maritimes) pour jeunes femmes de Paris atteintes d'affections chroniques diverses. Une statistique récente a du reste établi que sur 239 malades soignées jusqu'à ce jour à la villa Ruel, 115, soit près de la moitié, étaient atteintes de tuberculose broncho-pulmonaire. Citons de plus le petit sanatorium israélite de Cimiez près de Nice, fondé depuis 1890 et comprenant 15 lits.

Ainsi en France nous avons environ 350 lits pour tuberculeux adultes. L'Allemagne au recensement de 1900 avait 5 571 lits de sanatoriums populaires pour la cure des tuberculeux adultes des deux sexes.

Grillot.   18

Heureusement l'opinion publique s'est émue en France, les bonnes volontés se sont groupées ; partout des œuvres surgissent en faveur de la création de sanatoriums populaires antituber-culeux.

Ces œuvres existent à Nancy (voir fig. 55), à Orléans, le Havre, Rouen, Bordeaux, Marseille, Versailles, Nantes, Semur, Clermont-Ferrand. La plupart construisent ou vont construire des sanatoriums. A Paris « l'œuvre des sanatoriums populaires de Paris » commence à Bligny, à Briis-sous-Forges, en Seine-et-Oise, un établissement modèle pour les deux sexes : 110 lits d'hommes et 110 lits de femmes.

Effrayés par l'étendue de la morbidité tuberculeuse, consta-tant les dépenses énormes qu'entraîneraient la construction en nombre suffisant de sanatoriums dans toute la France, les par-tisans du sanatorium populaire se trouvent à la tête d'une œuvre énorme, d'exécution longue et périlleuse. C'est alors que l'on a vu surgir cette conception nouvelle et déplorable : placez les tuberculeux à la campagne, au grand air dans le sanatorium « de fortune », la maison quelconque.

Rejeter le principe du sanatorium est aussi mauvais que de prétendre que sans sanatorium la guérison de la tuberculose est impossible.

En phtisio-thérapie le sanatorium offre le maximum de chances de guérison, mais « cette guérison peut être obtenue sous tous les climats et à l'aide de méthodes différentes » (Exchaquet).

Aussi concluons-nous avec le D[r] Mœller :

« Loin de nous la pensée d'accorder aux sanatoriums le mo-
« nopole du traitement de la tuberculose pulmonaire. Tout ce
« que nous prétendons, c'est que le sanatorium présente un en-
« semble de conditions favorables, qu'il est difficile de réaliser
« ailleurs. »

L'assistance au tuberculeux et à sa famille entraînera des dépenses très élevées. Mais on peut y remédier.

D'abord cette *assistance doit être temporaire*. L'assistance per-manente, à vie, existe en Allemagne et le nombre des tuber-culeux secourus grève de plus en plus les budgets des sociétés.

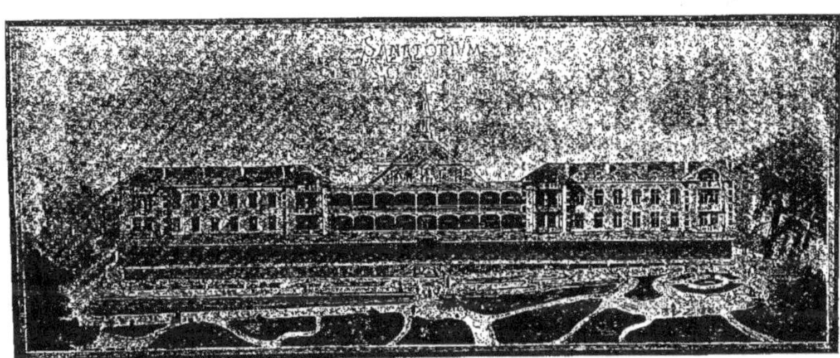

Fig. 53. — Vue d'ensemble du sanatorium de Lay-Saint-Christophe, près Nancy.

Le malade et sa famille cesseront d'être secourus quand le médecin aura reconnu, après examen, que cet ouvrier est capable de reprendre son travail et de subvenir à l'entretien des siens.

Un écueil à éviter dans les secours d'assistance, c'est l'hospitalisation de gens simulateurs. Écueil d'autant plus à craindre que les cas de pseudo-tuberculose sont d'observation courante.

Un contrôle sévère éloignera du sanatorium toute une classe de paresseux très heureux de profiter d'une inaction prolongée.

Les dépenses demandées sont élevées. Mais il ne faut oublier qu'actuellement le budget de l'Assistance publique est grevé par des frais énormes dus à l'hospitalisation des tuberculeux. Nous pourrions citer ce fait instructif : la présence de brancards (lits supplémentaires) dans nos hôpitaux parisiens, réservés aux tuberculeux, coûte plus de deux millions par an à l'Assistance. Dépenses sans aucun profit pour le malade et très onéreuses pour le budget. C'est une nécessité de rendre ces dépenses plus efficaces dans les secours offerts aux tuberculeux.

Les dépenses seront fort diminuées le jour où la distribution des secours sera plus rationnelle, surtout si les œuvres privées ou publiques prêtent leur concours au développement de cette partie d'assistance que nous définissons : les *Adjuvants du sanatorium*.

II. — Les adjuvants du sanatorium.

Si le sanatorium n'est pas la seule arme défensive contre les ravages de la tuberculose, quels sont nos autres moyens d'action ?

On peut les répartir en deux groupes :

1° Les uns, *curatifs*, ont pour but de venir en aide au tuberculeux malade : soit en lui permettant de lutter contre la maladie chronique sans interrompre son travail, tels les *dispensaires, l'assistance à domicile* ; soit en l'hospitalisant au *sanatorium*, dans des *hôpitaux spéciaux*, ou mieux, dans des *services spéciaux* d'hôpital général.

2° Les autres moyens d'action, purement *prophylactiques*, contribuent à prévenir la propagation de la tuberculose, à diminuer le nombre des candidats à la maladie.

Ce sont les *hôpitaux marins*, les *asiles de convalescence* ; enfin toutes les *sociétés de prévoyance et de propagande* dont le but éminemment charitable et philanthropique tend à développer dans l'esprit des foules des principes d'hygiène élémentaire, principes basés sur la réforme du logement insalubre et la lutte contre l'alcoolisme, causes primordiales de l'extension de la tuberculose.

L'ASSISTANCE A DOMICILE AUX TUBERCULEUX INDIGENTS

L'assistance aux tuberculeux indigents comporte l'assistance hospitalière et l'assistance à domicile. Nous avons parlé de la première. Nous avons montré qu'elle se faisait par les asiles, les hôpitaux ou services spéciaux, et surtout par le sanatorium réservé aux tuberculeux curables.

Nous avons établi nettement qu'en matière de sanatorium, l'assistance de l'ouvrier chef de famille ne pouvait être complète et efficace que par l'assistance simultanée de sa femme et de ses enfants, au moins pendant la durée du traitement.

Actuellement, nous n'envisagerons que la question de l'assistance à domicile.

M. le Dr Nicolas, dans un rapport des plus intéressants, présenté au Congrès d'Assistance de 1900 à Paris, a étudié ce mode d'assistance dans la ville de Lyon et a montré quels devaient être son rôle et son fonctionnement.

Comment se pratique l'assistance de l'indigent en France? Doit-on offrir les mêmes secours aux tuberculeux?

En France, dans les grands centres comme dans les villes de moindre importance, l'assistance des malades indigents est ainsi répartie :

1° *Le bureau de bienfaisance*, dépendant de la municipalité. Elle en établit le budget et les ressources;

2° *Les dispensaires médicaux*. Ils n'existent que dans les grandes villes, en nombre très limité;

3° *Toutes les sociétés de bienfaisance*, organisées et dirigées par des âmes charitables ;

4° *Les diverses sociétés de secours mutuels*, qui protègent l'ouvrier, le soutiennent en cas de maladie, lui procurent des secours matériels s'il en est besoin.

Or, quels sont ces secours offerts à l'indigent? Le bureau de bienfaisance et la plupart des œuvres privées n'offrent que des secours matériels, consistant en la distribution hebdomadaire, à domicile ou sur lieu, d'aliments divers ou de charbon. Distribution souvent bien sommaire. Ainsi, à Lyon, d'après l'enquête du Dr Nicolas :

« Le pain est donné à raison de 70 à 75 kilogrammes par
« personne et par an ; le riz, les pommes de terre n'intervien-
« nent que pour une assez faible proportion et seulement dans
« quelques arrondissements privilégiés. Enfin, la viande, cet
« aliment si nécessaire, n'est donnée qu'en quantité réellement
« dérisoire et n'atteignant guère que 500 grammes à 5 kilo-

« grammes au plus par personne et par année. Je ne ferai enfin
« que signaler le charbon dont les 7 hectolitres distribués durant
« l'année dans chaque ménage semblent bien insuffisants pour
« parer aux multiples besoin du chauffage et de la cuisson des
» aliments. »

Des soins médicaux, il n'en est pas question, sauf dans
quelques œuvres privées charitables qui envoient un de leurs
membres médecin au domicile du pauvre, sauf encore dans
quelques dispensaires. Mais, dans ces dispensaires, les seuls
soins consistent le plus souvent en pansements externes ou en
distribution de médicaments bon marché et peu réconfortants.

Les soins médicaux offerts par les sociétés de secours
mutuels n'englobent pas la majeure partie des nécessiteux ; les
sociétés ne secourent que leurs membres adhérents, ayant par
conséquent pu verser une cotisation annuelle. La masse des
pauvres, trop indigents pour payer leur quote-part, ne les intéresse pas.

Si ces soins médicaux et pharmaceutiques sont très limités,
si les secours matériels sont insuffisants pour l'ensemble des indigents, plus grande encore sera leur inefficacité *quand il s'agira
de venir en aide aux tuberculeux.* Les secours à domicile leur
procurent juste le strict nécessaire pour les empêcher de mourir
de faim ou de froid. « Or, ne savons-nous pas aujourd'hui que
dans le traitement de la tuberculose, ce sont précisément les
excellentes conditions d'hygiène générale, l'alimentation abondante et même la suralimentation, qui ont la plus grande
importance et la plus heureuse efficacité? Combien ainsi l'idéal
à réaliser est loin de la réalité existante! » (Nicolas).

L'assistance à domicile, pour jouer un rôle véritablement
utile et efficace, devra tenir compte des principes fondamen-
taux qui ont présidé à l'établissement des maisons de cure,
des sanatoriums. Les moyens d'action auront un triple but :
1° réformer l'hygiène de l'indigent. — 2° lui procurer une
nourriture substantielle et réconfortante. — 3° lui permettre
de se reposer quelque temps sans obliger sa famille à mourir de
faim.

1° *Réforme de l'hygiène de l'indigent.* — Les premiers efforts doivent être dirigés contre le *logement insalubre.* M. le Pr Brouardel, dans des rapports récents, en a montré les conséquences effroyables pour la propagation de la tuberculose. C'est là que l'ouvrier contaminé contagionne sa famille, crée un centre local de tuberculose qui irradie dans la ville et gagne nos campagnes.

Qu'est-ce donc qu'un logement insalubre ? M. Brouardel le définit ainsi : « Bien des variétés peuvent se présenter. Mais il est deux caractères qui en constituent le type le plus habituel. Est insalubre un logement dans lequel l'air et la lumière ne circulent pas facilement, surtout s'il se surajoute, et c'est le cas le plus ordinaire, une humidité plus ou moins prononcée .»

Ainsi, le logement insalubre peut l'être par lui-même ou par suite de circonstances particulières de voisinage. Et le Pr Brouardel ajoute : à cette *insalubrité naturelle,* il faut joindre l'*encombrement* et la *malpropreté.*

Les conséquences de l'encombrement sont concluantes. « Dans un travail sur la mortalité à Buda-Pesth (1872-1873), Korosi a montré que l'impôt prélevé par les maladies contagieuses obéit à la loi suivante :

Chambres habitées par 1 ou 2 personnes : mortalité, 20.
Chambres habitées par 3 ou 5 personnes : mortalité, 29.
Chambres habitées par 6 ou 10 personnes : mortalité, 32.
Chambres habitées par plus de 10 personnes : mortalité, 79.

M. Jacques Bertillon a pour Paris confirmé ces résultats dans une étude sur la tuberculose » (Brouardel).

La malpropreté est une conséquence presque fatale de l'encombrement. A Paris, l'ouvrier vit entassé avec sa famille sous les combles dans une pièce, rarement deux. Tout se fait dans la même pièce : là le phtisique crache, contamine ses enfants qui vivent dans un milieu infect et respirent un air empesté où les poussières bacillifères voltigent à l'aise. Que de fois avons-nous l'occasion de constater les terribles effets de cette promiscuité, de cette saleté familiale, non seulement dans les logis ouvriers de Paris mais aussi dans nos campagnes. Autrefois surtout, le campagnard n'avait pour loger sa famille qu'une seule pièce humide, mal éclairée, souvent sans porte extérieure, mais communiquant directement avec l'étable ou l'écurie voisine. Dans cette unique chambre bêtes et gens voisinaient dans un milieu putride des plus malsains.

C'est une nécessité urgente de transformer le logement insalubre. Les arrêtés des villes et des communes peuvent avoir dans ce but une grande valeur; mais, en attendant ces réformes utiles, l'initiative privée a un grand rôle à jouer et cela par l'assistance à domicile. Elle peut opérer chez l'indigent une véritable transformation hygiénique, développer chez lui les principes de propreté, lui apprendre surtout les dangers pour son entourage de l'expectoration et de la dissémination des crachats. Et cette réforme, toutes les œuvres d'éducation populaire peuvent la réaliser.

Le type de logement salubre pour l'ouvrier, c'est l'*habitation à bon marché extra muros*. La facilité et la modicité de prix des voies de communication dans nos grands centres aidera à cette décentralisation des logements ouvriers. Chaque petite maison d'ouvrier (bien différente de ces bâtisses à 6 étages, aux courettes sales et obscures) serait pourvue d'un petit jardin de rapport. Là, l'ouvrier trouverait le soir en revenant du travail un air pur et vivifiant, cure d'air impossible dans une ville populeuse. Ce n'est pas une utopie d'émettre de tels vœux. Je ne citerai qu'un seul exemple. M. Henri Schneider, directeur des usines du Creusot (Saône-et-Loire), connaissait les besoins de l'ouvrier. En dehors de la ville, loin des fumées, des ateliers, il créa pour chaque famille d'ouvriers une petite habitation à trois ou quatre pièces et toute maison a son petit jardin.

2° *L'assistance à domicile doit assurer aux tuberculeux une nourriture substantielle.* — Le régime des assistés à domicile devrait être le même que celui des hospitalisés dans les services spéciaux. C'est dire que cette réglementation des aliments doit se faire d'une façon intelligente, sachant que les tuberculeux sont des malades spéciaux. Leur estomac réclame une nourriture particulière telle que œufs, beurre, laitage, viande crue, jus de viande ; alimentation appropriée au goût et aux besoins, aliments surabondants chez l'assisté à domicile qui ne quitte pas toujours son travail et use ainsi plus vite son organisme affaibli par la maladie.

3° *Le repos* est un facteur de première importance dans la cure de la tuberculose, à domicile comme à l'hôpital.

Ce qu'il faudrait à ce malade que vous allez assister, c'est lui permettre de se reposer quelques semaines. Si votre assisté est fébricitant et maigrit, que lui fera une bonne alimentation convenable et surabondante ? Quel résultat en retirera-t-il si, par suite de son état fébrile, il est en proie à une anorexie absolue ? Le meilleur moyen de voir disparaître cette fièvre anémiante, c'est un repos prolongé dans la position horizontale. L'aura-t-il chez lui ? Il se reposera un jour et, se croyant plus fort, reprendra son travail pour revenir plus malade. — Cet ouvrier ne réclame pas seulement un repos physique. Il ne s'améliorera que s'il a un repos moral absolu, et cela quand il ne verra plus autour de lui des êtres qui souffrent, attendant pour manger le gain quotidien du père de famille à demi invalide.

Si l'assistance à domicile voulait avoir une réelle efficacité dans la protection du tuberculeux, ses ressources devraient être multiples. Les auraient-elles, il serait à craindre que cet argent fût dépensé en pure perte dans ce milieu ouvrier, malgré tout insalubre, offrant si peu d'éléments de guérison au tuberculeux invalide.

Le but de l'assistance à domicile devrait être ainsi compris :

1° Distribuer des secours de toute nature à domicile et tenter de réformer par tous les moyens l'hygiène de l'individu et l'hygiène du milieu ;

2° Rechercher les familles où il existe des germes de tuberculose héréditaire ou acquise, recherches qui n'auraient aucun caractère d'inquisition maladroite et permettraient d'établir :

α. Une statistique permanente sur la *mortalité tuberculeuse* des différentes collectivités sociales (départements, communes, professions, etc.);

β. Une statistique de la *morbidité tuberculeuse* dans toutes les agglomérations constitutives de la population française (œuvres mutualistes, sociétés de secours, etc.).

Elle ferait tous ses efforts pour réformer l'hygiène du milieu et l'hygiène de l'individu;

3° L'assistance à domicile en face de tuberculeux avérés et invalides les évacuerait aussitôt sur des hôpitaux spéciaux, sanatoriums de préférence. Assistance rationnelle : car, payant au malade son séjour, elle serait certaine de lui procurer ainsi le maximum de chances de guérison. Cette assistance ne pourra se faire qu'en assurant la vie matérielle à la famille de l'individu hospitalisé. On revient ainsi à l'assistance hospitalière, individuelle et familiale. Nous en avons parlé.

DISPENSAIRES POUR TUBERCULEUX

Les dispensaires pour tuberculeux sont d'utilité urgente dans toutes les villes et surtout les grands centres industriels. *Leur but est de venir en aide à bref délai à la foule des tuberculeux que les sanatoriums, en trop petit nombre, ne peuvent hospitaliser.* Le Dr *Calmette* de Lille est devenu un défenseur convaincu du dispensaire. Il propose de créer dans chaque ville des dispensaires de quartier, en nombre suffisant, capables de desservir une circonscription déterminée.

D'après Calmette leur rôle consisterait :

1° A se mettre en relations avec tous les chefs ou contre-maîtres d'usines ou d'ateliers et avec tous les établissements occupant des ouvriers protégés par la loi d'assurances contre les accidents;

2° A rechercher les ouvriers suspects de tuberculose; à les attirer au dispensaire pour leur donner des consultations gratuites, conseils, ou leur distribuer des secours variés;

3° Visiter les malades à domicile, rendre leurs logements salubres et éviter à la famille la contagion.

Ce dispensaire, dirigé par un médecin spécialiste des maladies de poitrine, serait dépendant des municipalités.

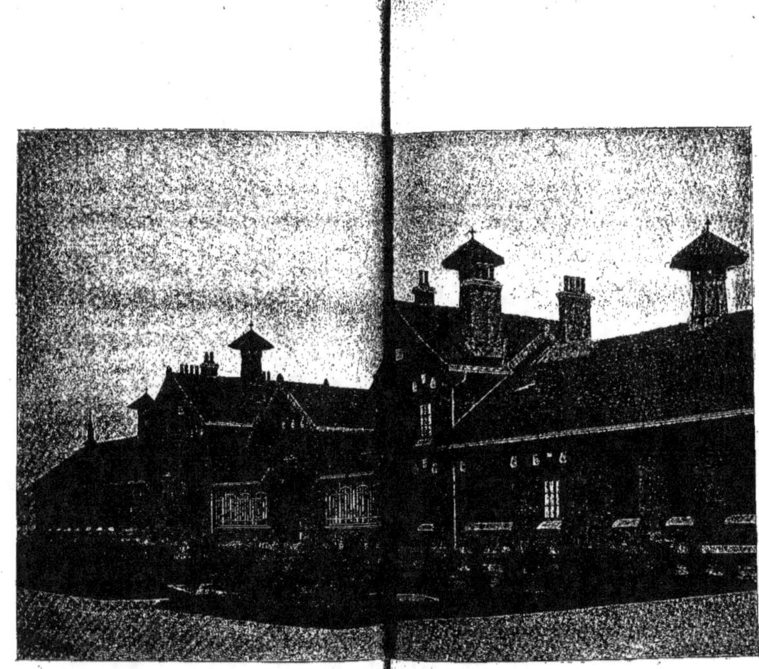

Fig. 16. — Hôpital [...]. Vue d'un pavillon.

M. Calmette estime par chaque ouvrier soigné ou surveillé 3 francs par jour d'invalidité, compris les secours à domicile.

Le dispensaire enverrait au sanatorium les malades qu'il juge curables et l'action de ces deux œuvres se compléterait par l'assistance au tuberculeux et à sa famille.

Les idées de M. Calmette ont trouvé des adeptes. Après le dispensaire de Calmette à Lille et celui du Dr Malvoz à Liège, « l'Œuvre des tuberculeux adultes » a créé à Paris deux dispensaires urbains, l'un, 26, rue du Général-Foy, l'autre, 63, rue de Vercingétorix. Il y a quelques semaines un dispensaire anti-tuberculeux était ouvert, 115, rue Marcadet, à Montmartre (1).

C'est le rôle de l'initiative privée de suivre cette voie dont les résultats ne peuvent qu'être prospères et très utiles pour l'assistance immédiate aux tuberculeux indigents.

HOPITAUX DE TUBERCULEUX ET SERVICES SPÉCIAUX INTRA-URBAINS

Il paraît illogique d'admettre en principe la création d'*hôpitaux intra-urbains*, affectés uniquement à l'hospitalisation des tuberculeux. Si l'on concentrait ces malheureux dans l'un de nos établissements parisiens, tels que Laënnec, La Pitié, ou Saint-Antoine, les malades atteints d'affections générales ayant été évacués ailleurs, on arriverait à créer de véritables léproseries. Le malade saurait qu'en entrant dans cet hôpital spécial il a déjà un pied dans la tombe. Au découragement moral succéderait vite une déchéance physique, entretenue et aggravée par la contagion rapide dans les grandes salles communes, poussiéreuses et malsaines.

Préférerait-on construire dans les grands centres des hôpitaux hygiéniques affectés aux tuberculeux. Ce projet serait fort dispendieux et insuffisant. En matière d'hygiène antitubercu-

---

(1) Un dispensaire a été créé à Lyon. Les malades y sont examinés et secourus avant d'être dirigés sur le sanatorium d'Hauteville.

leuse, le sanatorium est encore le procédé le plus pratique et le plus sûr. Le projet de créer des *sanatoriums suburbains*, formant une véritable ligne de ceinture aux environs de Paris, est seul acceptable.

C'est qu'en effet à l'intérieur d'une ville populeuse, industrielle, le sanatorium proprement dit ne peut exister. Le tuberculeux réclame avant tout pour sa guérison un air pur, vivifiant, sans odeur, privé de germes nocifs. A Paris, dans le centre comme dans les faubourgs extérieurs, la cure d'air est le plus souvent impossible, toujours insuffisante. Le sanatorium parisien serait illusoire. Cette vérité indiscutable, M. Letulle l'affirmait en ces termes dans un rapport de 1899 : « Un sanatorium pour tuberculeux curables ne doit pas se construire à Paris, au milieu des tourbillons de poussières soulevées par deux millions et demi d'hommes, sans compter les animaux domestiques qui fourmillent dans la ville monstrueuse. La cure du tuberculeux doit de toute nécessité se faire loin de la ville, hors de sa sphère morbifique, sur les hauteurs, aux champs, *à l'air pur* ! Voilà une vérité banale, à force d'être redite sur tous les tons par tous les hygiénistes. *On ne traite pas la tuberculose pulmonaire dans une ville impure, comme l'est Paris, Vienne ou Berlin* » (Letulle).

Si l'hôpital général de bacillaires est inutile et souvent dangereux dans les grands centres, par contre les services spéciaux sont appelés à rendre de grands services.

Par *service spécial* on entend des locaux bien aménagés, distinct des bâtiments affectés aux autres maladies générales.

Le premier résultat sera d'éviter aux malades pneumoniques ou typhiques une contagion bacillaire si facile dans nos vieux hôpitaux parisiens. Ce résultat ne sera obtenu qu'à la condition de ne pas recevoir un seul tuberculeux dans les pavillons de maladies générales. L'expérience prouve que cette condition est loin d'être réalisée ; conséquence fatale du trop petit nombre de services spéciaux construits et de la grande affluence des bacillaires dans nos hôpitaux.

Le but du service spécial d'isolement doit être triple :

1° *Hospitaliser les tuberculeux incurables moribonds ;*

2° *Permettre aux tuberculeux curables de trouver à proximité un repos de quelques semaines* que des nécessités sociales leur empêchent d'aller demander au sanatorium, trop éloigné du centre de leurs affaires et de leur famille ;

3° *Devenir pour le tuberculeux curable un poste d'observation médicale.* Pendant quelque temps le médecin pourra se rendre compte des lésions de son malade, constater s'il est susceptible de guérir par le sanatorium. Après ce temps d'observation, le médecin le dirigera sur cet établissement de cure.

Le service spécial doit recevoir des malades curables et incurables ; n'est-ce pas démontrer par là la nécessité d'isoler ces deux groupes de malades ? Cette *division des tuberculeux suivant la gravité des lésions* n'a pas été faite dans les services spéciaux de Lariboisière et de Boucicaut. Il en est résulté que parfois des cavitaires avancés ont contaminé leurs voisins, simples candidats à la tuberculose, ou tuberculeux à ce stade de prébacillose susceptible de guérison ; morbidité augmentée par le spectacle de la mort dans ces grandes salles communes.

Les résultats thérapeutiques du service spécial, M. Letulle les a consignés dans la statistique suivante pour l'exercice 1897-1898 :

»Voici, écrit M. Letulle, la statistique brute de mon service de tuberculeux (qui demeure distinct de mon service général) :

Nombre total des tuberculeux reçus : 125 { Hommes, 88 ; Femmes, 37

Décès.	38
États stationnaires, aggravés.	60
Améliorés.	27
Total.	125

Sous ce terme de *tuberculeux améliorés* je fais entrer uniquement les individus ayant, après plusieurs semaines de séjour, augmenté notablement de poids. La proportion considérable des décès, 38 pour 125, qui équivaut à peu près à 30 pour 10,0

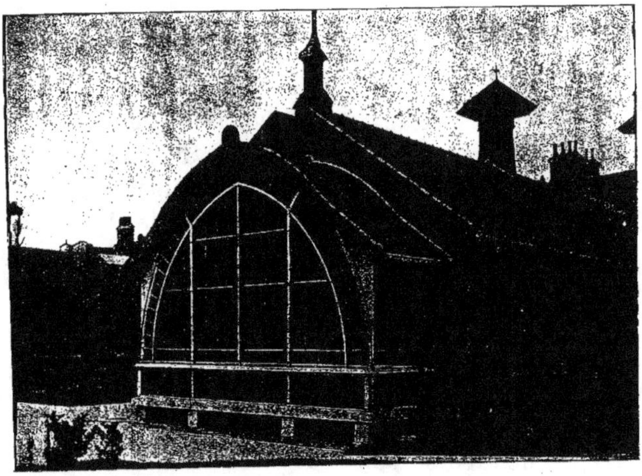

Fig. 57. — Hôpital Boucicaut. La véranda d'un pavillon.

montre à quelle période avancée de la maladie la plupart de nos ouvriers tuberculeux entrent dans les hôpitaux. Ils n'y viennent, en grande partie, que pour y mourir. Défalcation faite de ces moribonds, *mes améliorés représentent presque le tiers des autres tuberculeux.* Parmi eux le plus grand nombre sont déjà à la deuxième période de la maladie. »

Ainsi ces résultats, bien inférieurs à ceux que l'on obtient au sanatorium, sont néanmoins très encourageants ; surtout si l'on tient compte de la gravité des lésions des malades hospitalisés. Ces résultats, M. Letulle les a obtenus par une réglementation bien comprise de l'alimentation de ses malades, réforme basée sur une nourriture de choix, différente de celle des autres malades, et sur une multiplication des repas.

« Voici les horaires :

Matin, 7 heures, lait, soupe ; 10 h. 1/2, déjeuner.

Soir, 3 heures, goûter : lait, pain, beurre.

— 5 heures, dîner ; 8 heures, lait.

Actuellement, je nourris mes malades le plus largement possible, en insistant sur les légumes qui, associés aux viandes, les font mieux passer. La salle des hommes (soit 24) reçoit en surplus $2^{kgr},400$ de viande crue et la salle des femmes (12) $1^{kgr},200$. Toutes les femmes boivent deux litres de lait et la plupart des hommes suivent leur exemple. Les uns et les autres y adjoignent, il est vrai, une bouteille de bière ; mais le vin, pendant la saison froide, et les liqueurs alcooliques sont, sur mon conseil, très mal vus. Les estomacs des tuberculeux parisiens sont presque tous (à l'hôpital) des estomacs alcooliques » (Letulle).

Le service spécial d'isolement pour tuberculeux a donc un but nettement défini : hospitalisation des incurables, assistance momentanée aux tuberculeux curables afin de les observer. Mais ce service ainsi compris, dont on doit souhaiter la généralisation dans nos hôpitaux parisiens, ne *peut ni ne doit être regardé comme un sanatorium.*

LES HÔPITAUX MARINS

« *Un sanatorium marin,* écrit le Dr Armaingaud, *est un établissement spécial où se guérissent par un séjour prolongé dans l'atmosphère marine, aidée ou non de la balnéation suivant les indications, les enfants entachés de lymphatisme, de rachitisme, de faiblesse de constitution, et enfin les petits scrofuleux.* »

Guérir la scrofule, c'est réduire les ravages de la tuberculose ; supprimer cette manifestation héréditaire, c'est préserver ces enfants de la tuberculose pulmonaire pour le reste de la vie.

« Guérir *mille* scrofuleux, c'est préparer plusieurs régiments pour la défense du pays ; en guérir *dix mille,* c'est doter la France de tout un corps d'armée » (Armaingaud).

La France possède actuellement *quinze sanatoriums marins* pour les enfants, répartis du département du Nord à celui des Alpes-Maritimes. Ils reçoivent en moyenne par an 2 000 enfants. Les uns ont été fondés par l'initiative privée, les autres par les communes, notamment par la Ville de Paris. Ces derniers sont encombrés.

Les hôpitaux marins rendent des services incroyables à la société. On ne saurait assez en recommander l'extension et la multiplication sur notre littoral français. Œuvre uniquement prophylactique, elle soustrait les enfants au milieu dangereux des grands centres populeux ; elle fortifie leurs poumons toujours plus ou moins lésés, quelle que soit leur lésion apparente et localisée, osseuse ou non ; elle rend après de longs mois de cure à la société des êtres capables de produire un travail effectif et de procréer plus tard à leur tour des enfants valides.

En général, dans les hôpitaux marins, on n'admet autant que possible que les enfants atteints de tuberculose locale, fermée, non contagieuse ; telles que la coxalgie, le mal de Pott, les tumeurs blanches diverses, les gommes et adénites tuberculeuses, etc.

L'*hôpital maritime de Berck-sur-Mer* existe depuis 1861. Il dépend de l'Assistance publique de Paris. L'hôpital des Enfants-Assistés est rattaché à l'hôpital Maritime, sous la direction du Dr V. Ménard.

Signalons également à Berck l'*hôpital Rotschild* et un *établissement de Sœurs de Charité*. Ces deux derniers ont pour chirurgien le Dr Calot.

Le *sanatorium maritime d'Hendaye* est situé au bord de la Méditerranée, à 2 kilomètres d'Hendaye-Plage, sur les confins de la France et de l'Espagne. Cet établissement dépend de l'Assistance publique de Paris. Son but a été précisé dans un rapport du Dr Sevestre. C'est d'établir dans le midi de la France un sanatorium pour enfants, le séjour à Berck ne convenant pas à tous les scrofuleux. Les travaux furent commencés le 1er septembre 1897 sous la direction de l'architecte, M. Belouet. En juin 1899, le sanatorium était inauguré.

Cet établissement, destiné aux enfants tuberculeux osseux au-dessous de 15 ans, a été construit pour 200 lits (100 garçons et 100 filles).

L'*œuvre des hôpitaux marins* fut fondée en 1887. Elle possède deux sanatoriums : *Banyuls-sur-Mer* (Pyrénées-Orientales) et *Saint-Trojan* (île d'Oléron). Dans ce dernier établissement on envoie de préférence les débiles, candidats à la tuberculose.

Le traitement est basé sur une excellente alimentation, un séjour prolongé diurne à l'action stimulante de l'air marin, des bains de mer fortifiants. Les résultats sont excellents. Ainsi à Banyuls-sur-Mer, en 1899, guérisons complètes 59,72 pour 100 ; améliorés 23,61 pour 100. — A Saint-Trojan, guéris 58,45 pour 100 ; améliorés 23,37 pour 100. Les guérisons seraient plus nombreuses si les séjours avaient été prolongés.

Les guérisons obtenues sont définitives en général. Ch. Leroux, dans un travail récent, donne ce résultat : « Sur 95 enfants retrouvés en l'espace de 10 ans, 70 sont restés guéris, soit 73,6 pour 100, 14 ont rechuté, 11 sont morts. »

En Bretagne, un *sanatorium marin* est en construction aux environs de *Roscoff*. Cet établissement entièrement terminé pourra hospitaliser près de deux cents enfants.

Citons encore ceux d'*Arcachon,* le *Cap-Breton* (la proportion des guérisons s'élève à 92 pour 100), *Pen-Bron, Hyères-Giens, Saint-Pol-les-Dunkerque, Fourras* (Charente-Inférieure), *Cannes,* etc.

ASILES DE CONVALESCENCE

Cette question d'assistance est intéressante à un double point de vue.

L'Assistance publique de Paris n'a pas encore prévu la nécessité de créer des *asiles spéciaux* pour ses malades soignés pour une affection quelconque, chirurgicale ou médicale non bacillaire, et porteurs également d'une lésion tuberculeuse pulmonaire.

Dans les asiles de convalescence de Vincennes (hommes) et du Vésinet (femmes) on ne doit admettre, s'il faut s'en rapporter au règlement, que les malades non tuberculeux pulmonaires.

Ainsi un tuberculeux sortant de nos hôpitaux parisiens n'a pas l'espoir de pouvoir aller se reposer dans l'un de ces asiles. Il est vrai que les exceptions sont nombreuses et les sévérités du règlement facilement évitées. Le chef de service, généralement très humanitaire, inscrit sur la feuille de sortie bronchite aiguë ou pleurésie et ainsi le malade peut être admis.

Philanthropie bien excusable, mais non sans danger pour l'ensemble des autres convalescents typhiques ou pneumoniques. Ces cavitaires dissimulés contaminent facilement leurs voisins dans ces asiles où les moyens de désinfection n'existent qu'à un état très rudimentaire.

Non moins importante est la question des asiles, des maisons de repos pour les femmes enceintes. Personne n'ignore la gravité de l'accouchement chez la femme tuberculeuse, gravité d'autant plus sérieuse que la jeune mère n'a pu se reposer avant de venir à la maternité. Le Pr Pinard attache une grande importance à la période de repos qui devrait être obligatoire chez toute femme enceinte. Malheureusement les conventions souvent absurdes qui font dissimuler à la fille-mère une grossesse imprévue ; d'autre part, les difficultés de la vie matérielle et la nécessité pour la mère de famille de suffire jusqu'au dernier jour à l'entretien de ses autres enfants, toutes ces causes font que la période de repos précédant les couches est très écourtée, souvent nulle. Repos, du reste, non moins nécessaire pendant de longues semaines après l'accouchement chez la femme tuberculeuse. Repos impossible pour elle dans une maternité hospitalière, où le nombre des lits est limité et les places recherchées.

Le seul remède serait la création pour ces malades d'asiles de convalescence, de *maternités-sanatoriums*. Cette idée, nous la retrouvons exprimée par Knopf dans sa thèse et nous ne pouvons qu'adopter ses conclusions. « J'invite, écrit Knopf, les autorités des grandes villes à créer des maternités-sanatoria où les tuberculeuses pauvres pourront avoir, quelques mois avant et après leur accouchement, les soins particuliers que leur état demande. Les patientes recevront de plus des instructions hygiéniques, si essentielles pour élever leurs enfants. »

La *maternité-sanatorium*, maison de repos et école d'hygiène maternelle, n'est-ce pas là un projet qui devrait séduire beaucoup d'œuvres sociales, désireuses de combattre la dépopulation rapide dans notre pays de France ?

LIGUES CONTRE LA TUBERCULOSE

En 1891, le Dr Armaingaud fonde à Bordeaux la *Ligue française contre la tuberculose*.

En 1900, s'est créée à Paris la *Société de préservation contre la tuberculose par l'éducation populaire*. Hommes de lettres, industriels, médecins prêtent leur concours à cette œuvre humanitaire.

Le but de ces sociétés est ainsi défini : « Cette œuvre se propose d'agir par la distribution gratuite de brochures, de circulaires, de pancartes, d'images, par l'affichage d'instructions, par des communications aux journaux, par des conférences populaires et par tous les moyens dont elle pourra disposer par la suite pour assurer l'éducation des masses et ancrer dans les esprits la notion que la lutte, pour être efficace, a besoin du concours de toutes les bonnes volontés. »

Dans le cours de cette année 1900 sous le patronage de M. Paul Strauss, sénateur, fut créée l'*OEuvre pour la prophylaxie de la tuberculose et le placement gratuit des indigents tuberculeux dans les sanatoriums*. Le siège social est à Bois-Colombes, près Paris, 213, avenue d'Argenteuil.

Le 30 avril 1900, M. le Dr Dumarest, directeur du sanatorium d'Hauteville (Ain), avec le concours de mon collègue et ami le Dr Sersiron, faisait paraître le 1er numéro de l'*OEuvre antituberculeuse, Bulletin trimestriel* des sanatoriums populaires et des Sociétés de bienfaisance fondées en France pour la lutte contre la tuberculose et l'assistance aux tuberculeux pauvres. Ce journal centralise tous les efforts et les recherches des médecins phtisio-thérapeutes. Il aide par son puissant concours à la vulgarisation des œuvres créées en province.

RESTAURANTS DE TEMPÉRANCE

Les *restaurants populaires à bon marché anti-alcooliques* sont un des meilleurs moyens de prophylaxie de la tuberculose. Dans notre pays, l'alcoolisme est en progression, malgré les dégrèvements des vins et les impositions sur l'alcool. L'absinthe mène à la folie ; les bars et le cabaret sont les pourvoyeurs du sanatorium et de l'hôpital.

Multiplier dans les grands centres les restaurants de tempérance, c'est faire :

1° *OEuvre d'hygiène,* en donnant à l'ouvrier une nourriture saine, abondante, où le vin sans être exclu n'intervient qu'à titre de condiment et non d'aliment ;

2° *OEuvre de moralisation,* en conservant à l'homme non seulement son estomac mais aussi son intelligence ; en créant autour de lui un home, une vie de famille qu'il méconnaît au cabaret.

L'*Union française anti-alcoolique,* grâce au zèle de son président le Dr Legrain et au dévouement de Mme Legrain, ouvrait, le 1er novembre 1898, un restaurant de tempérance, 43, rue Saint-Bernard, en plein faubourg Saint-Antoine.

Le prospectus distribué dans le public montre le but de cette œuvre humanitaire :

Aux Petits Repas Hygiéniques
PENSION ALIMENTAIRE — CUISINE BOURGEOISE

UN NOUVEAU RESTAURANT
EST OUVERT SOUS LES AUSPICES DE LA

SOCIÉTÉ CONTRE L'USAGE DES BOISSONS SPIRITUEUSES
43, *Rue Saint-Bernard,* 43

ON PEUT Y PRENDRE DES REPAS EXCELLENTS
ET AU MEILLEUR COMPTE POSSIBLE

Les **repas** sont servis de 6 heures à 8 heures du matin, de 11 heures à 1 heure, — et le soir de 6 à 8 heures.

Toute la journée, on y trouve des consommations de premier choix, mais **non alcooliques,** telles que : *Café, thé, chocolat, sirops et limonades de tous genres.*

Suivant les principes de la Société, le **vin** et la **bière** ne peuvent être consommés qu'au moment des repas et d'une façon limitée.

Quant aux **apéritifs,** *liqueurs, eaux-de-vie* avec lesquels un si grand nombre s'empoisonnent, ils sont absolument **exclus.**

Mettre l'Ouvrier à même de se nourrir sainement en ménageant sa bourse
TEL EST NOTRE UNIQUE BUT

Des **jeux,** des **journaux** et des **livres,** du papier à lettre et de l'encre sont mis gratuitement à la disposition de nos clients.

Le succès fut rapide. *En deux ans 80 000 repas ont été servis.* A la fin de la seconde année la balance accusait un bénéfice de 1 665 fr. 50. Les consommateurs, recrutés parmi les ouvriers et employés du quartier, sont heureux de fréquenter cet établissement où l'alimentation est saine, bien préparée, variée, quoique économique. On peut le juger d'après ces deux menus.

<table>
<tr><td colspan="2">Déjeuner.</td><td colspan="2">Diner.</td></tr>
<tr><td colspan="2">MENU</td><td colspan="2">MENU</td></tr>
<tr><td>Sardine-beurre.</td><td>0 15</td><td>Potage pâtes d'Italie.
Soupe à l'oignon.</td><td>0 15</td></tr>
<tr><td>Rillettes.</td><td>0 10</td><td></td><td></td></tr>
<tr><td>Filets de harengs.</td><td>0 15</td><td>Sardine-beurre.</td><td>0 15</td></tr>
<tr><td>Saucisson de Lorraine..</td><td>0 15</td><td>Rillettes.</td><td>0 10</td></tr>
<tr><td>Terrine de volaille truffée.</td><td>0 40</td><td>Filets de harengs.</td><td>0 15</td></tr>
<tr><td>Ordinaire.</td><td>0 35</td><td>Saucisson de Lorraine..</td><td>0 15</td></tr>
<tr><td>Ragoût de mouton aux navets.</td><td>0 35</td><td>Terrine de canards aux olives.</td><td>0 40</td></tr>
<tr><td>Rognons sautés.
Épaule de mouton.</td><td>0 40</td><td>Bœuf à la mode.</td><td>0 40</td></tr>
<tr><td></td><td></td><td>Choucroute garnie.</td><td>0 40</td></tr>
<tr><td></td><td></td><td>Hachis parmentier.</td><td>0 30</td></tr>
<tr><td>Pommes maître d'hôtel.
Nouilles-Lentilles.</td><td>0 15</td><td>Côtelettes de mouton.</td><td>0 40</td></tr>
<tr><td>Choux-fleurs.</td><td>0 20</td><td>Pommes purée.
Lentilles à l'huile.</td><td>0 15</td></tr>
<tr><td></td><td></td><td>Flageolets..</td><td>0 20</td></tr>
<tr><td>Endive.</td><td>0 15</td><td>Chicorée.</td><td>0 15</td></tr>
<tr><td>Brie, Gruyère, Suisse, Camembert, Roquefort.
Tarte aux pommes.
Pruneaux, Poires.
Mendiants, Confitures..</td><td>0 15</td><td>Brie, Gruyère, Suisse, Camembert, Roquefort.
Tarte aux pommes.
Pruneaux, Poires.
Mendiants, Confitures..</td><td>0.15</td></tr>
</table>

L'ouvrier peut manger très convenablement pour un prix modique de 0 fr. 60 à 0 fr. 80. La quantité de vin par repas est d'un quart de litre, « sans renouvellement ni autorisation de consommer une autre boisson fermentée ». Le résultat fut surprenant : *aujourd'hui le vin est à peu près délaissé* et le consommateur ne prend que de l'eau ou du lait. Il ne songe pas à demander du vin !

C'est une véritable vie de famille où l'ouvrier se repose de sa journée en lisant des journaux ou revues mises à sa disposition. « Que de fois on a pu y voir le soir un ouvrier lisant, ayant à ses côtés sa femme occupée à coudre et son enfant attelé à ses devoirs d'école » (Legrain).

Souhaitons un heureux succès à de tels établissements, œuvre de moralisation dans les familles ouvrières.

PATRONAT DE DAMES

Dans la lutte contre la tuberculose, la femme doit jouer un rôle effectif. Il nous semble utile de résumer rapidement la façon dont l'action féminine peut s'exercer avec utilité.

De tout temps dans notre pays l'influence féminine a été considérable, tantôt bonne, tantôt mauvaise. M. Henry Fouquier, dans une étude récente intitulée « Solidarité féminine », montrait toute l'importance de cette intervention : « L'action publique des femmes, disait-il, quand elle est guerrière, a été une exception. Dans notre démocratie contemporaine, l'influence de la femme ne trouve plus à s'exercer sur la personne des souverains ou des chefs d'État. L'influence féminine s'est éparpillée partout. Cessant ou à peu près d'être politique, *elle est devenue sociale*. Dans son foyer, la femme est devenue plus puissante et mieux écoutée qu'autrefois.

« Ce qu'elle pense elle finit toujours par le faire penser à son mari ; ce qu'elle veut, elle arrive fréquemment à le lui faire accomplir. L'homme contemporain est double. Dans presque tous les actes de sa vie, la femme est à côté de lui. »

Les manifestations de la générosité féminine sont multiples quand il s'agit de secourir les indigents, les tuberculeux en particulier.

Le 8 décembre 1887, Mme veuve Boucicaut mourait, instituant l'Administration générale de l'Assistance publique, à Paris, sa légataire universelle. Au 1er janvier 1889 l'émolument du legs universel s'élevait à 8 millions de francs qui étaient affectés à la construction et à l'entretien de l'hôpital Boucicaut, comprenant un service spécial pour tuberculeux. Cette femme généreuse avait aussi compris la nécessité de *maternités-sanatoriums*. Elle fondait à Lille, à Rouen, à Chalon-sur-Saône, trois maisons de refuge affectées uniquement aux filles-mères ; là elles recevraient un asile confortable au moment de leurs couches et pendant le temps nécessaire à leur rétablissement.

En 1890, Louise Ruel créait une maison à Cannes (Alpes-Maritimes) pour le traitement des jeunes ouvrières parisiennes tuberculeuses.

Grâce à la générosité de Mme Charles-Gustave Fagniez, dans le cours de l'année 1896, à un kilomètre d'Hyères (Var), un sanatorium s'ouvrait, exclusivement réservé à des jeunes filles poitrinaires au début de leur mal.

Le succès des hôpitaux d'enfants, tel Ormesson, a prouvé la grande influence de l'action féminine.

En Suisse, à Leysin, un comité de dames s'est créé pour venir en aide aux tuberculeux indigents. Depuis 1898 ce Comité, par sa propagande et les dons reçus, a pu créer et faire fonctionner deux asiles, l'un affecté aux hommes, l'autre aux femmes. Bientôt un sanatorium populaire, construit suivant les principes de l'hygiène moderne, couronnera les efforts des dames du comité suisse.

En juin 1900, se fondait l'Œuvre des sanatoriums populaires pour les tuberculeux adultes de Paris. Comprenant l'importance du rôle féminin pour le succès d'une telle œuvre, M. Letulle constituait le Comité des dames patronnesses. Suivant l'importance des sommes versées toute personne jouait un rôle en qualité de fondatrice, bienfaitrice ou patronnesse.

Le succès a couronné cette œuvre qui n'a pas encore une année d'existence. Résultat de la propagande féminine, les souscripteurs se sont présentés en grand nombre. L'Œuvre des sanatoriums possède déjà un capital d'un million et une rente de 25 000 francs.

Bientôt le sanatorium de Bligny, fondé par cette œuvre d'assistance, sera ouvert aux tuberculeux indigents. Dans cet établissement, comme dans toute œuvre d'assistance aux tubercu-leux, à côté de la Société d'affaires, chargée de l'administration et du fonctionnement du sanatorium, apparaît la Société de bienfaisance. Sociétés différentes par leurs moyens d'action, mais ne formant qu'un seul élément dont le but est commun : le soulagement et la guérison des tuberculeux.

Quand il s'agit de lutter contre les ravages de la tuberculose les moyens d'action d'une œuvre féminine s'exercent différem-ment. Intervention nécessaire et heureuse, car « ce qui est louable chez nos femmes françaises de tout rang et de toute condition sociale, c'est que leur charité est personnelle, active, ingénieuse. Grandes dames, bourgeoises, artistes sont toujours prêtes à payer de leur personne, à donner leur activité, leur temps, leur talent ! » (Henri Fouquier).

Qu'il s'agisse de sanatoriums, de dispensaires antituberculeux, d'asiles ou d'hôpitaux marins *le rôle de la femme* apparaît :

1° *Rôle financier* contribuant par un apport de subsides et de dons variés à la création et à l'entretien de ces établissements.

2° *Rôle moral et humanitaire* revêtant de multiples aspects.

Par l'assistance à domicile la femme soulage les incurables ; par ses conseils et l'espoir d'une guérison prochaine elle dirige le tuberculeux curable vers le sanatorium. Prévoyante, elle soulage la famille de l'hospitalisé, place les enfants, et en prend soin.

S'il est une œuvre où la femme doit jouer un rôle important et bien défini, c'est bien certes dans cette grande lutte contre la phtisie. La portée sociale de ses actions est sans bornes et la femme par sa générosité, par son tact et sa douceur ne peut que contribuer à la réussite de l'œuvre, œuvre d'assistance, de con-servation de l'espèce et de préservation sociale.

CONCLUSIONS

1° La France, par son climat, sa variété topographique, la diversité de ses altitudes, est un des pays les plus favorables au traitement hygiénique de la tuberculose.

2° Pour l'emplacement du sanatorium français, il faut rechercher les régions où la pression barométrique est constante, l'état hygrométrique faible, choisir un lieu bien ensoleillé, abrité des vents, éloigné des grands centres.

3° L'expérience des sanatoriums étrangers et français prouve qu'un tel établissement ne doit être ni un hôpital, ni un hospice, ni la maison banale, mais répondre à un type déterminé.

4° Ce type est caractérisé par les *services généraux* qui seront indépendants des pavillons de malades et réunis, par nécessité et par économie, en un ou plusieurs bâtiments voisins.

5° Avant tout l'hygiène, spécialement l'hygiène antituberculeuse, doit réglementer la construction et l'aménagement : pavillons séparés affectés à chaque sexe, chambres hygiéniques, galeries de cure distinctes des pavillons, mais les reliant.

6° S'imposent également les moyens de désinfection des crachats et des crachoirs, des eaux-vannes et vidanges.

7° Le médecin du sanatorium doit posséder certaines qualités indispensables : *clinicien* connaissant à fond la méthode de traitement hygiéno-diététique, *éducateur* bien au courant du caractère du tuberculeux, *administrateur,* maître au sanatorium dont il est le médecin-directeur.

Grillot.   19.

8° Dans l'état actuel de la science, le sanatorium est la meilleure méthode du traitement de la tuberculose.

9° Le sanatorium offre à la société les plus sérieuses garanties de prophylaxie et de préservation sociale. Il constitue avant tout une *OEuvre d'assistance*. Un sanatorium populaire ne peut fonctionner qu'en assistant la famille de l'hospitalisé.

10° Dans la lutte contre la tuberculose le sanatorium use d'*adjuvants* puissants et indispensables :

α. — *Moyens curatifs :*

Tels les dispensaires antituberculeux, les services spéciaux de tuberculeux à l'hôpital général.

β. — *Moyens prophylactiques :*

Tels les hôpitaux marins, les maternités-sanatoriums, l'assistance à domicile, les restaurants de tempérance, les maisons salubres à bon marché, etc.

TABLEAUX CLIMATOLOGIQUES

DUNKERQUE (Service du Port)

Longitude : 0°31′1″ E. — Latitude : 51°2′. — Altitude : 6ᵐ,9.

ANNÉE 1896	PRESSION BAROMÉTRIQUE (700 +)			TEMPÉRATURE MOYENNE			MINIM.	MAXIM.	HUMIDITÉ RELATIVE
	Moyenne	Minim.	Maxim.	6 h.	12 h.	21 h.			
Janvier	69,4	42,4	83,9	3,17	4,81	4,08	— 3,0	10,0	87
Février	69,5	55,4	78,4	2,50	4,90	4,20	— 4,8	13,5	84
Mars	57,3	34,8	71,2	6,04	9,77	8,32	2,0	21,5	80
Avril	»	55,2	68,3	7,51	10,10	8,64	3,5	17,0	81
Mai	»	56,5	70,9	10,56	11,34	10,97	6,0	15,6	82
Juin	59,7	48,5	68,5	15,75	17,83	16,18	9,0	27,0	83
Juillet	61,5	54,8	68,1	16,65	19,35	17,45	10,5	29,0	80
Août	61,2	49,1	87,0	14,84	17,47	16,29	10,0	23,5	78
Septembre	55,8	30,1	72,8	13,83	16,72	15,11	7,5	23,0	82
Octobre	54,5	41,3	72,1	8,54	11,01	9,75	4,0	19,0	85
Novembre	63,9	40,5	77,6	3,85	5,79	5,00	— 6,0	10,6	85
Décembre	56,7	29,8	71,4	3,79	5,12	4,45	— 1,5	9,5	80
Moyennes des Années 1896	61,67			10,08			— 5,0	29,0	83,0
1894	60,83			10,37			—12,0	29,0	86,4
1895	59,33			9,35			—12,5	31,5	84,3
1897	60,79			10,23			— 4,5	29,0	81,8
1898	»			10,86			— 3,0	33,0	83,9

ANNÉE 1896	PLUIE Hauteur en millim.	PLUIE Nombre de jours	NOMBRE DE JOURS DE Neige	Gelée	Orage	NÉBULOSITÉ 6 h.	12 h.	21 h.	BROUILLARDS	VENTS VITESSE 6 h.	12 h.	21 h.	DIRECTION
Janvier	18,5	9	0	4	»	8,9	8,0	8,3	1	17,7	17,5	17,9	N. = 182
Février	10,4	6	0	8	»	6,6	7,3	8,1	2	16,8	17,1	18,5	N.-E. = 49
Mars	65,0	21	0	0	»	8,0	7,1	6,5	1	26,8	32,3	26,0	E. = 170
Avril	20,1	13	0	0	»	7,5	7,2	6,3	0	24,0	30,7	25,9	S.-E. = 70
Mai	5,8	6	0	0	»	7,2	5,4	5,7	0	22,0	25,9	24,0	S. = 206
Juin	65,6	12	0	0	»	6,0	6,4	5,8	0	16,0	19,4	14,3	S.-W. = 97
Juillet	28,0	9	0	0	»	5,7	5,8	5,5	0	16,5	21,4	16,0	W. = 164
Août	53,6	12	0	0	»	7,9	7,3	7,3	0	18,3	22,6	17,1	N.-W. = 54
Septembre	91,4	21	0	0	»	7,0	7,6	7,5	1	31,9	25,0	23,6	Calme = 0
Octobre	109,5	26	0	0	»	7,6	7,4	7,6	0	20,2	24,3	20,9	»
Novembre	43,0	11	0	6	»	6,7	6,2	6,5	1	21,6	24,8	22,5	»
Décembre	60,6	18	0	4	»	8,1	8,1	8,9	0	20,9	21,5	22,0	»
Moyennes des Années 1896	571,5	163	0	22	»	7,2	6,9	7,1	6	»			»
1894	634,7	178	3	13	14	7,9	7,2	6,5	77	»			»
1895	452,2	133	3	50	0	7,0	6,9	5,6	7	»			»
1897	537,2	155	0	20	0	7,2	7,1	6,6	5	»			»
1898	448,4	137	4	9	10	7,2	6,5	6,3	0	»			»

BREST (Observatoire de la Marine)

Longitude : 6°50′ W. — Latitude : 48°23′. — Altitude : 65ᵐ.

ANNÉE 1896	PRESSION BAROMÉTRIQUE (700 +)			TEMPÉRATURE MOYENNE			MINIM.	MAXIM.	HUMIDITÉ RELATIVE		
	Moyenne	Minim.	Maxim.	7 h.	12 h.	20 h.			7 h.	12 h.	20 h.
Janvier	64,5	48,3	77,2	5,95	8,39	6,49	— 1,0	14,8	84,2	82,7	83,5
Février	63,3	41,6	77,0	5,12	9,44	7,71	— 3,2	18,2	83,6	77,3	79,7
Mars	54,0	35,1	63,8	8,5	12,51	10,25	1,8	19,6	89,2	81,5	86,4
Avril	62,8	53,1	68,4	9,39	14,72	11,69	2,8	21,2	85,3	73,5	80,3
Mai	60,9	64,5	66,1	12,57	18,27	14,35	2,6	27,0	67,0	68,5	57,0
Juin	55,3	40,0	65,7	15,60	20,03	17,07	9,2	27,6	82,0	76,3	71,7
Juillet	57,5	47,0	62,8	16,81	21,74	18,52	10,2	31,0	84,7	66,9	74,4
Août	58,4	61,4	65,8	14,82	20,04	17,15	10,0	27,2	88,0	67,8	73,7
Septembre	52,7	34,5	66,0	14,18	17,97	15,42	9,2	22,0	92,9	80,5	88,1
Octobre	50,8	37,6	66,2	8,05	12,77	9,92	2,8	20,4	92,2	78,4	85,6
Novembre	58,2	39,8	70,8	5,95	9,23	7,03	— 0,4	15,6	80,8	70,1	80,2
Décembre	51,4	18,1	69,1	6,00	9,07	7,10	— 0,3	15,4	88,4	84,6	87,0
Moyennes des Années 1896	57,52			12,14			— 3,2	31,0	80,0		
1894	56,12			12,06			—11,0	29,6	81,5		
1895	53,97			11,74			— 8,8	34,0	80,3		
1897	55,49			12,38			— 2,0	31,0	84,0		
1898	»			12,67			— 1,0	32,0	81,2		

ANNÉE 1896	PLUIE Hauteur en millim.	PLUIE Nombre de jours	NOMBRE DE JOURS DE Neige	Gelée	Orage	NÉBULOSITÉ 7 h.	12 h.	20 h.	BROUILLARDS	VENTS VITESSE 7 h.	12 h.	20 h.	DIRECTION
Janvier	24,6	12	1	2	0	7,8	7,0	7,6	0	1,9	2,2	2,2	N. = 185
Février	5,8	3	0	2	0	7,1	6,2	6,4	0	1,7	1,9	2,2	N.-E. = 236
Mars	85,5	21	0	0	0	7,6	7,0	7,5	0	2,1	2,8	3,1	E. = 56
Avril	18,2	13	0	0	0	6,4	5,9	6,1	0	1,6	2,3	2,5	S.-E. = 47
Mai	3,8	3	0	0	0	3,9	3,9	3,2	1	2,1	2,8	3,1	S. = 69
Juin	61,2	13	0	0	1	5,4	5,6	5,0	0	1,5	1,8	2,3	S.-W. = 171
Juillet	32,3	9	0	0	1	6,6	5,2	5,0	0	1,5	2,1	2,3	W. = 155
Août	36,7	13	0	0	0	5,8	5,6	5,4	2	1,3	1,8	2,3	N.-W. = 149
Septembre	104,0	25	0	0	3	7,4	7,3	8,1	6	2,5	3,1	2,9	Calme = 30
Octobre	144,3	28	0	0	2	7,3	7,0	7,7	3	1,9	2,6	2,7	»
Novembre	37,0	14	2	1	1	7,5	7,4	7,5	0	1,8	2,3	2,3	»
Décembre	109,0	26	1	1	1	7,6	7,3	8,1	0	2,6	3,1	3,1	»
Moyennes des Années 1896	662,3	180	4	6	9	6,6	6,2	6,4	12	»			»
1894	1276,3	197	1	10	12	6,3	6,0	6,4	5	»			»
1895	720,4	164	10	32	7	6,3	5,6	6,1	14	»			»
1897	791,1	173	3	7	10	7,0	6,6	6,6	25	»			»
1898	642,8	156	4	4	9	7,2	6,5	6,5	93	»			»

NANTES (OBSERVATOIRE)

Longitude : 3°54′ W. — Latitude : 47°15′. — Altitude : 41ᵐ,4.

ANNÉE 1896	PRESSION BAROMÉTRIQUE (700 +)			TEMPÉRATURE MOYENNE			MINIM.	MAXIM.	HUMIDITÉ RELATIVE		
	Moyenne	Minim.	Maxim.	7 h.	13 h.	22 h.			7 h.	13 h.	22 h.
Janvier	07,8	50,2	79,0	3,14	5,91	3,57	− 5,1	13,2	88,1	76,7	85,0
Février	67,1	50,5	74,9	0,97	6,89	2,86	− 4,9	14,5	87,1	72,3	85,1
Mars	58,5	40,1	68,1	7,39	12,71	8,31	0,0	20,7	90,1	70,1	88,2
Avril	64,5	55,0	71,2	7,99	13,86	9,09	− 0,8	19,4	84,8	63,2	82,9
Mai	61,9	55,5	66,8	11,41	18,97	12,02	1,6	26,4	71,8	42,1	67,4
Juin	58,2	44,1	68,7	15,64	21,57	14,81	7,5	28,7	81,3	53,6	84,5
Juillet	60,2	53,7	65,8	17,41	24,39	17,41	7,8	32,8	76,5	45,2	76,7
Août	60,5	54,5	67,9	14,48	21,44	14,74	5,5	29,0	83,1	49,1	78,3
Septembre	57,0	40,9	69,8	13,44	18,67	14,17	3,2	27,6	91,8	67,3	89,0
Octobre	54,2	41,0	69,8	7,27	12,03	8,13	− 0,6	19,5	95,6	76,3	94,7
Novembre	60,5	43,8	73,7	3,31	6,96	3,09	− 2,8	11,9	90,7	77,5	89,5
Décembre	56,0	21,6	72,7	4,28	7,63	4,85	− 4,6	13,1	91,3	80,8	92,0
MOYENNES DES ANNÉES 1896	60,53			10,78			− 5,1	32,8	78,5		
1894	59,80			11,28			−11,3	30,9	80,4		
1895	57,66			11,08			−15,0	34,5	77,2		
1897	59,53			11,63			− 7,8	32,0	83,2		
1898	60,06			11,73			− 4,0	37,2	81,6		

ANNÉE 1896	PLUIE		NOMBRE DE JOURS DE			NÉBULOSITÉ			BROUILLARDS	VENTS VITESSE			DIRECTION
	Hauteur en millim.	Nombre de jours	Neige	Gelée	Orage	7 h.	13 h.	22 h.		7 h.	13 h.	22 h.	
Janvier	18,8	6	0	10	0	7,9	7,5	6,4	7	2,0	2,4	2,0	N. = 535
Février	5,4	4	0	18	0	6,8	6,0	5,6	8	1,6	2,0	1,8	N.-E. = 416
Mars	35,1	18	0	0	0	7,3	7,8	5,4	2	2,0	2,7	2,2	E. = 194
Avril	19,3	13	0	2	0	6,1	7,8	5,7	0	1,7	2,2	1,0	S.-E. = 92
Mai	12,4	5	0	0	2	2,4	4,4	1,8	0	1,8	2,7	2,0	S. = 186
Juin	74,2	14	0	0	2	5,9	6,4	4,3	3	1,4	2,1	1,5	S.-W. = 330
Juillet	19,2	10	0	0	1	4,8	4,6	2,9	1	1,3	2,2	1,5	W. = 580
Août	12,7	14	0	0	2	5,0	5,8	3,1	0	1,4	2,0	1,5	N.-W. = 489
Septembre	125,8	22	0	0	1	8,4	7,4	5,6	2	1,5	2,4	1,8	Calme = 0
Octobre	174,6	25	0	1	1	7,5	8,0	5,8	6	1,4	1,9	1,8	»
Novembre	48,2	13	1	6	0	7,0	7,8	5,2	8	1,7	2,0	1,9	»
Décembre	79,4	22	3	5	0	8,0	7,6	5,8	11	1,7	2,2	1,8	»
MOYENNES DES ANNÉES 1896	625,1	166	4	42	9	6,4	6,5	4,8	48	»			»
1894	661,3	183	0	24	16	6,4	6,6	5,2	30	»			»
1895	836,5	166	11	63	12	6,0	5,8	4,9	38	»			»
1897	892,4	180	1	22	13	6,8	6,6	4,9	31	»			»
1898	602,9	134	4	28	10	6,3	6,1	5,6	59	»			»

PERPIGNAN (OBSERVATOIRE)

Longitude : 0°35′ E. — Latitude : 42°41′. — Altitude : 31ᵐ,7.

ANNÉE 1896	PRESSION BAROMÉTRIQUE (700 +)			TEMPÉRATURE MOYENNE			MINIM.	MAXIM.	HUMIDITÉ RELATIVE		
	Moyenne	Minim.	Maxim.	6 h.	12 h.	21 h.			6 h.	12 h.	21 h.
Janvier	66,0	53,0	78,1	4,17	9,73	5,85	− 3,8	15,8	76,4	58,2	75,8
Février	65,3	49,8	74,6	3,84	12,15	6,38	− 3,7	20,6	70,0	44,5	68,9
Mars	60,0	48,6	69,9	8,86	15,30	10,84	2,0	21,2	75,5	51,0	70,9
Avril	62,1	54,9	69,1	11,45	17,05	13,04	3,1	24,9	56,2	30,0	50,2
Mai	59,0	53,8	62,3	14,20	19,90	15,02	6,8	27,8	63,2	41,6	63,2
Juin	58,9	47,4	66,3	18,06	23,88	18,97	10,1	31,4	69,8	48,5	70,1
Juillet	60,0	55,0	65,9	20,36	26,90	21,79	13,8	37,4	70,1	44,5	64,4
Août	59,8	54,1	65,6	17,00	23,72	18,81	10,2	29,4	73,2	44,4	66,2
Septembre	59,6	49,4	66,2	15,45	23,16	17,75	10,9	30,7	81,8	49,5	73,9
Octobre	57,0	41,5	64,3	9,05	16,85	11,23	1,6	27,8	84,3	55,2	82,4
Novembre	66,9	48,5	68,5	6,90	11,58	8,15	− 1,4	17,8	74,2	56,8	72,9
Décembre	58,2	34,9	70,4	6,81	10,93	7,52	− 3,3	16,3	73,1	58,0	71,8
MOYENNES DES ANNÉES 1896	60,40			14,02			− 3,8	37,4	63,6		
1894	60,48			14,09			− 8,2	34,6	67,8		
1895	58,22			14,24			− 7,8	36,6	69,5		
1897	60,38			15,01			− 2,9	37,6	68,7		
1898	60,20			14,77			− 3,7	34,0	69,1		

ANNÉE 1896	PLUIE		NOMBRE DE JOURS DE			NÉBULOSITÉ			BROUILLARDS	VENTS VITESSE			DIRECTION
	Hauteur en millim.	Nombre de jours	Neige	Gelée	Orage	6 h.	12 h.	21 h.		6 h.	12 h.	21 h.	
Janvier	1,2	2	0	8	0	3,0	3,7	3,6	0	3,73	4,53	3,63	N. = 88
Février	12,6	5	1	10	0	3,3	3,7	2,8	0	3,79	4,09	3,76	N.-E. = 197
Mars	20,2	8	0	0	0	4,4	4,6	4,2	3	4,16	6,71	5,30	E. = 211
Avril	7,6	9	0	0	1	4,4	4,7	3,9	0	6,34	9,01	7,14	S.-E. = 158
Mai	34,0	12	0	0	5	5,3	5,5	4,4	0	5,36	5,62	4,45	S. = 137
Juin	23,9	14	0	0	6	5,7	4,7	5,2	0	2,87	4,55	3,06	S.-W. = 242
Juillet	29,6	12	0	0	9	4,5	4,5	4,4	0	2,56	4,01	3,31	W. = 372
Août	18,8	13	0	0	2	4,8	3,9	4,2	0	3,16	5,05	3,86	N.-W. = 192
Septembre	9,0	5	0	0	1	5,0	5,1	5,3	1	2,52	3,36	3,30	Calme = 221
Octobre	31,5	11	0	0	0	5,0	5,1	5,3	2	2,29	3,17	2,40	»
Novembre	96,2	12	0	1	0	5,6	6,1	5,5	0	3,93	5,52	4,01	»
Décembre	43,5	12	0	3	0	4,4	5,9	4,7	0	5,30	6,07	5,59	»
MOYENNES DES ANNÉES 1896	328,1	112	1	23	24	4,8	4,8	4,4	6	»			»
1894	333,0	111	3	15	19	5,1	4,9	4,5	13	»			»
1895	468,3	121	12	27	13	5,4	5,3	4,8	10	»			»
1897	705,7	84	3	12	18	5,5	5,2	4,5	21	»			»
1898	839,1	92	1	10	25	5,1	4,4	4,4	12	»			»

MARSEILLE (Observatoire)

Longitude : 3°3′ E. — Latitude : 43°18′. — Altitude : 75ᵐ.

ANNÉE 1896	PRESSION BAROMÉTRIQUE (700 +) Moyenne	Minim.	Maxim.	TEMPÉRATURE MOYENNE 7 h.	13 h.	22 h.	MINIM.	MAXIM.	HUMIDITÉ RELATIVE 7 h.	13 h.	22 h.
Janvier..	60,3	46,5	72,8	2,07	10,47	8,24	— 6,2	16,8	78,7	48,2	77,0
Février..	60,3	43,0	69,3	2,52	12,01	4,19	— 4,0	18,7	71,3	49,3	78,8
Mars..	54,2	43,2	62,4	8,75	16,51	10,07	— 3,1	21,7	65,9	43,3	62,0
Avril..	55,5	48,0	62,4	9,70	16,67	9,83	— 0,6	24,4	56,0	40,7	59,5
Mai..	53,3	48,3	58,7	14,80	19,82	13,33	4,2	26,4	61,0	46,2	66,2
Juin..	54,4	47,0	60,0	18,75	23,71	17,59	10,7	29,5	68,5	51,3	74,2
Juillet..	54,0	51,5	59,5	21,40	27,22	20,50	13,7	32,3	61,6	45,5	62,7
Août..	54,1	48,9	59,2	17,58	23,40	18,84	10,1	29,5	70,3	51,3	77,5
Septembre..	54,9	42,3	60,9	16,52	22,69	16,17	9,1	28,2	77,3	53,6	79,1
Octobre..	53,3	35,4	60,7	10,88	16,80	12,18	1,1	23,5	87,3	65,3	85,4
Novembre..	53,4	42,6	61,8	6,50	12,35	6,59	0,3	19,2	82,0	61,3	82,1
Décembre..	53,3	32,1	65,8	5,45	9,05	5,73	— 2,6	14,7	82,5	65,1	80,9

MOYENNES DES ANNÉES	Pression	Température moyenne	Minim.	Maxim.	Humidité
1896..	55,16	13,28	— 6,2	32,3	65,8
1894..	54,86	13,83	— 5,8	34,6	67,0
1895..	53,51	14,04	— 9,5	33,1	66,3
1897..	55,52	14,35	— 4,7	34,6	68,7
1898..	55,18	14,41	— 2,6	34,6	69,8

ANNÉE 1896	PLUIE Hauteur en millim.	Nombre de jours	NOMBRE DE JOURS DE Neige	Gelée	Orage	NÉBULOSITÉ 7 h.	13 h.	22 h.	BROUILLARDS	VENTS VITESSE 7 h.	13 h.	22 h.	DIRECTION
Janvier..	9,0	2	0	11	0	1,6	2,9	2,5	0	1,7	1,9	1,3	N. = 38
Février..	9,3	5	1	9	0	3,3	3,6	3,1	0	1,9	1,8	1,3	N.-E. = 333
Mars..	3,3	4	0	0	0	4,2	4,3	3,7	0	1,8	3,2	2,3	E. = 176
Avril..	9,9	4	1	3	1	2,6	4,5	2,4	0	1,5	2,7	2,0	S.-E. = 185
Mai..	14,1	8	0	0	3	3,2	5,4	3,5	0	1,5	2,6	1,6	S. = 91
Juin..	42,8	12	0	0	1	4,8	4,7	4,5	0	1,9	2,8	1,6	S.-W. = 266
Juillet..	105,5	7	0	0	4	3,7	3,4	2,7	0	2,2	2,5	1,4	W. = 316
Août..	77,4	6	0	0	2	3,6	3,6	3,2	0	1,5	2,6	1,6	N.-W. = 746
Septembre..	9,3	8	0	0	2	4,6	3,7	3,2	1	1,6	2,2	1,8	Calme = 53
Octobre..	125,1	23	0	0	3	5,7	5,6	6,0	1	1,6	2,2	1,5	»
Novembre..	46,3	12	0	0	0	5,0	6,0	3,9	0	1,7	2,0	1,5	»
Décembre..	110,0	16	0	5	0	6,6	5,7	5,0	0	1,7	2,5	1,4	»

MOYENNES DES ANNÉES	Pluie hauteur	Nombre jours	Neige	Gelée	Orage	Néb. 7 h.	13 h.	22 h.	Brouillards
1896..	636,6	107	2	28	18	4,1	4,5	3,6	2
1894..	350,7	91	3	25	14	2,9	4,5	3,4	1
1895..	412,7	108	4	33	19	4,2	4,7	4,1	2
1897..	533,6	73	1	8	17	4,8	4,6	4,0	3
1898..	761,7	86	0	17	16	4,5	4,4	4,0	7

ALGER (Hôtel de Ville)

Longitude : 0°44′ E. — Latitude : 36°37′. — Altitude : 38ᵐ,5.

ANNÉE 1896	PRESSION BAROMÉTRIQUE (700 +) Moyenne	Minim.	Maxim.	TEMPÉRATURE MOYENNE 7 h.	13 h.	17 h.	MINIM.	MAXIM.	HUMIDITÉ RELATIVE 7 h.	13 h.	17 h.
Janvier..	63,3	55,1	74,1	11,40	15,10	13,84	3,0	21,8	71,4	61,8	67,2
Février..	63,2	52,5	71,7	12,21	15,95	14,40	7,8	25,0	66,3	60,0	63,0
Mars..	58,7	49,5	70,6	14,31	17,91	16,17	7,2	26,2	71,4	55,0	66,6
Avril..	60,8	53,9	67,4	15,07	17,21	15,87	9,0	22,4	64,2	56,5	65,0
Mai..	57,8	47,0	61,5	17,99	19,47	18,27	12,0	25,0	68,6	63,8	68,0
Juin..	59,4	52,0	64,9	22,04	24,94	23,52	16,2	34,0	59,7	52,3	60,4
Juillet..	59,2	54,5	65,4	26,02	28,55	26,66	16,2	39,6	60,2	55,5	59,7
Août..	58,7	52,9	64,9	23,58	26,12	24,90	17,0	33,0	66,5	68,8	64,9
Septembre..	59,3	55,5	63,9	23,62	26,31	24,77	19,2	»	70,8	63,0	71,1
Octobre..	58,2	43,8	63,7	18,19	21,55	19,67	12,2	30,2	65,5	55,2	65,7
Novembre..	58,0	47,1	66,0	13,62	17,17	15,04	8,0	24,2	68,5	56,1	65,3
Décembre..	59,8	45,9	69,6	12,82	15,76	13,77	7,2	22,6	63,8	59,2	66,2

MOYENNES DES ANNÉES	Pression	Température moyenne	Minim.	Maxim.	Humidité
1896..	59,70	18,11	3,0	39,6	62,9
1894..	59,45	18,45	5,4	43,3	63,2
1895..	58,21	19,28	3,2	36,6	65,5
1897..	59,58	19,35	5,4	40,0	64,3
1898..	59,10	18,77	5,6	38,0	65,8

ANNÉE 1896	PLUIE Hauteur en millim.	Nombre de jours	NOMBRE DE JOURS DE Neige	Gelée	Orage	NÉBULOSITÉ 7 h.	13 h.	17 h.	BROUILLARDS	VENTS VITESSE 7 h.	13 h.	17 h.	DIRECTION
Janvier..	85,6	12	0	0	1	3,4	4,9	5,1	0	3,0	4,0	4,0	N. = 199
Février..	18,6	7	0	0	1	3,4	4,4	3,0	0	3,4	3,7	3,8	N.-E. = 106
Mars..	50,4	12	0	0	0	4,7	4,9	4,1	0	3,2	3,8	3,5	E. = 264
Avril..	10,6	9	0	0	1	4,4	4,7	4,5	0	3,5	4,6	4,7	S.-E. = 89
Mai..	97,8	17	0	0	4	5,2	6,1	6,1	0	3,3	4,2	4,2	S. = 31
Juin..	16,7	7	0	0	4	2,3	2,2	2,4	0	2,4	3,1	3,2	S.-W. = 73
Juillet..	4,2	1	0	0	1	2,7	1,6	1,7	0	1,5	2,7	2,4	W. = 240
Août..	14,7	6	0	0	2	3,4	2,2	2,6	0	1,5	2,0	3,0	N.-W. = 76
Septembre..	0,0	3	0	0	0	4,4	3,1	4,0	0	1,6	3,1	2,7	Calme = 0
Octobre..	131,5	18	0	0	1	4,9	5,1	4,9	0	2,5	3,1	2,9	»
Novembre..	247,8	18	0	0	6	6,1	5,9	6,3	0	3,2	3,7	3,3	»
Décembre..	108,2	21	0	0	2	6,1	6,3	6,7	0	3,2	3,0	4,0	»

MOYENNES DES ANNÉES	Pluie hauteur	Nombre jours	Neige	Gelée	Orage	Néb. 7 h.	13 h.	17 h.	Brouillards
1896..	786,6	131	0	0	23	4,2	4,2	4,3	0
1894..	533,5	135	0	0	17	4,6	4,8	4,5	2
1895..	566,0	116	0	0	19	4,7	4,6	4,5	1
1897..	400,8	76	2	0	15	3,7	3,9	4,1	0
1898..	927,0	142	0	0	33	4,0	4,0	4,3	0

SAINTE-HONORINE-DU-FAY (M. GOUALBERT, INSTITUTEUR)

Longitude : 2°50′ W. — Latitude : [illegible]. — Altitude : 118ᵐ,3.

ANNÉE 1896	PRESSION BAROMÉTRIQUE (700 +)			TEMPÉRATURE MOYENNE			MINIM.	MAXIM.	HUMIDITÉ RELATIVE		
	Moyenne	Minim.	Maxim.	7 h.	13 h.	22 h.			7 h.	13 h.	22 h.
Janvier	60,9	59,5	74,4	2,74	4,97	3,38	— 5,6	11,4	90,0	85,7	89,6
Février	60,0	44,8	68,3	2,08	6,88	3,27	— 8,0	16,5	88,3	73,7	84,6
Mars	49,7	39,6	59,8	7,19	11,37	7,86	0,2	22,5	86,7	70,5	82,3
Avril	56,8	47,0	64,3	7,88	12,35	7,54	0,1	17,9	87,7	66,6	84,6
Mai	56,3	50,5	61,3	10,85	15,61	9,54	2,7	22,1	82,6	63,4	84,1
Juin	61,0	40,7	60,7	15,52	19,95	13,99	5,0	27,8	84,6	65,8	89,1
Juillet	53,1	46,1	58,7	17,02	21,88	15,60	6,2	29,6	80,1	57,1	84,5
Août	53,4	45,8	59,4	14,65	18,68	13,89	7,4	22,6	87,6	64,5	87,6
Septembre	48,1	24,3	63,0	12,95	16,67	13,44	3,9	24,6	89,1	76,4	88,3
Octobre	46,1	32,9	63,0	7,35	11,26	7,87	— 0,6	18,5	90,9	75,6	88,5
Novembre	53,7	34,3	67,4	2,53	6,47	3,67	— 7,5	11,4	91,2	77,9	87,4
Décembre	47,4	16,5	68,6	3,61	6,32	4,69	— 3,2	12,0	90,5	83,3	90,3
1896	53,04			9,92			— 8,0	29,6	82,3		
1894	51,98			10,37			— 13,0	30,5	80,8		
1895	50,48			9,95			— 18,1	33,1	80,3		
1897	51,76			10,54			— 7,1	31,5	83,7		
1898	52,27			10,74			— 7,9	34,8	82,0		

(Moyennes des Années pour les lignes 1896–1898.)

ANNÉE 1896	PLUIE Hauteur en millim.	PLUIE Nombre de jours	NOMBRE DE JOURS DE Neige	Gelée	Orage	NÉBULOSITÉ 7 h.	13 h.	22 h.	BROUILLARDS	VENTS VITESSE 7 h.	13 h.	22 h.	DIRECTION
Janvier	14,6	10	0	15	0	8,1	7,6	7,6	10	1,8	2,0	1,8	N. = 156
Février	5,5	5	1	18	0	7,2	6,6	5,0	4	1,7	1,7	1,9	N.-E. = 261
Mars	59,9	17	0	0	2	7,8	7,0	6,6	1	2,6	2,8	3,0	E. = 100
Avril	20,5	10	0	0	0	7,8	7,0	4,8	4	1,7	2,4	1,6	S.-E. = 151
Mai	10,2	6	0	0	1	4,9	4,0	3,1	0	1,6	2,5	1,2	S. = 296
Juin	60,7	16	0	0	6	5,7	6,4	5,6	1	1,4	1,4	0,6	S.-W. = 291
Juillet	18,0	9	0	0	1	5,2	6,5	5,0	0	1,1	1,0	0,8	W. = 594
Août	103,6	16	0	0	6	6,2	7,0	4,6	0	1,0	1,9	0,9	N.-W. = 316
Septembre	113,8	25	0	0	1	7,5	7,7	6,7	0	1,5	1,9	1,7	Calme. = 0
Octobre	139,2	22	0	2	1	6,9	8,0	5,5	1	1,8	1,9	1,2	»
Novembre	52,2	12	1	15	0	7,0	6,4	5,3	5	0,9	1,5	1,1	»
Décembre	65,3	23	2	9	0	7,6	7,8	7,4	0	1,0	1,5	1,8	»
1896	683,5	171	4	59	18	6,8	6,7	5,5	24	»			»
1894	715,8	186	4	30	25	6,2	6,2	5,7	21	»			»
1895	559,5	167	18	69	25	4,1	5,1	4,5	24	»			»
1897	682,5	164	11	17	26	7,5	7,2	5,5	36	»			»
1898	640,1	161	11	44	19	7,2	7,0	5,4	48	»			»

PARIS (Parc de Saint-Maur)

Longitude : 0°9′23″ E. — Latitude : 48°48′34″. — Altitude : 49ᵐ,3.

ANNÉE 1896	PRESSION BAROMÉTRIQUE (700 +)			TEMPÉRATURE MOYENNE			MINIM.	MAXIM.	HUMIDITÉ RELATIVE		
	Moyenne	Minim.	Maxim.	6 h.	13 h.	21 h.			6 h.	12 h.	21 h.
Janvier	67,02	42,28	80,91	1,87	3,36	2,69	— 7,1	— 1,0	90,6	82,5	87,5
Février	66,48	51,52	75,12	0,32	4,77	2,67	— 8,4	0,5	90,1	73,3	83,6
Mars	55,76	34,83	66,86	5,68	11,14	7,98	— 1,2	7,8	88,3	65,5	80,5
Avril	62,05	52,17	70,33	5,75	12,18	8,85	— 0,2	8,5	87,3	54,9	74,5
Mai	61,00	55,21	66,07	8,58	17,20	12,33	2,1	12,4	80,9	46,1	64,3
Juin	56,97	43,36	66,30	14,14	21,08	16,38	5,9	17,7	85,4	56,2	78,0
Juillet	58,06	52,57	64,24	14,74	22,94	17,97	8,2	18,8	86,6	52,5	71,8
Août	58,58	48,92	65,32	11,85	19,94	14,60	5,9	15,7	93,1	57,3	81,3
Septembre	54,95	30,14	68,02	11,73	17,95	13,88	3,9	15,0	94,9	65,9	87,5
Octobre	52,79	39,82	67,32	6,71	11,18	8,00	— 0,3	6,9	94,0	76,0	90,9
Novembre	54,70	38,45	72,95	0,95	5,00	2,38	— 6,7	— 0,1	93,5	77,6	88,7
Décembre	»	25,83	71,78	2,54	4,86	3,88	— 4,0	— 0,3	90,8	82,0	86,3
1896	59,06			9,84			— 8,4	18,8	78,3		
1894	58,28			10,43			— 13,8	32,4	77,9		
1895	56,67			9,85			— 15,4	35,5	77,6		
1897	58,37			10,57			— 8,2	31,7	80,0		
1898	58,67			10,66			— 7,7	34,5	79,8		

ANNÉE 1896	PLUIE Hauteur en millim.	PLUIE Nombre de jours	NOMBRE DE JOURS DE Neige	Gelée	Orage	NÉBULOSITÉ 6 h.	12 h.	21 h.	BROUILLARDS	VENTS VITESSE 6 h.	12 h.	21 h.	DIRECTION
Janvier	19,5	8	1	12	0	7,7	8,5	7,5	12	1,2	1,1	1,1	N. = 129
Février	4,9	6	0	21	0	6,3	6,1	5,7	10	1,1	1,4	1,1	N.-E. = 117
Mars	48,2	17	0	2	0	6,8	7,0	6,4	1	1,5	2,2	1,7	E. = 39
Avril	19,9	9	0	2	0	6,2	6,9	5,6	1	1,0	1,7	1,2	S.-E. = 88
Mai	7,1	6	0	0	1	3,5	4,8	3,2	0	1,4	2,2	1,4	S. = 102
Juin	93,8	13	0	0	9	5,1	6,6	4,7	0	0,9	1,3	0,9	S.-W. = 124
Juillet	45,3	13	0	0	3	5,2	5,6	4,8	0	0,8	1,1	0,8	W. = 71
Août	25,1	12	0	0	3	5,9	6,7	4,6	2	0,7	1,2	0,7	N.-W. = 58
Septembre	118,4	20	0	0	6	6,4	7,3	5,5	1	1,2	2,0	1,4	Calme = 14
Octobre	158,7	21	0	1	0	7,6	7,9	6,5	8	1,4	1,6	1,1	»
Novembre	50,2	12	2	16	0	6,1	6,1	5,2	10	1,2	1,3	1,2	»
Décembre	63,2	21	4	0	0	8,8	8,6	8,6	4	0,8	1,6	1,5	»
1896	654,3	158	7	66	24	6,3	6,8	5,0	49	»			»
1894	492,8	176	8	55	2	6,3	6,4	4,9	38	»			»
1895	509,4	134	22	79	11	5,4	5,9	4,1	43	»			»
1897	619,6	156	14	55	31	16,1	6,7	5,0	54	»			»
1898	551,1	143	12	49	19	6,2	6,5	5,1	60	»			»

BESANÇON (OBSERVATOIRE)

Longitude : 3°3'9" E. — Latitude : 47°15'. — Altitude : 311ᵐ,5

ANNÉE 1896	PRESSION BAROMÉTRIQUE (700 +)			TEMPÉRATURE MOYENNE			TEMPÉRATURE		HUMIDITÉ RELATIVE		
	Moyenne	Minim.	Maxim.	7 h.	13 h.	21 h.	MINIM.	MAXIM.	7 h.	13 h.	21 h.
Janvier	41,8	21,3	53,6	— 1,93	1,28	— 0,87	— 11,7	8,2	92,9	86,5	90,5
Février	41,7	28,5	49,7	— 2,45	2,50	— 0,30	— 8,9	15,3	90,3	80,1	85,8
Mars	33,2	17,3	41,1	6,28	10,52	7,19	0,0	22,3	85,6	59,4	79,6
Avril	37,1	29,0	45,0	5,87	10,57	6,76	— 1,5	20,8	83,7	60,2	74,8
Mai	34,8	31,1	38,4	11,78	16,48	11,31	2,6	20,2	67,1	49,2	65,2
Juin	31,1	23,9	41,8	16,34	20,00	15,42	7,4	29,1	78,4	62,1	80,9
Juillet	35,0	30,0	40,6	17,76	22,02	17,17	9,9	31,0	79,5	64,0	80,6
Août	35,0	28,0	40,6	14,31	19,05	14,35	4,4	27,0	84,1	48,3	84,3
Septembre	33,7	12,2	41,3	13,51	17,27	13,19	2,3	27,7	86,5	71,6	88,5
Octobre	31,1	14,8	38,3	7,66	11,49	7,73	0,0	22,9	87,5	77,1	87,9
Novembre	34,7	21,3	45,2	1,41	5,26	2,26	— 5,8	15,0	90,1	78,5	86,8
Décembre	32,4	10,0	47,7	1,34	3,22	1,57	— 5,2	14,9	89,7	87,5	89,8
MOYENNES DES ANNÉES 1896	35,43			8,93			—11,7	34,9	79,5		
1894	35,31			9,99			—15,4	32,5	78,1		
1895	33,41			9,63			—17,4	34,2	76,0		
1897	35,25			10,09			—10,7	34,9	80,2		
1898	35,38			10,31			— 8,1	33,1	78,3		

ANNÉE 1896	PLUIE Hauteur en millim.	PLUIE Nombre de jours	NOMBRE DE JOURS DE Neige	Gelée	Orage	NÉBULOSITÉ 7 h.	13 h.	21 h.	BROUILLARDS	VENTS VITESSE 7 h.	13 h.	21 h.	VENTS DIRECTION
Janvier	20,8	9	4	24	0	7,2	6,7	6,8	8	1,3	1,9	1,8	N. = 254
Février	4,0	4	2	24	0	7,8	7,3	7,0	10	1,2	1,5	1,4	N.-E. = 802
Mars	207,3	21	2	0	1	7,5	8,3	7,8	0	2,0	2,9	2,0	E. = 56
Avril	50,6	19	3	5	2	7,7	8,4	6,5	0	1,4	2,4	1,6	S.-E. = 36
Mai	13,5	10	0	0	2	4,3	5,8	4,6	0	2,2	3,3	1,9	S. = 86
Juin	165,5	20	0	0	8	6,9	7,8	6,8	1	1,3	2,1	0,7	S.-W. = 757
Juillet	109,2	15	0	0	8	6,6	7,4	6,0	2	1,5	2,2	1,3	W. = 173
Août	77,9	16	0	0	8	7,1	7,5	6,6	2	1,0	2,1	1,1	N.-W. = 281
Septembre	204,5	27	0	0	5	8,5	8,1	8,1	2	1,8	3,1	1,9	Calme. = 97
Octobre	290,7	24	1	0	1	8,1	8,2	7,0	0	2,0	2,8	1,6	»
Novembre	54,0	12	0	14	0	7,4	7,3	7,1	7	1,9	2,3	1,9	»
Décembre	162,6	24	8	16	0	9,7	9,6	9,0	6	2,0	2,1	1,5	»
MOYENNES DES ANNÉES 1896	1360,6	201	20	83	35	7,4	7,7	6,9	38	»			»
1894	1068,9	192	14	76	23	7,3	7,4	6,0	24	»			»
1895	1234,2	168	32	92	29	6,4	6,5	5,5	8	»			»
1897	1127,7	176	18	68	49	8,0	7,3	6,1	43	»			»
1898	983,9	181	21	63	21	6,8	6,9	6,2	39	»			»

PUY-DE-DÔME (STATION DE LA PLAINE)

Longitude : 0°45' E. — Latitude : 45°46'. — Altitude : 388ᵐ.

ANNÉE 1896	PRESSION BAROMÉTRIQUE (700 +)			TEMPÉRATURE MOYENNE			TEMPÉRATURE		HUMIDITÉ RELATIVE		
	Moyenne	Minim.	Maxim.	6 h.	13 h.	21 h.	MINIM.	MAXIM.	6 h.	13 h.	21 h.
Janvier	35,1	16,7	46,3	— 1,24	1,74	— 0,20	—14,0	10,7	84,6	74,6	82,9
Février	34,7	21,3	42,2	— 2,00	4,92	1,01	—10,6	18,6	87,4	64,8	80,3
Mars	27,3	10,6	35,5	4,07	12,34	7,96	— 4,0	22,9	80,0	55,0	68,4
Avril	31,3	23,6	39,0	5,25	11,30	8,44	— 1,7	22,8	80,7	55,2	64,9
Mai	28,7	24,1	32,1	9,02	16,52	11,99	— 0,7	24,2	74,7	44,0	58,7
Juin	27,6	15,5	35,5	14,17	20,96	15,22	0,6	29,8	75,0	49,1	71,2
Juillet	29,4	24,2	35,2	15,70	23,45	16,85	6,2	34,8	79,3	48,3	73,2
Août	29,0	24,4	34,7	11,22	20,10	14,07	3,9	27,7	88,5	51,7	75,1
Septembre	27,7	08,8	35,4	10,57	19,80	13,18	0,9	32,8	83,7	49,5	78,6
Octobre	24,4	12,1	32,8	5,99	12,88	7,16	— 2,9	27,0	88,1	66,0	88,5
Novembre	28,0	16,1	39,4	1,81	6,00	3,04	— 6,4	14,0	89,2	75,1	87,3
Décembre	25,7	01,2	41,1	2,42	5,79	3,27	— 4,6	16,0	84,0	71,4	79,7
MOYENNES DES ANNÉES 1896	29,08			9,48			—14,0	34,8	71,7		
1894	28,93			10,18			—19,4	35,8	71,9		
1895	26,85			10,06			—15,5	35,2	70,7		
1897	28,73			11,05			— 9,4	33,5	75,8		
1898	28,88			10,66			—11,0	36,3	75,7		

ANNÉE 1896	PLUIE Hauteur en millim.	PLUIE Nombre de jours	NOMBRE DE JOURS DE Neige	Gelée	Orage	NÉBULOSITÉ 6 h.	13 h.	21 h.	BROUILLARDS	VENTS VITESSE 6 h.	13 h.	21 h.	VENTS DIRECTION
Janvier	6,4	9	5	23	0	8,1	7,7	7,6	10	0,9	1,1	0,9	N. = 639
Février	9,3	8	3	22	0	6,6	5,6	5,3	9	0,7	1,2	1,1	N.-E. = 807
Mars	36,6	16	4	3	1	6,8	7,2	5,7	0	2,1	2,8	2,1	E. = 157
Avril	40,8	10	3	2	0	6,8	7,8	5,8	0	1,3	3,1	1,5	S.-E. = 131
Mai	38,4	9	1	1	3	4,4	5,8	4,5	1	1,4	3,5	1,7	S. = 379
Juin	137,6	20	0	0	6	6,2	6,5	5,5	0	1,1	2,8	1,2	S.-W. = 338
Juillet	85,2	14	0	0	5	5,2	6,0	4,6	0	1,3	3,3	1,3	W. = 469
Août	91,3	16	0	0	4	5,4	6,1	5,5	0	0,6	3,7	2,1	N.-W. = 356
Septembre	59,2	14	0	0	2	4,8	5,9	4,7	0	1,0	3,5	1,6	Calme = 0
Octobre	90,2	20	0	3	1	7,1	7,1	5,6	0	2,0	3,3	1,6	»
Novembre	15,9	14	2	12	0	8,3	7,8	7,2	3	1,6	2,0	1,4	»
Décembre	53,9	22	7	12	0	7,1	7,5	6,7	1	1,7	2,6	2,2	»
MOYENNES DES ANNÉES 1896	664,8	178	25	78	22	6,4	6,7	5,7	24	»			»
1894	556,5	162	15	86	23	6,1	6,8	5,3	10	»			»
1895	728,4	172	44	91	23	5,8	6,0	5,1	5	»			»
1897	858,4	168	23	67	30	6,2	6,3	5,5	5	»			»
1898	567,2	144	14	67	32	5,7	6,1	5,0	8	»			»

LYON (Observatoire de Saint-Genis-Laval)

Longitude : 2°27' E. — Latitude : 45°41'. — Altitude : 299 m.

ANNÉE 1896	PRESSION BAROMÉTRIQUE (700 +)			TEMPÉRATURE MOYENNE			MINIM.	MAXIM.	HUMIDITÉ RELATIVE		
	Moyenne	Minim.	Maxim.	6 h.	12 h.	21 h.			6 h.	12 h.	21 h.
Janvier	43,1	25,5	55,2	— 0,84	1,21	— 0,06	— 7,8	9,6	91,4	81,7	90,0
Février	42,8	29,1	50,9	— 1,53	2,31	0,96	— 7,1	14,7	93,9	81,3	87,0
Mars	35,8	21,7	44,3	5,94	11,82	8,38	0,6	21,7	86,1	84,1	75,2
Avril	38,3	29,8	46,0	5,95	11,80	8,26	— 0,4	23,4	82,3	51,6	72,0
Mai	35,5	31,6	38,6	9,86	16,90	13,10	4,3	27,0	72,4	42,9	56,8
Juin	35,4	24,6	42,5	14,65	20,45	15,20	9,2	28,6	75,9	49,9	71,6
Juillet	36,0	31,6	42,4	17,01	23,19	18,76	10,7	34,2	76,1	48,6	69,0
Août	36,2	30,9	41,8	13,21	19,07	14,98	9,6	28,5	83,1	54,5	80,5
Septembre	35,6	17,8	42,6	12,16	18,85	14,31	6,5	27,8	86,2	53,3	79,9
Octobre	32,7	19,0	40,3	7,53	12,05	9,12	— 0,4	22,9	85,7	65,5	81,8
Novembre	35,8	23,9	45,7	2,18	5,46	3,26	— 3,4	13,9	92,2	72,4	84,9
Décembre	34,1	08,2	40,4	2,53	4,58	2,85	— 2,4	13,0	85,1	70,7	85,0
Moyennes des Années — 1896	36,81			9,84			— 7,8	34,2	70,8		
1894	36,80			10,74			— 12,5	33,1	69,3		
1895	34,79			10,61			— 14,2	34,8	69,4		
1897	36,70			11,26			— 8,8	34,8	74,1		
1898	36,78			11,22			— 6,6	36,2	75,3		

ANNÉE 1896	PLUIE		NOMBRE DE JOURS DE			NÉBULOSITÉ			BROUILLARDS	VENTS VITESSE			VENTS DIRECTION
	Hauteur en millim.	Nombre de jours	Neige	Gelée	Orage	7 h.	12 h.	21 h.		6 h.	12 h.	21 h.	
Janvier	9,3	9	3	15	0	8,5	8,0	7,1	10	2,3	2,9	2,3	N. = 961
Février	8,2	8	3	19	0	6,8	6,1	5,2	13	2,2	3,0	2,6	N.-E. = 198
Mars	49,4	16	3	0	1	6,7	7,0	6,8	3	2,5	4,0	3,2	E. = 197
Avril	29,4	9	1	1	1	5,8	6,8	5,0	1	4,0	5,5	3,7	S.-E. = 206
Mai	24,2	9	0	0	2	4,4	5,1	5,2	1	4,4	4,9	5,0	S. = 441
Juin	84,8	17	0	0	8	5,7	6,2	5,7	0	2,6	3,7	2,4	S.-W. = 211
Juillet	143,2	12	0	0	9	4,4	5,2	5,0	0	1,6	3,0	1,8	W. = 187
Août	84,4	18	0	0	8	5,7	5,7	4,8	3	2,1	3,2	2,1	N.-W. = 526
Septembre	50,6	17	0	0	6	4,8	6,6	6,4	1	2,3	4,0	2,0	Calme = 0
Octobre	193,0	22	0	0	4	5,9	7,3	7,2	3	2,9	4,0	3,4	»
Novembre	29,9	16	1	10	0	8,1	7,2	7,0	6	2,9	2,7	2,2	»
Décembre	68,3	19	5	13	0	8,8	8,8	9,2	12	3,3	3,1	3,1	»
Moyennes des Années — 1896	774,7	172	16	59	39	6,4	6,6	6,2	59	»			»
1894	696,2	153	11	56	42	5,8	5,7	5,3	29	»			»
1895	716,5	169	41	76	33	5,5	5,4	5,0	37	»			»
1897	776,2	145	16	43	43	6,1	6,1	5,7	75	»			»
1898	628,9	147	14	41	35	6,0	6,2	5,4	88	»			»

TOULOUSE (Observatoire)

Longitude : 0°53' W. — Latitude : 43°47'. — Altitude : 194 m.

ANNÉE 1896	PRESSION BAROMÉTRIQUE (700 +)			TEMPÉRATURE MOYENNE			MINIM.	MAXIM.	HUMIDITÉ RELATIVE		
	Moyenne	Minim.	Maxim.	6 h.	12 h.	21 h.			6 h.	12 h.	21 h.
Janvier	51,5	37,4	62,2	2,07	5,48	4,13	— 7,8	16,5	95,5	88,0	93,6
Février	50,6	37,4	58,7	0,98	7,30	4,76	— 5,0	15,9	96,4	78,0	91,8
Mars	45,4	34,5	56,5	6,93	12,45	9,62	0,8	21,1	92,3	71,9	84,5
Avril	48,5	40,6	55,5	7,12	13,61	10,98	0,2	23,0	91,2	62,4	74,1
Mai	44,8	40,1	48,2	10,62	17,44	14,37	2,7	26,8	86,1	64,0	73,1
Juin	44,5	29,6	52,3	14,84	21,09	17,09	9,4	29,0	89,5	66,7	83,6
Juillet	46,1	40,5	57,5	16,98	24,23	20,37	10,5	32,7	88,7	63,9	77,2
Août	45,9	41,0	52,3	14,86	21,25	16,81	7,7	29,6	92,3	67,8	79,5
Septembre	45,2	35,1	52,6	13,92	21,28	16,32	7,2	30,7	92,7	71,9	84,9
Octobre	42,1	29,2	50,5	7,57	13,36	9,75	0,7	24,0	95,2	79,9	90,0
Novembre	44,7	30,0	56,1	4,23	7,28	5,62	— 1,8	14,1	93,2	84,3	91,4
Décembre	43,0	20,3	58,6	4,32	7,35	5,26	— 3,4	13,6	93,1	83,1	91,9
Moyennes des Années — 1896	48,10			11,56			— 7,8	32,7	82,5		
1894	45,79			12,33			— 14,1	35,8	80,0		
1895	43,28			12,98			— 17,1	35,7	82,8		
1897	45,68			13,02			— 6,2	37,6	84,7		
1898	46,42			12,85			— 5,4	36,5	84,3		

ANNÉE 1895	PLUIE		NOMBRE DE JOURS DE			NÉBULOSITÉ			BROUILLARDS	VENTS VITESSE			VENTS DIRECTION
	Hauteur en millim.	Nombre de jours	Neige	Gelée	Orage	6 h.	12 h.	21 h.		6 h.	12 h.	21 h.	
Janvier	12,4	8	0	0	0	6,9	7,5	6,2	13	0,2	1,0	0,8	N. = 29
Février	21,1	6	1	18	0	5,8	4,9	4,5	7	0,7	1,7	1,0	N.-E. = 7
Mars	87,6	15	1	0	1	6,8	7,1	5,0	2	0,9	2,4	1,6	E. = 3
Avril	44,3	12	1	0	0	5,3	6,6	5,0	1	0,5	2,1	1,8	S.-E. = 308
Mai	51,4	12	0	0	7	5,2	5,1	5,9	1	0,2	1,7	1,1	S. = 59
Juin	143,4	15	0	0	10	6,7	5,7	6,2	1	0,8	1,7	0,9	S.-W. = 187
Juillet	57,2	11	0	0	7	5,0	5,4	5,2	0	0,4	1,5	1,0	W. = 563
Août	85,1	13	0	0	4	4,5	5,4	5,9	0	0,9	1,9	0,9	N.-W. = 466
Septembre	34,8	15	0	0	2	6,9	5,8	5,3	0	0,8	1,8	1,2	Calme = 574
Octobre	60,4	15	0	0	1	6,4	6,8	5,6	6	0,5	1,5	1,2	»
Novembre	69,3	13	0	5	1	8,4	8,7	7,9	13	0,4	1,2	0,8	»
Décembre	68,6	21	1	5	0	7,8	7,5	7,4	5	0,8	1,5	1,1	»
Moyennes des Années — 1896	735,6	156	4	37	33	6,2	6,3	5,8	48	»			»
1894	582,0	122	7	34	17	6,0	6,1	5,0	71	»			»
1895	500,7	123	13	44	16	6,2	5,9	5,6	44	»			»
1897	734,5	141	5	16	18	6,3	6,5	5,4	69	»			»
1898	530,4	121	1	34	9	6,2	6,2	5,3	62	»			»

LANGRES (M. l'Abbé Raclot)

Longitude : 3°0′ E. — Latitude : 47°52′. — Altitude : 466ᵐ.

ANNÉE 1896	PRESSION BAROMÉTRIQUE (700 +)			TEMPÉRATURE MOYENNE			MINIM.	MAXIM.	HUMIDITÉ RELATIVE		
	Moyenne	Minim.	Maxim.	6 h.	12 h.	21 h.			6 h.	12 h.	21 h.
Janvier..	28,0	07,7	40,1	— 1,90	— 0,50	— 1,34	— 11,6	5,6	91,5	86,7	91,9
Février.	27,7	15,6	34,9	— 2,37	1,10	— 0,41	— 10,4	10,8	90,1	81,8	84,2
Mars.	19,2	02,4	26,1	5,15	9,04	6,60	— 1,6	19,6	87,3	68,8	76,6
Avril.	23,8	15,5	30,6	4,03	8,90	6,28	— 2,4	19,0	86,6	60,5	70,6
Mai.	22,3	18,0	26,7	8,12	15,41	10,95	1,6	25,0	75,6	45,2	60,1
Juin.	20,9	10,9	28,5	13,54	18,77	15,31	8,6	26,4	84,7	62,2	71,5
Juillet.	21,6	17,8	27,0	14,90	20,75	17,00	9,4	80,0	82,8	60,5	77,2
Août.	21,9	13,4	27,5	12,10	17,78	14,20	6,8	24,4	85,0	62,0	74,1
Septembre..	19,9	01,1	28,2	10,78	14,87	12,02	5,0	24,4	93,1	76,0	88,9
Octobre.	17,1	05,0	25,6	5,54	9,07	6,72	0,0	19,0	93,6	80,0	92,2
Novembre.	21,3	06,5	32,1	0,35	3,19	1,18	— 7,6	12,4	89,5	79,0	86,4
Décembre.	18,2	00,4	28,2	— 0,27	1,34	— 0,17	— 7,0	8,4	90,3	89,6	91,9
Moyennes des Années 1896..	21,90			7,88			— 11,6	30,0	79,4		
1894..	21,72			8,91			— 16,6	30,5	79,8		
1895..	19,92			8,52			— 16,7	32,7	74,8		
1897..	21,73			9,10			— 11,0	31,0	78,5		
1898..	21,91			9,53			— 7,0	32,8	78,4		

ANNÉE 1896	PLUIE		NOMBRE DE JOURS DE			NÉBULOSITÉ			BROUILLARDS	VENTS — VITESSE			DIRECTION
	Hauteur en millim.	Nombre de jours	Neige	Gelée	Orage	6 h.	12 h.	21 h.		6 h.	12 h.	21 h.	
Janvier..	32,5	10	5	26	0	6,3	7,4	6,4	17	14,4	14,7	16,8	N. = 158
Février.	4,8	7	3	21	0	5,7	5,5	4,3	16	13,5	12,5	13,7	N.-E. = 157
Mars.	158,6	19	8	4	1	6,9	6,4	5,6	4	21,2	21,4	20,1	E. = 60
Avril.	44,7	22	5	5	0	6,7	6,7	5,1	8	19,5	22,5	17,6	S.-E. = 86
Mai.	30,2	8	0	0	2	3,9	3,9	1,8	0	18,4	27,8	22,6	S. = 164
Juin.	120,0	21	0	0	7	5,4	5,7	3,3	2	11,9	15,7	14,1	S.-W. = 133
Juillet.	69,1	14	0	0	6	5,0	5,7	7,0	6	12,6	15,3	13,3	W. = 173
Août.	51,5	14	0	0	6	5,5	6,1	4,6	1	10,2	13,5	10,0	N.-W. = 115
Septembre..	176,7	24	0	0	4	7,1	6,9	5,4	5	17,0	14,9	15,8	Calme = 77
Octobre.	229,2	20	3	0	1	8,6	8,1	6,2	3	18,2	13,5	15,6	»
Novembre.	27,5	10	1	12	0	6,3	5,8	4,6	9	12,5	14,7	13,6	»
Décembre.	121,1	22	9	21	0	8,5	8,4	7,7	10	13,3	11,9	13,2	»
Moyennes des Années 1896..	1063,9	191	34	89	28	6,3	6,3	5,1	88	»			»
1894..	696,1	197	28	64	13	5,9	6,3	4,4	62	»			»
1895..	909,4	176	42	97	23	5,4	5,2	3,9	66	»			»
1897..	837,8	157	33	69	34	5,7	5,7	4,5	45	»			»
1898..	680,0	164	27	59	18	5,5	5,6	4,5	78	»			»

BAGNÈRES-DE-BIGORRE (Observatoire)

Longitude : 2°11′ W. — Latitude : 43°4′. — Altitude : 547ᵐ.

ANNÉE 1896	PRESSION BAROMÉTRIQUE (700 +)			TEMPÉRATURE MOYENNE			MINIM.	MAXIM.	HUMIDITÉ RELATIVE		
	Moyenne	Minim.	Maxim.	6 h.	12 h.	21 h.			6 h.	12 h.	21 h.
Janvier..	21,0	12,0	30,7	— 0,25	6,93	1,40	— 10,4	17,8	64,7	56,1	63,7
Février.	20,3	07,0	27,7	0,66	10,59	2,92	— 5,5	20,0	67,0	48,7	67,0
Mars.	16,0	05,0	27,0	4,76	11,95	6,78	0,1	21,6	75,2	60,3	75,6
Avril.	19,4	12,6	25,6	5,18	11,48	7,86	— 0,5	22,6	75,2	61,8	70,3
Mai.	15,8	11,0	19,8	7,71	14,98	10,16	1,0	22,5	83,8	59,9	72,4
Juin.	15,6	03,1	24,1	11,88	19,14	13,75	6,5	29,0	79,8	62,7	78,3
Juillet.	17,5	12,7	22,9	14,03	21,43	16,67	8,3	31,9	80,3	64,0	78,6
Août.	17,3	11,8	22,8	10,10	18,02	13,45	6,5	26,4	84,0	62,1	80,1
Septembre..	16,2	08,1	22,8	11,75	19,56	13,21	6,0	29,6	82,2	65,4	70,5
Octobre.	12,5	00,7	22,7	5,34	11,98	6,54	— 0,9	25,5	79,4	65,3	78,7
Novembre.	14,7	00,7	25,6	2,14	7,37	3,82	— 3,6	15,8	84,2	71,0	83,4
Décembre.	14,0	00,9	26,8	2,77	7,02	4,15	— 7,2	16,5	76,4	64,8	71,0
Moyennes des Années 1896..	16,69			9,51			— 10,4	34,9	74,4		
1894..	15,93			10,53			— 14,5	34,5	73,5		
1895..	13,64			11,52			— 13,0	33,0	68,2		
1897..	16,25			10,99			— 8,0	34,4	75,7		
1898..	16,20			10,76			— 8,2	36,0	76,0		

ANNÉE 1896	PLUIE		NOMBRE DE JOURS DE			NÉBULOSITÉ			BROUILLARDS	VENTS — VITESSE			DIRECTION
	Hauteur en millim.	Nombre de jours	Neige	Gelée	Orage	7 h.	12 h.	21 h.		7 h.	12 h.	21 h.	
Janvier..	36,3	8	2	19	0	4,0	3,7	4,8	4	0,3	0,1	0,2	N. = 103
Février.	54,3	6	2	15	0	3,0	3,6	3,4	0	0,2	0,4	0,3	N.-E. = 37
Mars.	135,8	14	3	0	1	7,1	6,9	6,5	0	0,4	0,7	0,3	E. = 92
Avril.	74,6	14	0	2	2	6,7	6,9	6,8	0	0,9	0,6	0,5	S.-E. = 106
Mai.	175,0	23	1	0	10	7,2	7,4	7,1	0	0,6	0,4	0,3	S. = 104
Juin.	121,2	22	0	0	6	5,8	7,0	8,0	0	0,2	0,3	0,4	S.-W. = 36
Juillet.	90,0	17	0	0	3	6,5	6,5	6,9	0	0,1	0,2	0,4	W. = 147
Août.	220,5	20	0	0	4	4,6	6,8	6,8	0	0,3	0,5	0,1	N.-W. = 243
Septembre..	59,3	12	0	0	1	5,6	6,0	5,3	0	0,2	0,5	0,5	Calme = 123
Octobre.	151,4	21	0	0	0	6,2	5,9	5,8	0	0,09	0,23	0,10	»
Novembre.	154,8	21	3	12	0	7,7	7,6	7,5	1	0,4	0,4	0,6	»
Décembre.	138,9	23	6	13	0	7,4	6,9	6,5	1	0,8	0,7	0,7	»
Moyennes des Années 1896..	1412,7	201	17	81	27	5,9	6,2	6,2	2	»			»
1894..	1131,4	175	8	40	17	5,5	5,9	6,4	6	»			»
1895..	1164,4	163	16	49	20	5,8	6,0	6,1	5	»			»
1897..	1281,0	152	16	36	37	6,4	6,0	6,1	26	»			»
1898..	1324,0	162	12	47	28	5,3	5,8	5,9	17	»			»

MONT VENTOUX

Longitude : 2°56′ E. — Latitude : [...]°17′. — Altitude 1900ᵐ.

ANNÉE 1896	PRESSION BAROMÉTRIQUE (600 +)			TEMPÉRATURE MOYENNE			MINIM.	MAXIM.	HUMIDITÉ RELATIVE		
	Moyenne	Minim.	Maxim.	6 h.	12 h.	21 h.			6 h.	12 h.	21 h.
Janvier	06,3	02,5	99,6	— 3,51	— 1,26	— 3,06	— 18,2	7,1	59,0	61,4	58,4
Février	06,9	01,4	99,8	— 1,63	0,84	— 2,29	— 16,2	9,1	59,8	66,1	61,9
Mars	02,3	00,2	99,5	— 2,49	0,40	— 2,27	— 11,9	8,0	80,6	84,3	85,7
Avril	03,7	00,0	99,7	— 2,51	0,85	— 2,25	— 9,8	10,8	67,0	64,8	68,6
Mai	03,9	00,4	99,8	1,02	4,95	1,87	— 9,4	12,0	63,8	74,5	77,0
Juin	06,8	02,0	99,7	5,80	10,21	5,79	— 1,2	18,8	77,5	84,8	76,1
Juillet	09,2	04,6	12,7	10,24	14,45	10,59	0,8	23,2	61,1	61,0	63,9
Août	06,6	00,3	11,8	5,97	9,07	6,59	— 2,0	20,2	74,0	71,8	73,9
Septembre	06,6	00,0	98,2	5,40	8,14	5,43	— 2,6	20,9	73,9	76,0	75,4
Octobre	02,8	01,0	98,8	— 0,08	2,03	0,13	— 7,0	11,5	84,7	91,0	89,2
Novembre	01,6	00,2	99,7	— 2,86	— 0,66	— 3,02	— 8,8	6,2	77,2	78,9	77,0
Décembre	00,8	00,2	99,9	— 4,17	— 2,48	— 4,51	— 10,5	5,0	87,1	83,4	79,2
Moyennes des Années 1896	04,79			1,78			— 18,2	23,2	73,5		
1894	05,40			2,40			— 13,9	25,2	73,8		
1895	03,53			2,10			— 22,9	25,0	»		
1897	05,71			2,16			— 17,2	22,1	73,9		
1898	05,65			3,35			— 14,4	23,5	73,7		

ANNÉE 1896	PLUIE		NOMBRE DE JOURS DE			NÉBULOSITÉ			BROUILLARDS	VENTS VITESSE			DIRECTION
	Hauteur en millim.	Nombre de jours	Neige	Gelée	Orage	6 h.	12 h.	21 h.		6 h.	12 h.	21 h.	
Janvier	8,3	2	2	31	0	2,5	2,4	1,9	6	3,0	3,2	3,1	N. = 393
Février	55,3	6	6	22	0	2,6	3,4	3,2	8	2,7	2,7	2,9	N.-E. = 44
Mars	37,2	8	6	30	0	5,8	6,5	6,9	23	3,8	3,5	3,5	E. = 10
Avril	98,2	9	6	26	0	3,5	3,3	4,0	11	5,4	3,6	3,7	S.-E. = 185
Mai	300,8	14	6	14	2	6,2	4,9	5,8	14	3,0	3,2	3,1	S. = 189
Juin	313,5	13	0	2	0	6,4	6,7	5,0	20	3,2	3,1	3,3	S.-W. = 40
Juillet	141,4	7	0	0	0	2,3	2,6	2,8	6	3,1	2,9	3,1	W. = 13
Août	79,2	8	0	3	0	4,0	3,9	4,3	13	3,0	2,8	3,0	N.-W. = 224
Septembre	127,8	7	1	6	0	5,2	5,1	6,2	21	3,2	3,9	3,3	Calme = 0
Octobre	345,0	18	9	21	0	7,0	8,2	8,0	27	3,2	3,4	3,3	»
Novembre	129,4	9	8	25	0	5,4	5,6	4,4	18	3,5	3,3	5,3	»
Décembre	301,8	12	10	31	0	6,6	6,3	5,6	23	3,5	3,6	3,5	»
Moyennes des Années 1896	1937,3	113	52	211	2	4,7	4,9	4,8	190	»			»
1894	1215,0	95	37	192	1	4,6	4,8	4,6	173	»			»
1895	1090,6	122	62	172	4	4,8	5,3	5,3	197	»			»
1897	1113,2	92	44	198	0	4,4	4,6	4,6	157	»			»
1898	1384,6	93	41	187	0	4,1	4,2	4,1	152	»			»

PUY-DE-DÔME (STATION DU SOMMET)

Longitude : 0°38′ W. — Latitude : 45°46′. — Altitude : 1467ᵐ.

ANNÉE 1896	PRESSION BAROMÉTRIQUE (600 +)			TEMPÉRATURE MOYENNE			MINIM.	MAXIM.	HUMIDITÉ RELATIVE		
	Moyenne	Minim.	Maxim.	6 h.	12 h.	21 h.			6 h.	12 h.	21 h.
Janvier	41,8	25,0	52,0	— 2,46	— 1,73	— 2,49	— 15,2	8,0	83,8	84,9	86,3
Février	42,7	28,1	50,3	— 0,67	0,60	— 0,22	— 15,1	9,0	68,6	69,5	71,3
Mars	36,6	21,4	44,7	0,39	1,76	0,83	— 6,2	11,6	91,1	88,4	95,1
Avril	40,1	32,6	47,7	— 0,62	0,56	0,49	— 6,3	10,8	95,0	94,0	94,8
Mai	39,3	34,6	43,0	3,09	5,25	4,59	— 3,6	12,6	88,4	80,8	85,9
Juin	39,8	27,5	47,1	7,43	9,47	8,51	2,1	17,8	93,8	90,0	92,9
Juillet	42,3	36,8	47,0	10,31	12,11	11,53	3,0	23,0	86,6	87,5	88,5
Août	40,8	35,5	46,2	6,85	8,66	7,88	1,2	17,6	93,5	90,0	92,4
Septembre	39,1	17,8	47,6	6,64	8,05	— 7,37	0,5	19,0	95,7	92,1	94,8
Octobre	34,5	21,3	42,5	1,56	2,44	1,93	— 3,6	15,1	95,2	95,5	96,2
Novembre	36,3	25,2	40,1	— 1,69	— 1,14	— 1,40	— 5,7	6,3	96,2	95,5	97,3
Décembre	33,9	10,1	46,7	— 2,20	— 2,25	— 2,74	— 9,5	6,9	91,9	94,0	95,8
Moyennes des Années 1896	38,93			3,11			— 15,2	23,0	89,5		
1894	39,15			3,69			— 19,8	23,6	88,2		
1895	37,34			3,85			— 17,8	25,2	89,3		
1897	39,08			4,46			— 15,5	21,5	89,6		
1898	39,38			4,75			— 10,1	27,8	86,9		

ANNÉE 1896	PLUIE		NOMBRE DE JOURS DE			NÉBULOSITÉ			BROUILLARDS	VENTS VITESSE			DIRECTION
	Hauteur en millim.	Nombre de jours	Neige	Gelée	Orage	6 h.	12 h.	21 h.		6 h.	12 h.	21 h.	
Janvier	92,6	18	15	26	0	4,7	5,1	4,8	16	5,8	5,1	6,2	N. = 400
Février	22,6	9	7	14	0	4,4	3,4	4,1	12	4,4	4,1	4,5	N.-E. = 409
Mars	335,6	24	14	15	0	7,2	8,3	7,2	22	6,5	6,7	6,7	E. = 147
Avril	171,2	20	14	18	0	7,7	8,2	7,2	21	4,9	5,0	5,6	S.-E. = 119
Mai	50,2	20	6	10	2	5,0	6,2	4,6	18	4,9	5,1	,1	S. = 201
Juin	226,2	25	0	0	7	7,1	7,6	6,6	17	4,6	4,4	5,4	S.-W. = 413
Juillet	172,4	22	0	0	9	6,0	6,7	5,7	19	3,7	3,5	4,3	W. = 550
Août	131,4	25	0	0	3	6,6	7,0	5,0	22	5,4	4,5	5,5	N.-W. = 373
Septembre	151,3	26	2	0	2	7,6	7,5	7,5	21	6,3	5,4	6,4	Calme = 0
Octobre	202,2	26	16	17	0	7,6	8,0	7,0	27	6,5	6,2	6,6	»
Novembre	125,0	26	15	25	0	8,3	8,2	7,6	24	5,3	4,7	5,7	»
Décembre	288,4	29	20	26	0	8,1	8,2	8,2	28	6,4	6,5	6,6	»
Moyennes des Années 1896	1969,1	270	109	154	23	6,6	7,0	6,2	247	»			»
1894	1384,1	257	87	138	20	6,7	6,9	6,2	256	»			»
1895	2049,1	239	90	133	20	6,4	6,5	6,2	245	»			»
1897	1743,1	240	68	121	29	6,8	7,1	6,4	216	»			»
1898	1458,1	213	71	117	23	6,3	6,7	5,8	187	»			»

PIC-DU-MIDI (OBSERVATOIRE)

Longitude : 2°12′ W. — Latitude : 42°56′. — Altitude 2859ᵐ.

ANNÉE 1896	PRESSION BAROMÉTRIQUE (500 +)			TEMPÉRATURE MOYENNE			MINIM.	MAXIM.	HUMIDITÉ RELATIVE		
	Moyenne	Minim.	Maxim.	6 h.	12 h.	21 h.			6 h.	12 h.	21 h.
Janvier	40,2	29,3	47,4	— 7,79	— 4,46	— 7,03	— 22,1	4,8	54,5	41,1	65,5
Février	40,6	27,1	48,3	— 7,77	— 4,13	— 7,15	— 19,7	5,0	56,2	49,7	56,5
Mars	37,0	28,1	47,5	— 7,19	— 3,25	— 6,49	— 17,7	7,2	75,9	67,6	27,4
Avril	39,7	30,0	45,3	— 7,96	— 3,20	— 7,25	— 17,0	6,0	70,2	62,8	83,0
Mai	38,8	33,3	42,5	— 5,64	— 0,65	— 4,88	— 14,0	10,2	87,8	79,2	95,8
Juin	41,6	30,3	47,5	0,29	4,22	0,01	— 7,2	12,6	80,5	73,4	82,2
Juillet	45,0	38,7	50,5	5,20	8,05	5,36	— 2,3	17,0	69,8	63,4	74,3
Août	42,8	37,6	47,9	0,71	4,43	1,43	— 6,6	11,8	71,6	70,8	81,0
Septembre	42,6	35,0	49,7	1,07	6,16	1,52	— 10,0	12,6	73,0	68,4	79,1
Octobre	35,7	24,3	44,1	— 6,10	— 3,12	— 5,68	— 13,5	7,3	81,1	72,6	77,3
Novembre	35,4	27,0	43,1	— 8,93	— 6,40	— 8,29	— 16,6	4,0	81,6	70,2	78,6
Décembre	35,0	18,0	46,6	— 8,82	— 6,65	— 8,14	— 20,8	6,3	85,1	75,5	78,7
Moyennes des Années 1896	39,58			— 3,05			— 22,1	17,0	72,5		
1894	38,83			— 1,88			— 28,0	16,2	67,0		
1895	37,39			— 1,73			— 27,0	17,2	74,3		
1897	40,29			— 1,20			— 26,6	18,2	69,3		
1898	41,10			— 1,11			— 21,3	19,0	67,3		

ANNÉE 1896	PLUIE Hauteur en millim.	PLUIE Nombre de jours	NOMBRE DE JOURS DE Neige	Gelée	Orage	NÉBULOSITÉ 7 h.	12 h.	21 h.	BROUILLARDS	VENTS VITESSE 7 h.	12 h.	21 h.	DIRECTION
Janvier	100,2	7	7	31	0	2,7	2,1	1,7	5	1,4	1,4	1,4	N. = 337
Février	41,4	7	7	29	0	3,0	3,4	2,2	3	1,4	1,3	1,3	N.-E. = 472
Mars	221,6	13	13	31	0	6,0	5,7	4,8	8	1,7	1,7	1,5	E. = 89
Avril	133,4	13	13	30	0	4,6	5,2	4,4	11	1,6	1,5	1,4	S.-E. = 42
Mai	271,9	28	28	31	0	6,0	7,9	8,6	16	1,3	1,1	1,1	S. = 67
Juin	123,2	18	9	19	0	5,9	6,4	5,5	6	1,3	1,3	1,3	S.-W. = 728
Juillet	60,6	11	0	4	3	3,2	4,9	4,8	5	1,4	1,1	1,3	W. = 632
Août	173,2	20	3	16	0	5,7	6,3	6,5	12	1,2	1,1	1,1	N.-W. = 312
Septembre	41,4	11	6	14	1	4,6	6,3	3,9	4	1,0	1,5	1,6	Calme = 249
Octobre	162,6	19	18	28	0	6,0	6,5	6,2	8	1,7	1,9	2,1	»
Novembre	211,0	19	19	30	0	6,8	6,8	5,0	8	1,7	2,0	1,4	»
Décembre	178,1	26	25	31	0	7,3	6,8	6,2	11	2,0	2,2	2,2	»
Moyennes des Années 1896	1713,6	191	148	294	4	5,2	5,6	4,9	97	»			»
1894	1345,9	163	119	272	2	4,6	5,0	3,9	59	»			»
1895	1596,9	179	127	252	3	5,6	5,9	4,6	90	»			»
1897	1643,7	152	105	266	14	5,3	5,5	4,9	83	»			»
1898	1419,6	147	118	281	19	4,7	5,3	4,5	85	»			»

BÂLE

Longitude : 7°35′. — Latitude : 47°33′. — Altitude : 278ᵐ.

ANNÉE 1896	PRESSION BAROMÉTRIQUE (700 +)			TEMPÉRATURE MOYENNE			MINIM.	MAXIM.	HUMIDITÉ RELATIVE		
	Moyenne	Minim.	Maxim.	7 h.	1 h.	9 h.			7 h.	1 h.	9 h.
Janvier	45,3	24,4	57,5	— 1,5	1,0	— 0,8	— 12,6	7,2	95	88	94
Février	45,1	31,9	55,4	— 2,2	1,9	0,0	— 8,6	9,1	97	86	94
Mars	35,7	20,1	44,7	6,2	10,7	7,9	0,5	20,6	82	64	78
Avril	39,9	30,7	47,5	5,2	10,4	7,1	— 2,8	18,1	85	64	83
Mai	38,1	32,9	41,9	9,5	15,5	11,8	5,1	23,0	82	60	78
Juin	35,9	25,8	44,3	15,2	20,6	16,8	11,7	25,4	84	62	80
Juillet	38,4	33,3	42,9	17,1	22,7	18,1	11,8	29,0	82	61	82
Août	37,8	28,7	43,7	14,0	18,6	14,6	8,2	24,2	88	69	90
Septembre	36,6	17,9	44,1	12,7	16,6	13,6	7,6	24,0	90	74	82
Octobre	34,2	20,5	42,2	7,8	11,4	8,3	1,2	19,4	90	77	90
Novembre	38,3	25,5	49,6	1,3	4,4	2,6	— 7,8	9,0	98	84	90
Décembre	35,6	12,0	50,8	0,7	2,7	1,4	— 0,6	8,4	93	87	92
Moyennes des Années 1896	38,5			8,8			— 12,6	29,0	83		
1894	38,9			9,5			— 15,0	30,5	84		
1895	36,5			9,2			— 6,8	32,8	83		
1897	38,4			9,9			— 8,6	29,6	83		
1898	38,5			10,0			— 8,2	32,0	80		

ANNÉE 1896	PLUIE Hauteur en millim.	PLUIE Nombre de jours	NOMBRE DE JOURS DE Neige	Gelée	Orage	NÉBULOSITÉ 7 h.	1 h.	9 h.	BROUILLARDS	VENTS VITESSE 7 h.	1 h.	9 h.	DIRECTION
Janvier	11	3	2	»	0	7,6	6,2	6,4	7	»	»	»	N. = 150
Février	6	4	3	»	0	7,1	5,6	4,3	6	»	»	»	N.-E. = 35
Mars	54	16	5	»	0	7,3	6,7	6,1	4	»	»	»	E. = 140
Avril	63	17	5	»	0	7,6	7,5	6,6	3	»	»	»	S.-E. = 199
Mai	46	14	»	»	2	5,5	5,8	5,5	0	»	»	»	S. = 112
Juin	97	19	»	»	6	6,7	6,5	6,2	0	»	»	»	S.-W. = 86
Juillet	91	15	»	»	7	6,7	6,1	5,6	1	»	»	»	W. = 184
Août	114	18	»	»	5	7,4	7,0	6,9	7	»	»	»	N.-W. = 150
Septembre	142	21	»	»	4	8,1	7,2	6,9	3	»	»	»	Calme = 36
Octobre	174	17	»	»	0	8,0	7,6	7,6	11	»	»	»	»
Novembre	40	11	»	»	0	9,2	7,7	6,7	25	»	»	»	»
Décembre	52	17	5	»	0	9,7	8,9	8,1	9	»	»	»	»
Moyennes des Années 1896	890	172	20	»	24	7,6	6,9	6,4	76	»			»
1894	800	151	16	»	17	6,4	5,9	5,6	29	»			»
1895	623	146	34	»	19	6,2	5,4	5,2	20	»			»
1897	724	146	18	»	20	7,6	6,8	6,0	76	»			»
1898	716	145	21	»	14	7,2	6,5	6,0	105	»			»

DAVOS-PLATZ

Longitude : 9°49′. — Latitude : 46°48′. — Altitude : 1557ᵐ.

ANNÉE 1896	PRESSION BAROMÉTRIQUE (600 +) Moyenne	Minim.	Maxim.	TEMPÉRATURE MOYENNE 7 h.	1 h.	9 h.	MINIM.	MAXIM.	HUMIDITÉ RELATIVE 7 h.	1 h.	9 h.
Janvier..	35,3	19,3	46,0	−11,7	−2,5	−10,4	−20,8	1,8	90	88	89
Février..	35,7	20,4	43,9	−9,5	2,2	−6,5	−13,4	6,3	91	62	92
Mars..	29,6	18,2	36,3	−3,5	5,2	−1,5	−13,6	10,8	94	60	92
Avril..	32,0	23,9	37,8	−2,7	4,2	−1,4	−9,0	10,4	93	72	94
Mai..	31,0	25,6	37,0	3,0	10,1	3,3	−1,0	19,6	81	66	87
Juin..	33,4	25,4	39,4	9,6	15,3	8,8	3,7	22,8	78	68	90
Juillet..	35,3	30,9	39,3	10,2	18,2	10,7	5,4	24,5	86	62	88
Août..	33,4	27,7	38,7	7,2	12,5	7,6	0,8	20,5	90	76	93
Septembre..	32,9	16,9	40,5	5,1	12,7	6,1	−0,4	21,9	91	70	94
Octobre..	29,7	14,5	37,2	0,6	9,0	1,9	−9,0	19,7	91	60	88
Novembre..	30,8	19,6	38,5	−4,9	1,2	−4,3	−13,6	12,2	94	71	95
Décembre..	28,4	11,7	39,0	−7,2	−1,3	−6,2	−15,4	5,0	96	88	97
MOYENNES DES ANNÉES 1896..	32,3			2,7			−20,8	24,5	84		
1894..	32,5			2,8			−23,4	27,9	78		
1895..	30,9			3,2			−26,0	28,1	79		
1897..	32,7			3,2			−19,8	27,2	82		
1898..	32,8			3,5			−20,0	25,5	80		

ANNÉE 1896	PLUIE Hauteur en millim.	Nombre de jours	NOMBRE DE JOURS DE Neige	Gelée	Orage	NÉBULOSITÉ 7 h.	1 h.	9 h.	BROUILLARDS	VENTS VITESSE	DIRECTION
Janvier..	45	6	6	»	0	2,3	2,8	1,8	0	»	N. = 14
Février..	34	6	5	»	0	3,2	3,6	2,6	0	»	N.-E. = 86
Mars..	191	14	14	»	0	5,6	6,9	3,9	0	»	E. = 07
Avril..	102	16	14	»	0	6,5	6,7	6,0	0	»	S.-E. = 17
Mai..	24	8	7	»	0	5,1	5,9	5,8	0	»	S. = 20
Juin..	100	15	0	»	2	6,4	7,3	7,0	0	»	S.-W. = 17
Juillet..	186	22	0	»	5	5,4	6,0	6,3	0	»	W. = 1
Août..	108	20	2	»	0	8,0	7,8	6,7	0	»	N.-W. = 1
Septembre..	130	21	5	»	1	5,8	6,3	5,6	0	»	Calme = 875
Octobre..	98	13	12	»	0	5,9	6,3	4,9	0	»	»
Novembre..	27	8	7	»	0	5,6	5,0	3,7	0	»	»
Décembre..	81	12	12	»	0	7,0	7,4	5,0	1	»	»
MOYENNES DES ANNÉES 1896..	1138	160	84	»	8	5,5	5,9	5,0	1	»	»
1894..	787	130	64	»	8	5,2	5,3	5,1	8	»	»
1895..	783	139	74	»	13	4,4	4,9	4,5	4	»	»
1897..	818	145	78	»	9	5,6	5,7	5,2	6	»	»
1898..	922	138	71	»	14	5,7	5,7	5,1	6	»	»

AROSA

Longitude : 9°39′. — Latitude : 46°17′. — Altitude : 1835ᵐ.

ANNÉE 1896	PRESSION BAROMÉTRIQUE Moyenne	Minim.	Maxim.	TEMPÉRATURE MOYENNE 7 h.	1 h.	9 h.	MINIM.	MAXIM.	HUMIDITÉ RELATIVE 7 h.	1 h.	9 h.
Janvier..	»	»	»	−6,7	−0,2	−6,2	−20,6	6,1	60	48	57
Février..	»	»	»	−4,8	2,2	−3,9	−13,3	8,0	58	49	58
Mars..	»	»	»	−2,6	2,5	−2,0	−10,2	8,5	72	58	74
Avril..	»	»	»	−3,4	1,2	−2,7	−9,1	8,5	74	58	79
Mai..	»	»	»	2,3	6,3	2,1	−3,0	14,9	72	59	81
Juin..	»	»	»	8,5	12,0	7,8	3,6	18,2	68	58	78
Juillet..	»	»	»	10,5	14,5	10,2	3,5	22,0	72	56	80
Août..	»	»	»	6,8	9,9	6,8	0,0	16,4	80	70	87
Septembre..	»	»	»	5,7	10,4	6,1	−0,7	20,0	77	62	84
Octobre..	»	»	»	1,7	6,5	2,3	−6,8	16,2	72	57	71
Novembre..	608,3	598,0	616,7	−3,8	0,9	−3,5	−10,6	8,1	71	58	69
Décembre..	606,3	590,2	616,5	−4,6	−0,7	−4,6	−12,0	4,4	66	59	71
MOYENNES DES ANNÉES 1896..	»			2,4			−20,6	22,0	67		
1894..	»			2,9			−17,8	24,2	»		
1895..	»			2,9			−21,2	22,5	64		
1897..	611,1			3,9			−16,1	23,7	64		
1898..	611,3			4,3			−15,2	22,3	64		

ANNÉE 1896	PLUIE Hauteur en millim.	Nombre de jours	NOMBRE DE JOURS DE Neige	Gelée	Orage	NÉBULOSITÉ 7 h.	1 h.	9 h.	BROUILLARDS	VENTS VITESSE	DIRECTION
Janvier..	52	8	8	»	0	2,5	3,4	1,9	0	»	N. = 0
Février..	39	5	5	»	0	3,8	3,9	2,9	4	»	N.-E. = 34
Mars..	178	15	15	»	0	6,4	7,8	4,9	5	»	E. = 137
Avril..	144	19	19	»	0	7,0	7,2	8,2	5	»	S.-E. = 30
Mai..	83	13	11	»	0	5,4	6,8	6,2	8	»	S. = 10
Juin..	113	15	1	»	3	5,1	6,9	6,6	8	»	S.-W. = 83
Juillet..	185	22	0	»	8	5,4	6,4	6,3	9	»	W. = 118
Août..	213	22	2	»	3	8,1	7,6	6,8	17	»	N.-W. = 11
Septembre..	173	19	11	»	2	6,5	6,3	6,4	12	»	Calme = 672
Octobre..	190	16	13	»	0	6,8	5,6	4,8	9	»	»
Novembre..	45	10	9	»	0	5,6	5,3	4,8	7	»	»
Décembre..	50	11	11	»	0	5,5	6,9	3,9	3	»	»
MOYENNES DES ANNÉES 1896..	1464	176	105	»	16	5,5	6,1	5,3	88	»	»
1894..	1201	164	93	»	17	5,1	5,7	5,2	62	»	»
1895..	1069	155	93	»	15	5,3	5,6	5,4	52	»	»
1897..	1208	150	89	»	14	5,3	5,7	5,1	67	»	»
1898..	1265	147	90	»	15	5,2	5,5	5,1	52	»	»

PROJET DE SANATORIUM PRIVÉ[1]

Dressé par M. Belouet

Architecte de l'Administration générale de l'Assistance Publique de Paris

Sur les indications de M. H. Grillot

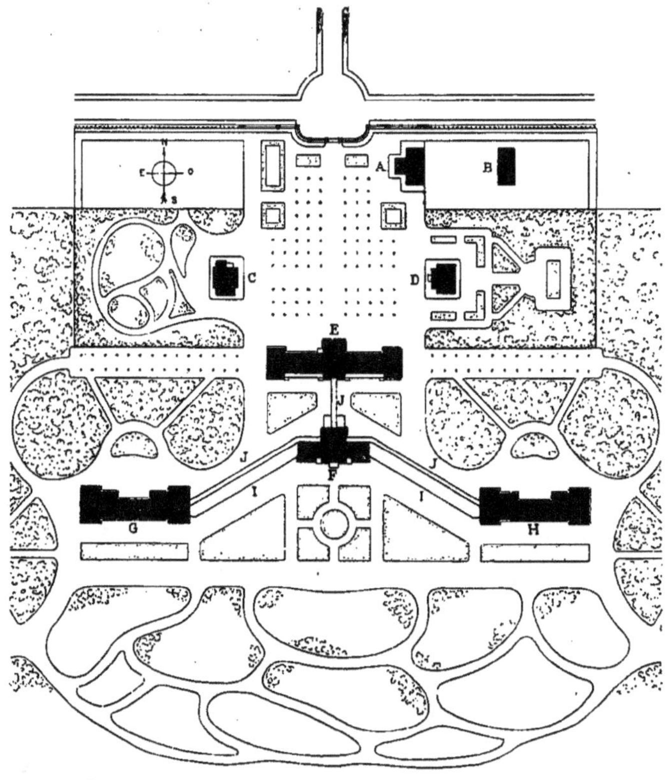

Échelle de 0,001 p. mètre.

PLAN GÉNÉRAL

LÉGENDE

A, concierge, écurie, remise.
B, étuve, incinération, chambre mortuaire.
C, pavillon du medécin.
D, infirmerie.
E, services généraux { consultation, salle à manger, cuisine, personnel, communauté, chapelle.
F, hôtel.
G, pavillon des hommes.
H, pavillon des femmes.
I, galeries de cure.
J, galeries de communication.

----

(1) L'étude de ce plan a été poursuivie en vue de son adaptation aux exigences des *sanatoriums populaires* et des *classes moyennes* ou *mixtes*.

Dans ce dernier cas le 1er étage du pavillon F (hôtel) serait réservé aux malades pouvant payer une redevance plus élevée.

H. Belouet.

PROJET DE SANATORIUM PRIVÉ

Dressé par M. Belouet

Architecte de l'Administration générale de l'Assistance Publique de Paris

Sur les indications de M. H. Guillot

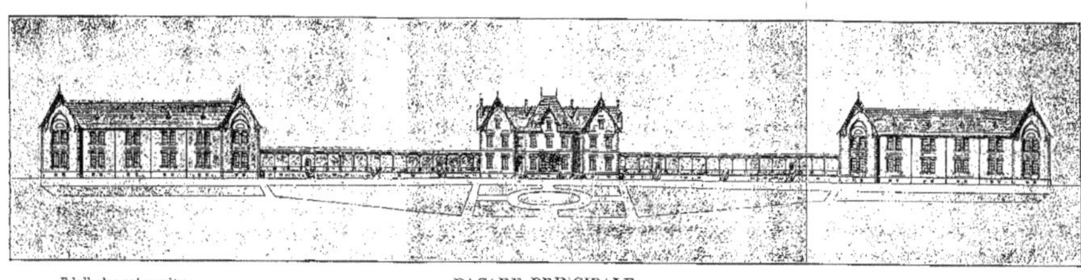

Echelle de 0,004 p. mètre.

FAÇADE PRINCIPALE
(géométrale).

E, SERVICES GÉNÉRAUX

a, entrée.
b, salle d'attente.
c, bureaux.
d, salle de consultation.
e, cabinet du médecin.
f, pharmacie.
g, photographie.
h, radiographie.

i, lingerie.
j, repassage.
k, distribution.

l, vestibule.
m, salle à manger.
n, office.
o, salle à manger particulière.
p, cuisine.
r, magasin.
s, office.
t, réfectoire des gens.
u, épluchage.
v, laverie.

F, HOTEL

a, vestibule.
b, grand salon.
c, salle de billard.
d, salon des dames.
e, vestiaires.
w, water-closets.
f, passages.

G H, PAVILLONS DE MALADES

a, couloir.
b, chambre des malades.
c, chambre de garde.
d, office.
e, salle de bains.
f, dépôt.
g, lingerie.
h, ascenseur.
w, water-closets.

j, couloirs.
J, galeries de communication.
I, galeries de cure.

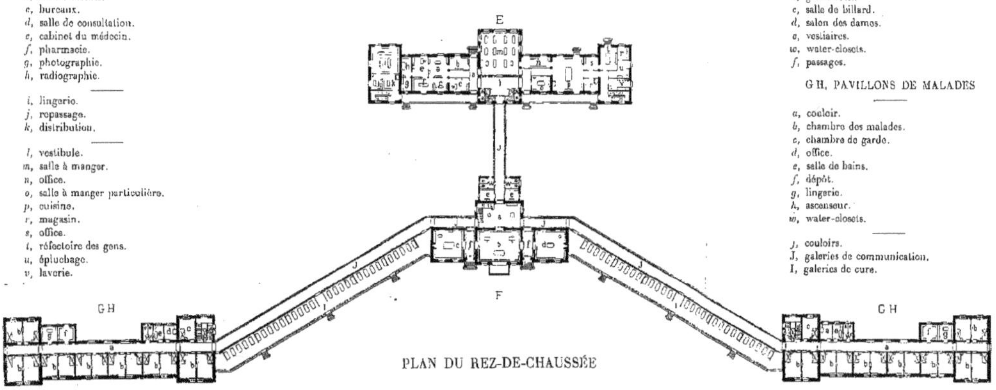

PLAN DU REZ-DE-CHAUSSÉE

E, SERVICES GÉNÉRAUX

LOGEMENT DE L'ÉCONOME

a, chambres à coucher.
b, toilettes.
c, salle à manger.
d, cuisine.

COMMUNAUTÉ

e, vestibule.
f, chapelle.
g, sacristie.
h, salle de communauté.
i, chambre de la supérieure.
j, chambres de sœurs.

LOGEMENT DU PERSONNEL

k, chambres à coucher.

F, HOTEL

a, vestibule.
b, chambres à coucher.
c, toilettes.
d, chambre de bonne.
e, escalier du 2ᵉ.

G H, PAVILLONS DE MALADES

a, couloir.
b, chambres de malades.
c, chambre de garde.
d, office.
e, salle de bains.
f, dépôt.
g, lingerie.
h, ascenseur.
w, water closets.

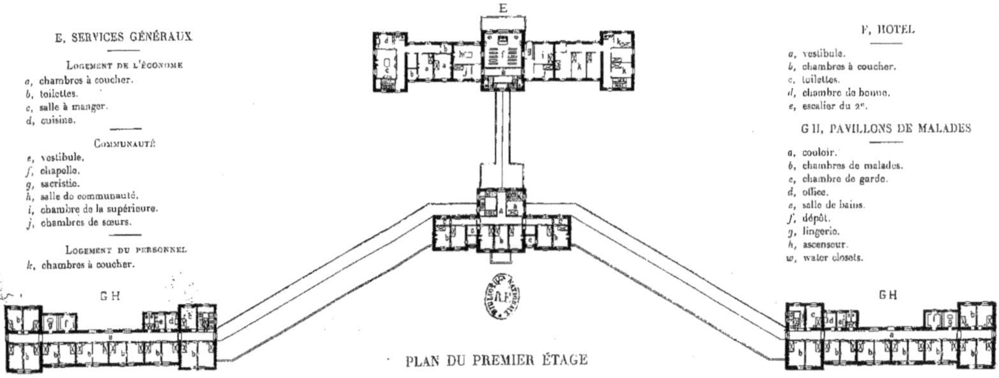

PLAN DU PREMIER ÉTAGE

Echelle de 0,005 p. mètre.

J. d'Hérant del.

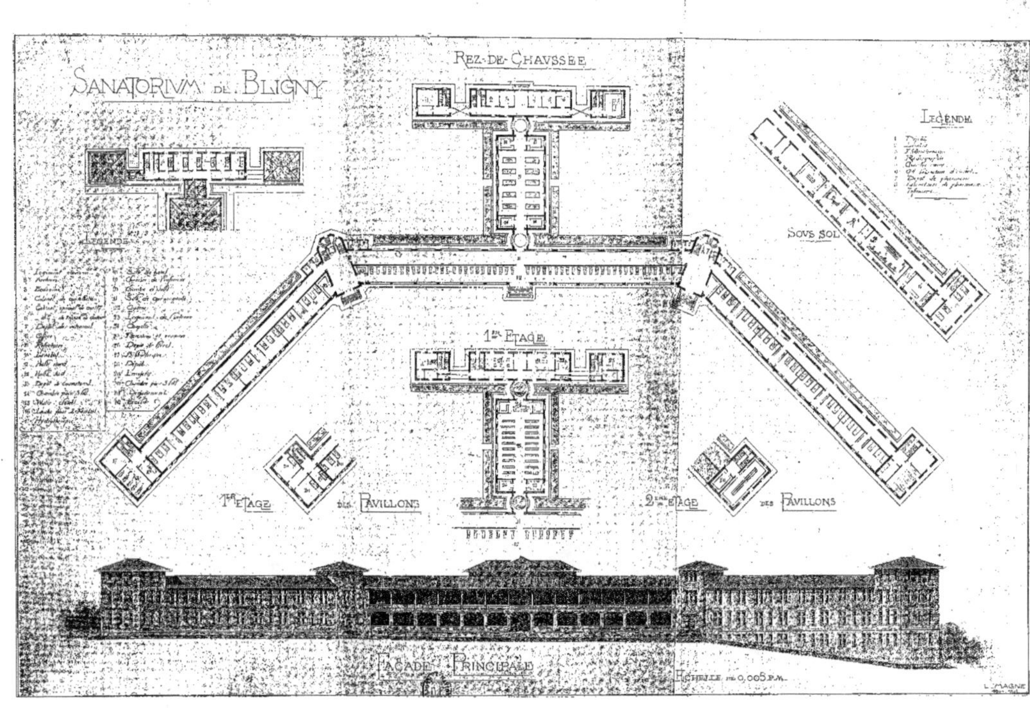

Sanatorium de Bligny
Rez-de-Chaussée
Légende
Sous-Sol
Légende
1er Étage
1er Étage des Pavillons
2e Étage des Pavillons
Façade Principale
Échelle de 0,005 P.M.
L. Magne

BIBLIOGRAPHIE

H. Albrecht. — Les Œuvres de salut social en Allemagne, Berlin, 1900.

P. Anglade. — Essai clinique de sanatorium de haute altitude à Aubrac (Aveyron). *Thèse*, Paris, 1899.

A. Angot. — Traité élémentaire de météorologie, 1899.

Arosa. — Europäische Wanderbilder.

L. Bar. — Asile israélite de Cimiez (Nice) : rapports des exercices 1894-1895 et 1896-1897.

H. Barth. — Thérapeutique de la tuberculose, 1896.

Beaurieux. — La ligue de défense contre la tuberculose dans le département du Loiret : l'*Œuvre antituberculeuse*, octobre 1900.

H. Belouet. — Études sur quelques hôpitaux en Allemagne, 1892.

— Le sanatorium d'Angicourt. Extrait de la *Revue d'hygiène*, mai 1901.

S. Bernheim. — Le sanatorium des tuberculeux, 1896.

P. Bouillet. — Traité pratique de la tuberculose pulmonaire, 1899.

Brouardel. — *Mortalité par tuberculose en France* : rapport à la commission gouvernementale chargée de rechercher les moyens de combattre la propagation de la tuberculose, 1900.

— *Conférence de Nancy,* 1900 (Œuvre lorraine des tuberculeux).

Brouardel et Landouzy. — Rapport sur le *Congrès de Berlin.* (Communication à l'Académie de médecine). Paris, 1899.

R. Brunon. — Les « sanatoriums de fortune » pour tuberculeux pauvres, 1901.

H. Carrière. — L'hygiène publique en Suisse. Extrait de l'inventaire des institutions économiques et sociales de la Suisse à la fin du xxᵉ siècle, 1900.

Grillot.

Cochy de Moncan. — Étude sur l'aérothérapie. *Thèse,* Paris, 1899.

G. Daremrerg. — Traitement de la phtisie pulmonaire. Paris, 1893.

Davos. — Le Curhaus. Publication de l'*Europe illustrée,* 1899.

Dumarest. — Le sanatorium d'Angicourt. *Presse médicale,* 25 mai 1901.

— L'hôpital des tuberculeux. Extrait du *Lyon médical,* 6 mai 1900.

— Quelques détails d'organisation au sanatorium d'Hauteville. *OEuvre antituberculeuse,* avril 1900.

Dupeux. — L'OEuvre du sanatorium girondin. L'*OEuvre antituberculeuse,* juillet 1900.

Exchaquet. — Le traitement de la tuberculose au sanatorium et à l'asile de Leysin. Extrait de la *Revue médicale de la Suisse romande,* janvier 1899.

A. Gory. — Sanatorium des Postes et Télégraphes. Rapport présenté à la Commission, 1901.

J. Grancher. — Maladies de l'appareil respiratoire, 1890.

Guelpa. — Le sanatorium de Chanteloup, près Lagny (Seine-et-Marne), 1899.

— Rapports à la *Société de médecine et de chirurgie pratique de Paris,* 1901.

Harpe (De la). — Formulaire des stations d'hiver et des stations d'été. Paris, 1895.

Haushalter. — Les hôpitaux de tuberculeux. Extrait de la *Revue médicale de l'Est,* 1899.

— La lutte contre la tuberculose et les sanatoriums populaires.

Hervé. — Sanatorium des Pins à Lamotte-Beuvron (Loir-et-Cher).

Jaccoud. — Curabilité et traitement de la phtisie pulmonaire. Paris, 1881.

Jonnart. — Le sanatorium d'Hauteville. L'*OEuvre antituberculeuse,* octobre 1900.

S.-A. Knopf. — Les sanatoria : traitement et prophylaxie de la phtisie pulmonaire. Paris, 1900.

— Tuberculosis as a Disease of the Masses, and How to Combat it. New-York, 1901.

G. Küss. — De l'hérédité parasitaire de la tuberculose humaine. *Thèse,* Paris, 1898.

F. Lagrange. — Physiologie des exercices du corps, 1889.

F. Lagrange. — *Revue des maladies de la nutrition,* 1895.

Lalesque. — Cure marine de la phtisie pulmonaire. Paris, 1897.

Landouzy. — Cure de Sanatorium simple et associé (Communication au Congrès de Berlin, mai 1899).

Langlois. — Précis d'hygiène publique et privée, 1896.

Launay. — Protection et épuration des cours d'eau et sources. Rapport au *Xe Congrès international d'hygiène et de démographie.* Paris, 1900.

Lauth. — Traitement de la tuberculose par l'altitude. Paris, 1889.

L. Leriche. — Sanatorium de Meung-sur-Loire (Loiret). Extrait de la *Gazette des Eaux-Bonnes,* 1899.

M. Letulle. — Essai sur la psychologie du phtisique. Extrait des *Archives générales de médecine,* septembre 1900.

— L'assistance aux tuberculeux en France. Extrait de la *Presse médicale,* 8 septembre 1900.

— La croisade contre la tuberculose. *Presse médicale,* janvier 1900.

— Le sanatorium populaire idéal. Rapport à la sous-commission de la tuberculose, février 1900.

Letulle et Léon-Petit. — L'assistance aux tuberculeux privés de ressources. Rapport au *Congrès d'assistance,* 1900.

Levasseur (E.). — De quelques rapports généraux du climat de la France avec le sol. *Revue de géographie,* juillet 1878.

Les asiles de Leysin. Rapport 1898-1899.

— La dent du Midi, vue de Leysin. Illustration publiée par la *Revue alpine,* septembre 1900.

Ligue du Nord contre la tuberculose. Statuts, 1900.

C. Malibran. — Le sanatorium de Gorbio, près Menton. Prospectus, 1901.

Mascart. — *Bulletins du bureau météorologique.* Paris.

A. Moeller. — Davos : étude climatologique et thérapeutique, 1894.

Nicaise. — De l'aération permanente par la fenêtre entr'ouverte. Extrait du *Bulletin général de thérapeutique,* 30 mars 1890.

Nicolas. — L'assistance à domicile aux tuberculeux indigents à Lyon. Rapport au *Congrès d'assistance.* Paris, 1900.

Œuvre lorraine des tuberculeux.— Stations de la Société anonyme, 1900.

Œuvre des sanatoriums populaires de Paris.

Pannwitz. — L'industrie et l'art de l'ingénieur au service des sanatoriums et hôpitaux en Allemagne.

Plicque. — Le sanatorium d'Angicourt, 1900.

P. Pujade. — La cure pratique de la tuberculose, 1901.

P. Regnard. — La cure d'altitude. Paris, 1897.

Ribard. — La tuberculose est curable, 1900.

Sabourin. — Traitement rationnel de la phtisie, 1896.

Saunal. — Asepsie pulmonaire et aérothérapie. Paris, 1896.

Sersiron. — Les phtisiques adultes et pauvres en France, en Suisse et en Allemagne. *Thèse*, Paris, 1898.

Sersiron et Dumarest. — De l'organisation de la lutte antituberculeuse française. *Congrès d'assistance*. Paris, 1900.

Société des sanatoriums populaires de Paris : le sanatorium de Bligny, 1901.

Tabary. — La lutte contre la tuberculose dans la classe ouvrière. *Thèse*, Paris, 1900.

Tolstoï. — La guerre et la paix.

Turban. — Sanatorium de Davos. Prospectus.

— Instructions concernant la création, en Suisse, de stations curatives pour malades atteints de phtisie.

Vaudremer. — Œuvre de la colonie du Cannet. *Conférence à Cannes*, 1900.

H. Weber. — Climatothérapie. Paris, 1886. Traduit par Doyon et Spillmann.

Weill-Mantou. — La Société de préservation contre la tuberculose par l'éducation populaire. *Œuvre antituberculeuse*, juillet 1900.

TABLE DES MATIÈRES